疾病の成り立ちと回復の促進 ❿ 疾病と治療 7

感染症／
アレルギー・免疫／膠原病

メヂカルフレンド社

まえがき

『疾病と治療』の目的

　教科書シリーズ「新体系看護学全書」の中の一角を占めることになった『疾病と治療』全10巻は，看護に必要な疾病と治療についての最新の知識を系統臓器別にまとめて，看護学生用の教材としたものである。看護基礎教育の位置づけで言えば，専門基礎分野の一つ「疾病の成り立ちと回復の促進」に含まれる。

なぜ疾病と治療を学ぶのか？

　医療者が相手にするのは，心をもち社会活動を行う多面的で複雑で興味尽きない「人間」であるが，人が医療の対象になるのは，主として身体に健康問題を生じたときである。

　人間の活動は，精神活動も社会活動もすべて身体を基礎としており，解剖生理学で学ぶ様々な身体の機能がなければ，いかなる活動も成り立たない。それだけに，疾病により身体の機能に異常が生じることは人間の生活に深刻な影響を及ぼす。そのような状態の人々が患者と呼ばれ，医療の対象となる。

　医療チームのメンバーは，医師，看護師，理学療法士など職種によって患者を見る角度は異なるが，共通して目指すのは，患者の希望に沿って，病気を治し，社会復帰を支援することである。

　疾病の治療という共通の目的のために最も重要なものが，「人体の構造と機能」についての理解と，その異常の理解，さらにその異常を克服して生命を維持し，生活を続けることを可能にするために，科学と試行錯誤によって人類が積み上げてきた，そして今も日進月歩で進歩している治療方法についての知識である。

　看護師は患者を「全人的にみる」職種であり，疾病と治療だけに目を向けるものではないが，疾病と治療についての知識は必須である。看護師が行う患者の療養上の世話，回復過程や異常の有無の観察，機能低下の予防，急変時の対応など多くの場面で，どのような行為，どのような見方が正しいのかを考える際に，人体，疾病，治療についての医学的知識こそが，確実な根拠を与え，看護師を助けるのである。

　このように人体，疾病，治療についての知識は，医療チームが共通の目的を果たすために共有していなければならない知識，いわば共通言語であるとともに，看護師が独自の業務を行っていくうえでも必要な知識なのである。

編集方針

　『疾病と治療』全10巻の編集において私たちが最も重要だと考えたのは，レベル感をどこに置くかであった。看護師に疾病と治療についての知識が必要な理由は述べたとおりであるが，ではどのレベルの医学的知識が看護師に求められるのか。

それは医療現場の変化とともに変化してきている。

　近年，看護師の活躍の場は多様化し，その役割は顕著に拡大し，これに伴い求められる知識・技能も高度専門的なものになってきた。特定行為研修が制度化されたこともその一環であり，この傾向はさらに強まっていくものと予想される。このような時代の看護基礎教育の教材に必要なことは，卒業後もさらにその上に積み上げていけるだけの，しっかりした基礎を据えることだけでなく，記述内容も臨床での傾向に合わせレベルアップすることである。そのため，卒業後のレファレンスとしての使用にもある程度耐えるレベル感を目指すこととした。

　なお，学生の一つの指針となるよう，また教育にあたる医師講師の便宜ともなるよう，各章末に当該章で学んだ事項がどのように看護師国家試験に出題されているかの実例を示すこととした。これは看護師として備えるべき最低限のレベルを示すものであり，その意味で参照されたい。

『疾病と治療』の構成

　『疾病と治療』各巻（各診療科）の基本的な構成は下記のとおりとした。また，診療科によっては，その特性に合わせて理解しやすい構成とした。

　第1章＝当該系統臓器の構造と機能のおさらいである。もちろんただのおさらいでなく，スムーズに以下の章の学習ができるよう，また以下の章の学習から戻って参照できるよう，根拠とつながりを意識してまとめた。

　第2章＝その症状が起こるメカニズムに焦点を当て当該疾患群の症状をまとめた。メカニズムを理解することは，看護を考えるうえでも大切である。

　第3章＝当該疾患群に関する今日の診断と治療についての共通事項をまとめた。

　第4章＝主な疾患の病態・診断・治療などについてまとめた。看護師国家試験出題基準で特に名指しされている疾患については，その疾患の記述箇所の冒頭で「疾患Digest」と称する要点まとめを掲載したので，お役立ていただきたい。

＊＊＊

　看護師として学ぶべきことは多い。求められる事項を求められるレベルで身につけることは，相応に困難を伴うであろう。しかし，困難の大きい学びは見返りも大きい。学んだ知識は必ずや，医療チームの一員としての活動の基礎として生き続けるはずである。本書『疾病と治療』が，そのための学習の一助になれば幸いである。

2018年11月

編者ら

執筆者一覧

感染症

編集

内藤　俊夫	順天堂大学医学部総合診療科学講座主任教授

執筆（執筆順）

宮上　泰樹	順天堂大学医学部総合診療科学講座助手
志水　太郎	獨協医科大学総合診療医学主任教授
水澤　桂	糸魚川総合病院総合診療科
髙橋　宏瑞	順天堂大学医学部総合診療科学講座助手
細田　智弘	川崎市立川崎病院感染症内科副医長
皿谷　健	杏林大学医学部医学研究科講師
石山　敏也	順天堂大学医学部総合診療科学講座助手
木原　実穂	順天堂大学医学部総合診療科学講座非常勤助手
大串　大輔	公益財団法人がん研究会有明病院感染症科副医長
金澤　晶雄	順天堂大学医学部総合診療科学講座助手
乾　啓洋	順天堂大学医学部総合診療科学講座准教授
松田　直人	獨協医科大学埼玉医療センター総合診療科講師

アレルギー・免疫

編集

岡崎　仁昭	自治医科大学医学部教授・医学教育センター長

膠原病

編集

佐藤　健夫	自治医科大学医学部教授

目次

▶ 感染症

第1章 感染症の基礎知識　宮上泰樹　003

I 感染の成立　004
- A 感染の成立と発症　004
  - 1 感染の成立　004
  - 2 感染の発症　004
  - 3 感染発症後, 予防策　004
- B 感染を起こす微生物　005
  - 1 細菌　005
  - 2 ウイルス　006
  - 3 真菌　007
  - 4 寄生虫　007
- C 体内に侵入後の増殖　008
  - 1 細菌, 真菌, 原虫の増殖　008
  - 2 ウイルスの増殖　008
- D 病原微生物の感染経路　009
  - 1 外因性感染　009
  - 2 内因性感染　011

II 生体防御機構　012
- A 自然免疫　012
  - 1 好中球由来の免疫　012
  - 2 皮膚や粘膜のバリア　013
- B 獲得免疫（適応免疫）　013
  - 1 液性免疫　013
  - 2 細胞性免疫　014

第2章 感染症の主な症状　志水太郎, 水澤桂　017

I 感染症の全身症状　018
- 1 発熱　018
- 2 不明熱（FUO）　018
- 3 敗血症　020
- 4 出血傾向　020
- 5 皮疹　021

II 感染症ごとの特異的な症状　021
- 1 髄膜炎　022
- 2 急性咽頭炎, 急性喉頭蓋炎, 副鼻腔炎　023
- 3 肺炎　023
- 4 感染性腸炎, 急性腎盂腎炎　023
- 5 感染性心内膜炎　024
- 6 丹毒, 蜂窩織炎（蜂巣炎）, 壊死性筋膜炎　025
- 7 化膿性関節炎, 化膿性脊椎炎　025

第3章 感染症疾患にかかわる診察・検査・治療　027

I 診察の方法　髙橋宏瑞　028
- A 問診　028
  - 1 症状の把握　028
  - 2 既往歴の把握　028
  - 3 生活行動の把握　029
- B 身体診察　031

II 検査の方法　031
- A 検体検査　032
  - 1 塗抹検査（グラム染色）　032
  - 2 培養検査　032
  - 3 抗酸菌検査　033
  - 4 迅速抗原検査　034
  - 5 真菌抗原検査　034
  - 6 抗体検査　034
  - 7 HIV検査　034
  - 8 便の毒素検査　035
  - 9 原虫・寄生虫検査　035
  - 10 分子生物学的検査　035
- B 画像検査　035

III 感染症の治療　細田智弘　036
- A 抗菌薬　037
  - 1 βラクタム系　039
  - 2 グリコペプチド系, リポペプチド系　041
  - 3 アミノグリコシド系　041
  - 4 ホスホマイシン　041
  - 5 マクロライド系　041
  - 6 リンコマイシン系　042
  - 7 テトラサイクリン系　042
  - 8 オキサゾリジノン系　042
  - 9 フルオロキノロン系　043
  - 10 ST合剤　043
  - 11 メトロニダゾール　043
  - 12 抗結核薬　044

- **B 抗真菌薬** … 044
  - 1 アゾール系 … 044
  - 2 ポリエンマクロライド系 … 045
  - 3 エキノキャンディン系 … 045
  - 4 フルシトシン … 046
- **C 抗ウイルス薬** … 046
- **D そのほかの治療法** … 046
  - 1 ステロイド療法 … 046
  - 2 抗毒素療法 … 047
  - 3 免疫グロブリン療法 … 047
  - 4 エンドトキシン吸着療法 … 047
  - 5 高圧酸素療法 … 047

第4章 感染症の疾患と診療 … 049

I 呼吸器系感染症　皿谷健 … 050
1. 急性副鼻腔炎 … 050
2. 急性咽頭炎, 扁桃腺炎 … 050
3. かぜ症候群 … 050
4. インフルエンザ … 051
5. 急性喉頭蓋炎 … 051
6. 肺炎 … 052
7. 胸膜炎, 膿胸 … 053
8. 肺結核 … 055

II 消化器系感染症　石山敏也 … 056
- **A 消化管感染症** … 056
  1. 腸管出血性大腸菌感染症 … 056
  2. 食中毒 … 056
  3. 虫垂炎 … 057
  4. 憩室炎 … 058
- **B 肝胆道系感染症** … 058
  1. 肝膿瘍 … 058
  2. 急性胆管炎 … 059
  3. 急性胆嚢炎 … 059
  4. ウイルス性肝炎 … 059

III 循環器系感染症 … 061
1. 感染性心内膜炎 … 061
2. 感染性大動脈瘤 … 061

IV 尿路感染症 … 062
1. 膀胱炎 … 062
2. 腎盂腎炎 … 062
3. 無症候性細菌尿 … 062

V 性・生殖器系感染症　木原実穂 … 063
1. 尿道炎 … 063
2. 骨盤内炎症性疾患(女性) … 064
3. 陰部潰瘍 … 064
4. 梅毒 … 065
5. 尖圭コンジローマ … 066
6. 性器ヘルペス … 067
7. クラミジア感染症 … 067
8. 淋病 … 068

VI 皮膚・軟部組織感染症 … 068
1. 癤, 癰 … 068
2. 毛包炎 … 069
3. 丹毒 … 069
4. 蜂窩織炎(蜂巣炎) … 069
5. 壊死性筋膜炎 … 069
6. 表在性血栓性静脈炎 … 070
7. リンパ管炎 … 070

VII 眼感染症, 眼窩蜂窩織炎　大串大輔 … 070
1. 結膜炎 … 070
2. 感染性角膜炎 … 072
3. 眼内炎 … 072
4. 眼窩蜂窩織炎(眼窩蜂巣炎) … 073

VIII 中枢神経系感染症 … 073
1. 髄膜炎 … 073
2. 脳炎 … 075
3. 脳膿瘍 … 075

IX 免疫不全に伴う感染症 … 076

X 移植に伴う感染症 … 077
1. 造血幹細胞移植に伴う感染症 … 077
2. 造血幹細胞以外の移植に伴う感染症 … 079
3. 特殊な感染症としてのクロイツフェルト・ヤコブ病(生体材料移植由来) … 079

XI 菌血症, 敗血症 Digest	金澤晶雄 080

XII ヒト・動物咬傷による感染症　082
1. ヒト・動物(哺乳類)咬傷　082
2. 蛇咬傷　083
3. ダニ咬傷　083

XIII ウイルス感染症　084
1. 麻疹(はしか)　084
2. 風疹(3日はしか)　084
3. 水痘・帯状疱疹　085

XIV 寄生虫感染症　086
A 蠕虫類による感染症　086
1. 線形動物(線虫)による感染症　086
2. 扁形動物による感染症　087
B 原虫類による感染症　090
C 幼虫移行症　091

XV 真菌感染症　092
1. カンジダ症　092
2. アスペルギルス症　093
3. クリプトコッカス症　093
4. そのほかの真菌感染症　094

XVI HIV感染症 Digest　乾啓洋　095

XVII 日和見感染症　098
A 日和見感染症の概要　098
B 代表的な日和見感染症　099
1. ニューモシスチス肺炎　099
2. カンジダ症　099
3. トキソプラズマ脳症　099
4. クリプトコッカス髄膜炎　099
5. サイトメガロウイルス網膜炎　100

XVIII 新興感染症, 再興感染症　100
1. 新興感染症　100
2. 再興感染症　101
3. 新興感染症, 再興感染症への対策　101
4. 新興感染症, 再興感染症への看護師の役割　102

XIX 薬剤耐性菌感染症　102
1. メチシリン耐性黄色ブドウ球菌(MRSA)による感染症 Digest　102
2. バンコマイシン耐性腸球菌(VRE)による感染症 Digest　103
3. 多剤耐性緑膿菌(MDRP)による感染症 Digest　103

XX 輸入感染症　104
1. コレラ　104
2. マラリア　104
3. デング熱　105
4. ジカ熱　105

第5章 感染症の予防　松田直人　107

I 感染症の予防に関する法律　108
1. 感染症法(感染症の予防及び感染症の患者に対する医療に関する法律)　108
2. 学校保健安全法(学校保健安全法施行規則)　109
3. 検疫法　111
4. 予防接種法　111
5. 食品衛生法　111

II ワクチン接種(予防接種)　112
1. ワクチンの基礎知識　112
2. 定期接種と任意接種　115

■ アレルギー・免疫

第1章 免疫とアレルギーの基礎知識　119

I 免疫とは, アレルギーとは　120

II 免疫反応　120
A 2つの免疫系　120
1. 自然免疫　121
2. 獲得免疫　121

- **B 免疫機能に重要な細胞**　124
  - 1 骨髄系細胞　124
  - 2 リンパ系細胞　124
- **C 免疫系活性化の機序**　125
  - 1 樹状細胞, マクロファージの役割　125
  - 2 サイトカインの分泌　126
  - 3 ケモカインの分泌　126
  - 4 化学伝達物質（ケミカルメディエーター）　126

III アレルギー反応に関係する因子　128
  - 1 アレルギー抗体IgEの役割と意義　128
  - 2 アレルゲンの特徴　128
  - 3 遺伝因子, 環境因子　129

第2章 アレルギー反応のしくみと分類　131

I I型アレルギー　132
  - 1 I型アレルギーの機序　132
  - 2 I型アレルギー反応にかかわる化学伝達物質　132
  - 3 代表的疾患　133
  - 4 I型アレルギー反応の即時相と遅発相　133

II II型アレルギー　134
  - 1 II型アレルギーの機序　134
  - 2 代表的疾患　135
  - 3 組織傷害をきたさないV型アレルギー　135

III III型アレルギー　136
  - 1 III型アレルギーの機序　136
  - 2 代表的疾患　137

IV IV型アレルギー　137
  - 1 IV型アレルギーの機序　137
  - 2 代表的疾患　137

第3章 アレルギー疾患にかかわる診察・検査・治療　139

I アレルギー疾患の診察　140
- **A 医療面接**　140
- **B 身体診察**　142

II アレルギー疾患の検査　143
- **A 一般的検査**　143
- **B 総IgE値の検査**　143
- **C 抗原特異的IgE抗体の検査**　144
  - 1 試験管内での検査法　144
  - 2 スキンテスト（生体での検査法）　144
- **D 誘発試験・除去試験**　146

III アレルギー疾患の治療　147
- **A 特異的療法, 根本的療法**　147
  - 1 抗原の回避　147
  - 2 免疫療法（減感作療法）　148
- **B 薬物療法**　149
  - 1 副腎皮質ステロイド　149
  - 2 抗アレルギー薬　149
  - 3 IgE産生抑制薬　150
  - 4 気管支拡張薬　150
- **C 心理療法, 訓練療法**　150

第4章 アレルギー疾患と診療　151

I 気管支喘息　152

II アレルギー性鼻炎 Digest　158

III アトピー性皮膚炎　164

IV 蕁麻疹 Digest　167

V 接触皮膚炎 Digest　169

VI 薬物アレルギー　171

VII 食物アレルギー　173

VIII アナフィラキシー Digest　175

膠原病

第1章 膠原病の基礎知識　183

I 膠原病とは　184
- **A** 膠原病，結合組織病，リウマチ性疾患，自己免疫性疾患の意味　184
- **B** リウマチ専門医，リウマチ科，診療ガイドライン　185

II 膠原病の原因・分類　185
- **A** 膠原病の原因　185
- **B** 膠原病の分類　186

III 膠原病（自己免疫性疾患）発症のしくみ　188
- **A** 免疫と免疫応答のしくみ　188
  1. 免疫とは　188
  2. 免疫応答が起こるしくみ　189
- **B** 免疫寛容（トレランス）　190
- **C** 自己免疫寛容の破綻　191
- **D** 膠原病（自己免疫性疾患）における臓器障害を生じるしくみ　191
  1. 自己抗体（液性免疫）による臓器障害の発症機序　191
  2. 細胞傷害性T細胞による臓器障害の発症機序　193

第2章 膠原病の症状と病態生理　195

I 全身症状　196
- **A** 発熱　196
- **B** そのほかの全身症状　197

II リウマチ症状　197
- **A** 関節症状　197
  1. 関節の痛み，こわばり　197
  2. 関節炎と関節痛の違い　197
  3. 関節炎の予後　198
  4. 関節炎の鑑別と診断　198
- **B** 筋症状　198
  1. 筋肉痛　199
  2. 筋力低下　199
- **C** 滑液包炎・腱鞘炎　199
- **D** 骨痛・四肢痛　200

III 皮膚・粘膜症状　200
- **A** 紅斑　200
  1. 顔面にみられる紅斑　201
  2. 体幹や四肢にみられる紅斑　202
- **B** 紫斑　203
- **C** レイノー現象と皮膚潰瘍・梗塞・壊疽　203
  1. レイノー現象　203
  2. 皮膚潰瘍・梗塞・壊疽　204
- **D** そのほかの皮膚・粘膜症状　204
  1. 皮膚硬化　204
  2. 皮下結節　204
  3. 口腔粘膜の病変　205
  4. 爪周囲の変化・爪の変化　205

IV 内臓病変　206
- **A** 腎・尿路病変　206
  1. 糸球体病変　206
  2. 尿細管病変　206
  3. そのほかの病変　206
- **B** 呼吸器病変　207
  1. 間質性肺炎　207
  2. 気道病変　207
  3. 胸膜炎　207
  4. 肺高血圧症　208
  5. そのほかの病変　208
- **C** 神経病変　208
  1. 中枢神経病変　208
  2. 末梢神経病変　208
- **D** 循環器病変　209
  1. 心病変　209
  2. 血管病変　209
- **E** 消化器病変　209
  1. 消化管病変　209
  2. 肝病変　210

V 眼・耳鼻咽喉科病変 210
- A 眼病変 210
- B 耳鼻咽喉科病変 211

第3章 膠原病にかかわる診察・検査・治療 213

I 膠原病の診察 214
- A 問診 214
- B 身体所見 215
  1. 視診 215
  2. 触診 215

II 膠原病の検査・診断 217
- A 検査の意義 217
- B 検査の実際 218
  1. 一般検査 218
  2. 炎症の指標 220
  3. 免疫学的検査 220
  4. そのほかの検査 221
- C 膠原病の診断 223

III 膠原病の治療 223
- A 薬物療法 223
  1. 炎症と自己免疫異常の抑制 223
  2. そのほかの症状に対する薬物治療 223
- B 膠原病の治療薬 223
  1. 非ステロイド性抗炎症薬 (NSAIDs) 224
  2. 副腎皮質ステロイド 225
  3. 抗リウマチ薬 (DMARDs) 226
  4. 免疫抑制薬 228
  5. 生物学的製剤 229
  6. そのほかの薬剤, 治療 229
- C 外科的治療 230
- D リハビリテーション 230
- E 社会的支援の活用 231
- F 日常生活上の注意点 231

第4章 膠原病と診療 233

- I 関節リウマチ Digest 234
- II 全身性エリテマトーデス Digest 239
- III 抗リン脂質抗体症候群 243
- IV 血管炎症候群 245
- V 強皮症 249
- VI 皮膚筋炎, 多発性筋炎 252
- VII 混合性結合組織病 254
- VIII シェーグレン症候群 Digest 255
- IX ベーチェット病 257
- X 成人スチル病 259
- XI リウマチ性多発筋痛症 260

国家試験問題　解答・解説　262
略語一覧　266
索引　269

本書では, 看護師国家試験出題基準に掲載されている疾患について, 当該疾患の要点をまとめた Digest を掲載しました。予習時や試験前の復習などで要点を確認する際にご活用ください。

感染症

感染症

第 1 章
感染症の基礎知識

この章では
- 感染の成立と発症について理解する。
- 病原微生物の種類や特徴を理解する。
- 病原微生物の体内での増殖，感染経路について理解する。
- 生体防御機構について理解する。

I 感染の成立

感染の成立と発症

　感染の成立・発症は，微生物とヒト（宿主）との闘いをイメージしてもらいたい。微生物がヒトの体内のいずれかの組織や細胞に定着・増殖した状態を，**感染が成立した状態**と定義する。また，感染が成立して臨床症状が生じた場合を**発症**と定義し，その状態を**感染症**とよぶ。

1. 感染の成立

　感染は，**病原微生物**（感染の原因となる微生物）の感染力がヒトの免疫力を上回ることでヒトの体内に侵入し，病原体が増えていくことで成立する。つまり，感染の成立とは，「微生物の感染力＞ヒトの免疫力」となった状態のことである。

2. 感染の発症

　すべての微生物が発症するということではなく，発症せず経過中にヒトの免疫力が微生物を上回ることもある。感染が成立して発症するものは**顕性感染**とよばれ，一方，感染が成立しても発症しないものは**不顕性感染**とよばれる。さらに，発症しない微生物が体内にいるヒトを**無症状病原体保有者**，微生物が細菌の場合を**保菌者**とよぶ。
　感染から発症するまでの期間（潜伏期間）は，かぜウイルスのように数日で発症するもの（**急性感染**）や，B型肝炎やC型肝炎のように感染して慢性化するもの（**慢性感染**）がある。また，単純ヘルペス感染症やサイトメガロウイルス症に代表される，感染していてもヒトの免疫力が低下するまでは感染状態にはならないもの（**潜伏感染**），HIVウイルスやクロイツフェルト・ヤコブ病のように数年から数十年かけて発症（**遅発性感染**）するものもあり，微生物により様々である。

3. 感染発症後，予防策

▶ **感染発症後**　感染が発症しても，感染症がヒトに与える影響は，微生物の種類やヒトの免疫力によって異なる。たとえばインフルエンザを発症した場合，上気道症状，発熱，筋肉痛など，いわゆるかぜ様症状を引き起こす。健康なヒトであれば，おおむね1週間程度で改善するが，高齢者や免疫力が低下しているヒトは，インフルエンザから続発的に肺炎を引き起こすと死に至ることもある。そのため，感染において免疫力は，重要なウエイトを占めるといえるだろう。

▶ **予防策**　ヒトが備え持つ免疫力（**自然免疫**）だけでなく，ワクチンの接種で得られる免疫

力（**獲得免疫**）や感染対策を行うことによって微生物から身を守る方法がある。ワクチンとは，外部から弱毒化した微生物（もしくは無毒化された抗原）を体内に接種することによって，その微生物に対する特異的な免疫を獲得するための医薬品である。また，感染予防対策とは，感染症を予防するために，マスクをしたり，汚物に触る際に手袋やエプロンをしたり，病室に行く前後や処置をする前後で手洗いをしたりと，様々な方法で感染から身を守る方法である。

B 感染を起こす微生物

感染を起こす微生物（病原微生物）は，大きく細菌，ウイルス，真菌，寄生虫の4つに分類される。

1. 細菌

▶ **特徴**　細菌は最外層に細胞壁，その内側には細胞膜があり，内部に細胞質や核様体，リボソームがあり，核膜をもたない**原核生物**（単細胞生物）である。細菌の形は，ブドウの房のような球形をしている細菌（**球菌**）や，棒状やらせん状の形をした細菌（**桿菌**）など様々である。細菌の大きさは1μm程度といわれている。

　細菌には，増殖する過程で酸素がないと生きられない細菌（**偏性好気性菌**），酸素があると生きられない細菌（**偏性嫌気性菌**），どちらの環境下でも生きられる細菌（**通性嫌気性菌**）がある。偏性嫌気性菌のなかには，生存困難な生活環境では**芽胞**という形態をとって自分の身を守るものがある。芽胞は，高温・乾燥に強く，アルコールの消毒薬にも耐性があるため，感染対策が難しい。芽胞に対して，通常の細菌の形態を**栄養型**という。

　また，ジフテリア菌やボツリヌス菌，破傷風菌など一部の細菌は，毒素を産生することで感染症をきたす。さらに，ブドウ球菌やレンサ球菌は，感染後に産生した毒素によりショック状態（toxic shock syndrome：TSS）をきたす。

▶ **検査・診断**　多くの細菌感染は，まず原因臓器を絞り起因菌を想定し，抗菌薬を選択して治療をしていくため，起因菌を把握することが大切である。

　起因菌を把握する手段としては，培養検査がある。細菌は人工培地で培養可能な単細胞生物であるが，リケッチアとクラミジアは人工培地で培養ができないという特徴がある。培養検査は基本的に抗菌薬の治療を始める前に行う必要がある。抗菌薬治療後に培養検査を施行しても，細菌が死滅してしまい，細菌感染を起こしていた場合も培養結果は陰性となり，検査の正確性が損なわれる。

　培養検査は，血液培養や尿培養，痰や便培養など様々な種類があるが，細菌感染が疑われたとしても，すべての部位の培養検査をルーティンで行う必要はない（上気道症状のない人に対する痰培養など）。

▶ **分類**　細菌を分類するためには，光学顕微鏡で細菌の観察を行う。**グラム染色**という染

表1-1 代表的な細菌と感染しやすい臓器

	球菌	桿菌
陽性	黄色ブドウ球菌（皮膚，肺） 表皮ブドウ球菌（皮膚） 肺炎球菌（肺，中枢神経） A群β溶血性レンサ球菌（皮膚，上気道） 腸球菌（尿路，心臓）	ジフテリア菌（上気道） リステリア菌（中枢神経，皮膚） クロストリジウム属（皮膚）
陰性	淋菌（生殖器） 髄膜炎菌（中枢神経） モラキセラ・カタラーリス（肺）	大腸菌（尿路） インフルエンザ桿菌（肺） 緑膿菌（肺，尿路） レジオネラ菌（肺） カンピロバクター・ジェジュニ（腸）

色法で細菌の形や染色液の染まり具合を評価する。グラム染色で紫色に染まる細菌を**グラム陽性菌**，ピンク～赤色に染まる細菌を**グラム陰性菌**という。グラム陽性菌は球菌が多く，一方，グラム陰性菌は桿菌が多い。

▶ 代表的な細菌　表1-1に代表的な細菌と感染しやすい臓器を示す。

2. ウイルス

▶ 特徴　ウイルスは，ほかの細菌や真菌などと比較するとサイズが小さい（20～300nmほど）。核酸とたんぱく質から構成されており，核酸のまわりはカプシドというたんぱく質で覆われている。

　ウイルスには，エンベロープという脂質の膜に覆われているものと覆われていないものがある。エンベロープは脂質の膜であり，脂質を溶かすアルコール消毒や石けんによる消毒薬に対して感度が高く，消毒薬でエンベロープは消失し，そのことでウイルスも死滅する。一方，エンベロープのないウイルスは，アルコールや消毒薬に対して抵抗性をもつ。そのためエンベロープのないノロウイルスやアデノウイルスは，アルコール消毒ではほとんど死滅しないため石けんと流水による洗浄が必要とされている。

▶ 分類　ウイルスの分類は，核酸の種類から，DNAウイルスとRNAウイルスの2種類のタイプに分けられ（表1-2），核酸がヒトの細胞内に組み込まれることによって増殖する。

　ウイルス感染症は，実は最もポピュラーな感染症である。かぜをひいた際に原因とな

表1-2 代表的なウイルス

	DNAウイルス	RNAウイルス
エンベロープあり	ヘルペスウイルス，B型肝炎ウイルス，天然痘ウイルス	HTLV-1，麻疹ウイルス，風疹ウイルス，デングウイルス，SARSウイルス，ムンプスウイルス，インフルエンザウイルス，C型肝炎ウイルス，HIV
エンベロープなし	アデノウイルス，パルボウイルス，ヒトパピローマウイルス	A型肝炎ウイルス，ノロウイルス，ロタウイルス

るのは，ウイルスがほとんどである。
- ▶ **発症後の治療法**　ウイルス感染の場合は，細菌感染と違い抗菌薬治療が効かない。ほとんどのウイルス感染症は，ウイルスを殺す治療をしなくても自然軽快する。しかし，HIV 感染症や B 型肝炎，C 型肝炎，ヘルペスウイルス，サイトメガロウイルスなど治療が必要なウイルスには，抗ウイルス薬が存在する。

3. 真菌

- ▶ **特徴**　真菌は**真核生物**であり，一般的には"カビ"とよばれている。原核生物との違いは，核膜をもつ点である。直径はおおむね 3～4 μm ほどである。真菌の最外側には細胞壁があり，β-D グルカンなどでできている。

　真菌はその形状により，**糸状菌**（糸のように細い形状）と**酵母様菌**（丸い形状）に分類される（表 1-3）。一部の真菌は環境によって両方の形をとるものもあり，**二形性真菌**とよばれる。

　真菌感染の特徴は，免疫機能が正常の人には感染しにくいところである（白癬菌は除く）。真菌感染は，感染者の免疫機能が低下しているところに感染することが多く，生命予後が悪いことが多い。

- ▶ **検査・診断**　培養検査や血液検査により真菌の抗原や抗体を確認することで感染を認める。細胞壁である β-D グルカン抗原を測定することも，真菌感染の診断補助となる。
- ▶ **発症後の治療法**　抗真菌薬による治療を行う。真菌はヒトの細胞に近い構造のため，抗真菌薬は有害作用が多いといわれている。

4. 寄生虫

1　原虫

　原虫と蠕虫は，一般的には"寄生虫"とよばれている。真菌と同じ単細胞の真核生物であるが，細胞壁がないため運動性があり自分で動ける点で真菌と異なる。今までに述べてきたほかの微生物より大きい。原虫は蠕虫と比較して急性の下痢症を起こすことが多いが，蠕虫は感染しても下痢症を起こすことはない。

　マラリアや赤痢アメーバなどは，熱帯地域で感染することが多い。マラリアは蚊を媒介して感染し，赤痢アメーバは生ものや感染者の便や性交渉を介して感染を起こす。トキソ

表 1-3　代表的な真菌

	真菌名	侵襲部位	背景としての宿主の免疫低下
糸状菌	白癬	表在皮膚	なし
	アスペルギルス	肺，アレルギー反応	あり
酵母様菌	カンジダ	皮膚粘膜，食道，生殖器，眼	あり
	クリプトコッカス	髄液，肺	あり

表1-4 代表的な原虫と感染

	感染経路	症状	診断方法
マラリア	蚊が媒介	発熱，貧血，脾腫	血液塗沫標本
赤痢アメーバ	経口，性交渉	腹痛，血便	糞便もしくは組織検査
腟トリコモナス	性交渉	外陰部の瘙痒感，帯下	腟分泌液
トキソプラズマ	経口，母子感染	先天性：水頭症，精神遅滞 後天性：麻痺など多種多様	トキソプラズマ IgG

プラズマは後述するが，母子の垂直感染が多い。

寄生虫感染の疑いがある場合は，海外渡航歴や現地での生食歴，性交渉歴を聴取する。代表的な原虫の診断方法，感染経路などについて，表1-4にまとめた。

2 蠕虫

蠕虫は，今まで出てきた微生物のなかで一番大きいとされている。さらに，原虫と違い蠕虫は多細胞である。種類は，主に線虫類，吸虫類，条虫類に分けられる。**線虫**は，細長い円筒形の寄生虫で，虫卵や幼虫が経口または経皮的に体内に侵入する。アニサキスや蟯虫などがみられる。**吸虫**は，からだに2個の吸盤があり，血管内や臓器に寄生する。中間宿主を介して経口または経皮的に体内に侵入する。日本住血吸虫や肝吸虫，肺吸虫などがみられる。**条虫**は，扁平で細長い形をしており，虫卵や幼虫が経口的に体内に侵入する。有鉤条虫や日本海裂頭条虫などに代表される。

C 体内に侵入後の増殖

病原体がヒトの体内に侵入した後，感染した粘膜や皮膚に定着しその後感染症に至るためには，増殖する必要がある。増殖の方法は，それぞれの微生物で異なる。

1. 細菌，真菌，原虫の増殖

細菌，真菌，原虫の増殖のしかたには，無性生殖と有性生殖がある。**無性生殖**は，単純に1つの細胞が分裂していくことをいい，細菌と真菌のほとんどと一部の寄生虫は，この方法で増殖する。**有性生殖**は，別の個体どうしがくっつき，核が融合することで分裂していく方法である。真菌と原虫の一部は，この方法で増殖する。

無性生殖のメリットは，効率よく速く増殖できる点である。一方，有性生殖のメリットは，遺伝子の情報の多様性が生まれることで様々な環境に適応しやすくなり，病原体への真菌や原虫の抵抗力も上がる点である。

2. ウイルスの増殖

ウイルスは，ほかの微生物と異なり，細胞分裂を起こさずにヒトの細胞内に遺伝子を組

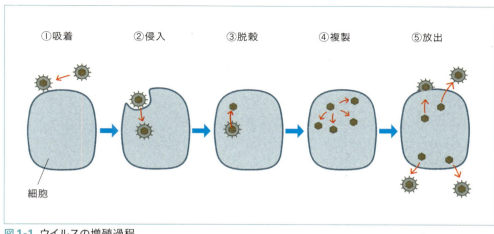

図1-1 ウイルスの増殖過程

み込み，ヒトの細胞の増殖機構を利用して増殖する経過をたどる。増殖の過程は「吸着➡侵入➡脱殻➡複製➡放出」の順に起こる（図1-1）。エンベロープのありなしで細胞への取り込まれ方（吸着，侵入）と放出のされ方が異なるが，取り込まれてから放出されるまでの過程（脱殻，複製）はほとんど変わらない。エンベロープがあるものはエンベロープを利用して吸着，侵入し，エンベロープを覆ったまま放出される（放出，出芽）。

ウイルスが侵入してから複製されるまでの間は，ウイルスの存在を確認することができない。この時期を，エクリプス期または暗黒期という。

D 病原微生物の感染経路

病原微生物の感染経路は様々である。微生物の感染経路は，大きく分けて外因性感染（ヒトの体外から病原体が侵入するもの）と内因性感染（ヒトの体内で感染が発症するもの）がある。

1. 外因性感染

外因性感染としては，水平感染と垂直感染の2種類がみられる（表1-5）。

表1-5 外因性感染をする病原体

水平感染	接触感染	ノロウイルス，破傷風菌，黄色ブドウ球菌，レンサ球菌など
	飛沫感染	インフルエンザウイルス，風疹ウイルス，百日咳菌など
	空気感染	結核菌，麻疹ウイルス，水痘ウイルス
垂直感染	経胎盤感染	TORCH（表1-6参照）
	産道感染	サイトメガロウイルス，水痘・帯状疱疹ウイルス，B型・C型肝炎ウイルス，HIV，カンジダ，クラミジア
	母乳感染	サイトメガロウイルス，HTLV-1HIV

1 水平感染

水平感染の伝播形式として，接触感染，飛沫感染，空気感染の3種類がある。

❶ 接触感染

接触感染は，感染者や感染源に触れることで感染することをいう。直接触れることで感染してしまうもの（直接感染）や，感染者が触れたものを介して感染してしまうこと（媒介感染）もある。経口感染，性行為感染症，血液感染や媒介物感染もこのなかに含まれる。

接触感染の予防には，エプロンや手袋などを装着する必要がある。

❷ 飛沫感染

飛沫感染は，微小な病原体（直径＞5μm）を含む飛沫を経気道的に吸い込むことにより病原体がヒトのからだの中に侵入することで引き起こされる感染である。いわゆる咳や唾液といった飛沫物が，直接体内に入り込む感染である。

咳や唾液が届く距離であるおおむね1m程度が感染距離であるため，予防には，2m以上離れるもしくはサージカルマスクをつける必要がある。

❸ 空気感染（飛沫核感染）

空気感染は，空気中に浮遊している微小な粒子（飛沫核，5μm以下）を経気道的に吸い込むことで引き起こされる感染である。飛沫感染との違いは，空気中を漂っている粒子を吸い込むことであるから，感染距離は数mから数十mほどである。

空気感染を起こす感染症が疑われる場合には，患者を陰圧室で診察することや，医療従事者はN95マスクという特殊なマスクをつけるなど，特別な感染対策が必要である。

2 垂直感染（母子感染）

妊娠中から出産，産後にかけて母親から児もしくは胎児に感染することを，垂直感染もしくは母子感染といい，感染経路に応じて経胎盤感染，産道感染，母乳感染の3種類がある。

❶ 経胎盤感染

▶ 概要　妊娠中に母親から胎児に感染することを，経胎盤感染という。酸素や栄養などは胎盤をとおして母親から胎児に届くが，同じ経路を通り，母親から胎児に感染を起こす。

経胎盤感染を起こす微生物の代表として，それぞれの頭文字をとった，TORCHが覚えやすい（表1-6）。これらの微生物によって引き起こされる感染症は総じて，**TORCH症候群**とよばれる。

▶ 症状　TORCHのなかでワクチンにより予防可能な風疹ウイルスは，小児では重篤な症状をきたすことは少ないが，胎児が感染した場合，白内障や心奇形，難聴などをきたす。そのため，妊娠前に母親がワクチン接種をして予防することが大切である。

微生物によっては，胎児に重篤な有害作用（奇形など）を起こす。また，微生物ごとに経胎盤感染を起こす時期が異なる。経胎盤感染のうち予防できる感染症は，その診断

表 1-6 TORCH

T	Toxoplasma gondii	トキソプラズマ
O	Other	その他多く（梅毒，水痘など）
R	Rubella virus	風疹ウイルス
C	Cytomegalovirus	サイトメガロウイルス
H	Herpes simplex virus	単純ヘルペスウイルス

資料／トーチの会ホームページ：http://toxo-cmv.org/about_meisyo.html（最終アクセス日：2018/8/7）を基に作成．

がついた段階で母親への対応を検討する必要がある。

❷ 産道感染

出産の際に起きる感染を，産道感染という。その名のとおり，胎児が産道を通る際に起こる感染である。産道感染を防ぐためには，帝王切開による分娩を行う。

❸ 母乳感染

産後の母乳からの感染を，母乳感染という。母乳感染を起こす微生物に母親が感染している場合は，人工乳による栄養投与が勧められる。

* * *

垂直感染を引き起こす感染症は，妊娠が発覚してから出産までの間に医療機関で抗体価をチェックするなどして，実施できる予防策は十分に行う必要がある。風疹は妊娠前に抗体価などを測定し，抗体価が低ければワクチン接種により予防することが可能となる。

2. 内因性感染

内因性感染は，通常ではヒトのからだに害を及ぼさない微生物や感染力の弱い微生物が，ヒトの免疫力低下など，全身状態の変化に伴い感染を引き起こすタイプの感染である。

内因性感染としては，日和見感染と菌交代現象，異所性感染の3つがある。

❶ 日和見感染

日和見感染は，ステロイド治療や糖尿病・抗がん剤治療，HIV 感染症（AIDS）などにより免疫機能が低下したヒトにおいて，通常は感染を起こし得ないような弱毒性の菌が感染を起こすことをいう。表 1-7 に，日和見感染を起こす微生物の例をまとめた。

❷ 菌交代現象

菌交代現象では，抗菌薬の長期使用や抗がん剤治療中などに，常在微生物のバランスが崩れて薬剤耐性菌が増殖し，その割合が増えることで感染状態となる。また，菌数が少なかったときには，害を与えなかった菌が，菌数が増えることと基礎疾患により，ヒトの免疫が低下することでも感染状態となる。代表的なものは，クロストリオイデス・ディフィシル腸炎やカンジダ症がある。

I 感染の成立

表1-7 日和見感染を起こす主な微生物

細菌	緑膿菌，メチシリン耐性黄色ブドウ球菌（MRSA），バンコマイシン耐性腸球菌（VRE）
ウイルス	ヘルペスウイルス，サイトメガロウイルス
真菌	カンジダ，クリプトコッカス，ニューモシスチス・イロベチイ
原虫	トキソプラズマ

❸ 異所性感染

　異所性感染とは，からだの各所に存在する微生物が，ある場所では感染を起こさないが，ほかの場所に移ると感染を起こすことがあるという感染である。たとえば，糞便中に多く存在する大腸菌は腸管内では感染を起こさないが，尿路に菌が侵入すると尿路感染症を起こすといったものである。

II　生体防御機構

　ヒトの免疫には，自然免疫と獲得免疫の2つの免疫機能があり，どちらの免疫機能も重要である。**自然免疫**はもともとヒトに備わっている免疫機能で，多くの微生物はここで殺される。しかし，病原性の強い微生物は，自然免疫の働きを免れることがある。**獲得免疫**は，自然免疫で微生物を殺せなかった時に，リンパ球が免疫機能を獲得することをいう。

A　自然免疫

　自然免疫には，大きく分けて2種類ある。1つは好中球由来の免疫，もう1つは皮膚や粘膜のバリアである。

1. 好中球由来の免疫

▶ **特徴**　好中球は，からだのなかで炎症が起きた時，炎症を起こした組織に浸潤し，炎症細胞を**食細胞（マクロファージ）**が貪食して殺すといわれている。好中球は炎症が起きてすぐに炎症組織に出向くため，兵隊などとたとえられる。また，好中球が炎症と戦った後の痕跡として，"膿"ができる。

▶ **免疫低下の原因**　何らかの原因で体内の好中球が減少すると，からだが炎症を起こした際に対応できなくなってしまう。具体的には，好中球数が $1000/mm^3$ 以下で感染の頻度が上がり，$500/mm^3$ を下回った際に炎症に対する反応が起こらなくなるといわれている。好中球が減少することで自らの免疫で細菌を殺すことができなくなるため，広域な抗菌薬の使用が必要となる。

好中球が減少する原因としては，抗がん剤の使用や放射線治療，細菌感染や再生不良性貧血などがある。また，ステロイド治療は，好中球の数は減少しないが，組織に浸潤する力を低下させる。

2. 皮膚や粘膜のバリア

▶ **特徴** 皮膚や粘膜には機械的防御や分泌液，常在細菌叢による防御がある。皮膚や粘膜には多くの常在菌があり，ほかの微生物に対してバリアの役割を果たしている。皮膚の細胞は何重もの層から構成されており，定期的に皮膚が入れ替わることで，皮膚に付いた菌を除去している。粘膜には，常在菌以外にも，粘液の分泌，咳や腸蠕動により菌を排出したりする機能がある。

▶ **免疫低下の原因** アトピーややけどなどにより皮膚や粘膜のバリアが崩壊した際に，微生物が体内に侵入する。また，粘膜バリアにおいては，化学療法や放射線治療により粘膜障害を起こし，微生物の体内への侵入を許す。

B 獲得免疫（適応免疫）

獲得免疫は，リンパ球が主役となる免疫機能である。リンパ球にはB細胞とT細胞の2種類があり，B細胞がメインになった場合は液性免疫，T細胞がメインになった場合は細胞性免疫に分類される。獲得免疫は，自然免疫で処理しきれなかった抗原を把握し，それに対応できる抗体を増やし活性化させる免疫反応である。自然免疫との大きな違いは，ターゲットを決め，それに対して対応するかどうかという点である。

1. 液性免疫

▶ **免疫グロブリン** 液性免疫の核となるのは，B細胞と抗体である。抗原に対してB細胞が反応し，増殖する。増えたB細胞が形質細胞になり，主に脾臓で抗体を産生して抗原を不活化させる。抗体は**免疫グロブリン**（immunoglobulin：Ig）とよばれ，次の5種類がある。

- IgG：免疫グロブリンのなかで最多で主要成分を担っており，70％ほどを占める。
- IgM：微生物が感染した後，最も早く産生される抗体で，抗原結合能が高い。
- IgA：初乳や唾液，消化管に存在する。粘膜の免疫で重要である。
- IgD：血清中に少ないとされ，役割はまだ不明な点がある。
- IgE：アレルギーで濃度が上昇し，アレルギー反応を引き起こす。寄生虫の感染にも関与する。

▶ **補体** また，抗体により抗原を不活化させるのを助けるために，**補体**が存在する。補体は肝臓でつくられるたんぱく質の一種であり，抗体の補助の役割をすることから補体と

よばれている。補体にはC1～C9と表記される9成分があり，このなかではC3が一番多いとされている。補体は抗原が侵入することで活性化されるが，活性化には以下の3経路がある。
①古典的経路：抗原抗体反応によりC1補体が活性化される。
②レクチン経路：微生物に特有の糖鎖をマンノース結合レクチン（MBL）が認識して補体C4以降が活性化される。
③副経路：微生物の膜成分に直接作用して補体C3が活性化される。

▶ **免疫低下の原因**　液性免疫低下の原因としては，脾臓でほとんどの免疫グロブリンがつくられるため，脾臓の摘出は大きな影響を及ぼす。また，多発性骨髄腫，慢性リンパ性白血病などでも低下する。液性免疫が低下した際には，肺炎球菌などの細菌感染が増悪しやすくなる。肺炎球菌感染においても，液性免疫が関与するとされている。そのため，脾臓摘出者は年齢にかかわらず肺炎球菌ワクチン投与の適応となる。

　また，補体低下によっても液性免疫の低下が指摘される。主な低下原因としては，SLE（全身性エリテマトーデス）や急性糸球体腎炎，悪性関節リウマチ，肝硬変，補体欠損症があげられる。

2. 細胞性免疫

▶ **特徴**　細胞性免疫は，T細胞がメインになる免疫である。樹状細胞が抗原に反応し，特異抗原を出してヘルパーT細胞や細胞傷害性T細胞を活性化させる。ヘルパーT細胞は，細菌を貪食するマクロファージや細胞傷害性T細胞を活性化させる。一方，細胞傷害性のT細胞は，その名のとおり，感染を起こした異常細胞を直接破壊する能力をもつ。

　このほか，マクロファージの元となる単球が肝臓や肺，腎臓，リンパ節にあり，微生物を貪食する機能をもつ。これを網内系防御機構とよぶ。

▶ **免疫低下の原因**　細胞性免疫が低下するのは，悪性リンパ腫や腎不全，白血病，HIVなどのウイルス感染症である。また，ステロイドなどの免疫抑制剤の多くは細胞性免疫を低下させる。

　細胞性免疫を評価する1つの指標は，T細胞のなかのCD4陽性リンパ球の数である。CD4陽性リンパ球が200/μL以下になると細胞性免疫機能低下を起こし，肺炎や帯状疱疹などを引き起こす。

国家試験問題

1 感染の成立と発症について，適切な説明を1つ選べ。　　　　　　（予想問題）

1. 微生物がヒトの体内のいずれかの組織や細胞に定着・増殖した状態を発症という。
2. 感染が成立して臨床症状が生じた状態を感染という。
3. ヒトの免疫力が微生物の感染力が上回ったとき，感染は成立する。
4. 感染が成立しても発症しないものを不顕性感染という。

▶答えは巻末

感染症

第2章

感染症の主な症状

この章では
- 感染症の全身症状である，発熱，不明熱，敗血症，出血傾向，皮疹について理解する。
- 感染症ごとの特異的な症状について理解する。

I 感染症の全身症状

1. 発熱

▶ **概念** 発熱とは，体温調節を担う視床下部の体温基準値（セットポイント）が上昇するために，正常な日内変動を逸脱して体温が上昇することをいう。視床下部の基準体温が上がれば，体温が上昇する。これに対し高体温は，セットポイントは正常であり，熱中症やホルモン異常（甲状腺機能亢進症）などにより，熱産生が熱放散を大きく上回って体温が上昇することをいう。高体温の場合，寒気は感じず，むしろ暑さを自覚する。
　"ふるえ"により起こる**悪寒戦慄**は，これからさらに体温が上昇するかもしれないことを示唆するが，医療従事者はこの現象を観察した場合，菌血症や**敗血症**の可能性をまず考えなくてはならない。悪寒戦慄の程度が強いほど，血液培養検体から細菌が検出されやすくなる。

▶ **機序** ヒトの平熱は36.5〜37.5℃だが，文献により数値は幾分異なる。体温調節は，皮膚や血流からの情報を視床下部が受け取ることで行われる。寒気を感じると，視床下部による指令を受けた交感神経のはたらきにより末梢血管が収縮して熱放散を減らす。すると，運動神経は骨格筋に働き，筋肉に"ふるえ"を生じさせて熱産生をきたす。続いて，視床下部や交感神経を介して種々のホルモンが分泌され，肝臓や筋肉での代謝を活発に行うことで，熱が獲得される。一方，暑くなると，副交感神経により末梢血管が拡張する。汗腺には交感神経が作用し，発汗をきたして熱放散が起きる。このように体温調節は，自律神経系，運動神経系，内分泌系が関与し，熱産生と熱放散のバランスによって成り立っている。体温は日内変動も認め，午後のほうが高くなりやすい。一般には体温変化の範囲は，0.5℃程度とされる。

▶ **原因** 発熱の原因は様々であるが，細菌それ自体や細菌の産生する物質が発熱物質として働いたり，感染症，感染以外の炎症や血腫，内部の腫瘍壊死により，体内で発熱サイトカインが産生されたりして，視床下部の体温基準値が変更されるなどの理由による。

2. 不明熱 (FUO)

不明熱（fever of unknown origin；FUO）は，1961年にPeterdorfによって「発熱の持続期間が3週間以上であり，経過中38.3℃以上の発熱が数回，1週間の入院精査でも原因不明」と定義された。その後，1991年にDurackによって，次のようにカテゴリー別の新たな定義がなされた。

❶ 古典的不明熱：38.3℃以上の発熱が 3 週間以上持続，3 回の外来受診，あるいは 3 日間の入院精査でも原因不明。
❷ 院内における不明熱：入院中に 38.3℃以上の発熱が数回出現。
❸ 好中球減少の不明熱：好中球 500/μL 未満。38.3℃以上の発熱が数回認められる。2 日間の培養検査を含め，3 日間の精査でも原因不明。
❹ HIV 感染症の不明熱：HIV 感染者。38.3℃以上の発熱が数回出現。外来で 4 週間以上，入院で 3 日間以上持続する発熱がある。2 日間の培養検査を含め，3 日間の精査でも原因不明。

しかし，どこまで検査を行ったものを不明熱とするかには定説がないのが現状である。

不明熱の定義が定められた当時と比較すると，現代では検査手段も増え，新たな疾患概念も提唱された。CT や MRI の普及，そして FDG-PET／CT などの画像検査も含めた新たな検査方法の進歩により，熱源精査の実情は時代によって変わることに留意すべきである。

発熱の鑑別診断

発熱の原因検索では，臓器特有の随伴症状や身体診察が鑑別診断を進めるうえで肝要である。下表のような鑑別疾患を考えながら精査を行う。特に皮膚・口腔・陰部粘膜所見や関節腫脹の所見，医原性デバイスや薬剤熱の検討は見逃しやすく，不明熱と考えて膨大な検査を依頼する前にこれらの関与を一度は考察するべきである。

	感染症	悪性腫瘍	そのほか，全身疾患
全身	感冒を含めたウイルス疾患，EBV，HIV，リケッチア感染などの細胞内寄生菌，中心静脈カテーテルなどのデバイス感染	悪性リンパ腫	膠原病，血管炎，自己炎症性疾患，薬剤熱
中枢神経	髄膜炎，脳膿瘍		下垂体機能低下症
頭頸部	咽頭炎，扁桃炎，咽後膿瘍，扁桃周囲膿瘍，副鼻腔炎		亜急性甲状腺炎
呼吸器系	肺炎，肺膿瘍，結核		
消化器系	感染性腸炎，肝膿瘍，胆管炎，胆嚢炎，骨盤腹膜炎，子宮瘤脳腫	肝がん	
泌尿器系	腎盂腎炎，前立腺炎	腎がん	副腎不全
循環器系	感染性心内膜炎		
皮膚	蜂窩織炎（蜂巣炎），褥瘡感染，壊死性筋膜炎		
筋・骨格	化膿性関節炎，骨髄炎，腸腰筋膿瘍		偽痛風

3. 敗血症

▶ **定義・評価**　敗血症は，2016年の第45回アメリカ集中治療医学会において「感染症に対する制御不能な宿主反応に起因する生命を脅かす臓器障害」と定義された。

　qSOFAは感染症が疑われる状態でバイタルサインを用いた評価に有用なツールであり，「意識障害GCS 15点未満」，「呼吸数が22回/分以上」，「収縮期血圧100mmHg以下」のうち，2項目以上を満たす場合に敗血症を疑う。qSOFAで敗血症を疑ったら，臓器障害の程度とその有無を，SOFAを用いて評価する。臓器障害の程度，そして多臓器にわたるほど，敗血症は重篤になり死亡する可能性が高まる。早急な治療介入が必要である。

　また，血液培養により細菌が検出されること，すなわち**菌血症**の有無により敗血症が診断されるわけではない。血液まで侵入できるほど感染の勢いが強ければ敗血症の基準を満たすことが多いが，それが敗血症の診断になるわけではないことに留意すべきである。

▶ **病態生理・症状**　感染症をきたすと，感染巣から血管内に侵入した微生物や，それが産生する物質に対して免疫応答が起こる。マクロファージが活性化しサイトカインを放出し，白血球は病原体を貪食する。病原体が過剰になればサイトカインはさらに増え，"サイトカインの嵐"と形容される**サイトカインストーム**の状態となり，様々な臓器障害をもたらすことになる。中枢神経なら意識障害やせん妄をきたし，肺ならば**ARDS**（acute respiratory distress syndrome，**急性呼吸窮迫症候群**）をきたして呼吸状態の増悪を招く。血管であれば末梢血管の拡張からショックで血圧が低下し，循環動態の悪化を，また肝臓に働けば肝障害を，腎臓ならば**AKI**（acute kidney injury，**急性腎障害**）をきたして乏尿になる。血液であれば**DIC**（disseminated intravascular coagulation，**播種性血管内凝固**）により血小板数や凝固異常をきたし，紫斑や出血傾向を認める。

4. 出血傾向

　止血機構は，血小板の数や機能，血管壁がかかわる**1次止血**，凝固因子がかかわる**2次止血**，**線溶**から成る。出血傾向とは，止血機構に何らかの異常があり，止血しにくい状態のことであり，紫斑をきたすこともあれば，止血に時間がかかるようにもなる。

　感染症と関連して考える場合は，敗血症によるDIC，国内地域によってはSFTS（severe fever with thrombocytopenia syndrome，重症熱性血小板減少症候群），ツツガムシや日本紅斑熱によるリケッチア感染，レプトスピラ感染などの可能性があげられる。渡航歴や渡航先の感染流行の把握も大切であり，デング熱や，ときにはウイルス性出血熱の可能性も考えなければならない。

表 2-1 皮疹の観察項目

観察項目	ポイント
どのような皮疹であるか	斑・斑状，丘疹，局面，結節，膨疹，水疱，膿疱，点状／斑状出血，触知可能な紫斑など
部位	具体的にどの部分に皮疹がみられるか．体幹部優位な中心分布性か，末梢優位な末梢性か
大きさ	cm，mm といった単位で具体的に
色	鮮紅色，淡紅色，暗紅色，紫紅色，黒色，青色，茶色など
形状	円形，楕円形，不整形，線状，枝状，網状，環状，標的状など
分布	対称性，集簇性，播種状・び漫性，散布性

表 2-2 皮疹の分類

中心分布性斑状皮疹	・麻疹 ・風疹 ・伝染性紅斑 ・突発性発疹 ・薬疹	落屑を伴う癒合性皮疹	・猩紅熱 ・川崎病 ・薬疹
末梢性皮疹	・梅毒 ・多形紅斑 ・感染性心内膜炎 ・手足口病	小水疱を呈する皮疹	・手足口病 ・水痘 ・薬疹
		結節を呈する皮疹	・結節性紅斑 ・薬疹
		紫斑を呈する皮疹	・重篤な敗血症 ・血管炎

5. 皮疹

　発熱と皮疹があり，何らかの感染が疑われる状況について概説する．皮疹をみたら，表 2-1 の項目を用いて，可能な限り正確に表現する．皮膚所見は時間・日にち単位で変化し得るため，可能であれば写真撮影を行い，カルテに保存するとよい．

　発熱と皮疹を伴う疾患は，皮疹のタイプにより表 2-2 のように分類されるが，いくつかのタイプの所見が重複することもあれば，同タイプ内の疾患でも特徴的な所見がそれぞれ現れることもある．一方で皮膚所見のみでは，鑑別が困難な場合もある．皮疹だけでなく，病歴や検査データも用いて総合的に鑑別診断を進める必要がある．

II 感染症ごとの特異的な症状

　いずれの感染症も敗血症を合併し得る．敗血症は以下にあげる診断名でなく，病態を表す概念である．髄膜炎や肺炎，胆道感染，腸穿孔による汎発性腹膜炎，急性腎盂腎炎，感染性心内膜炎，壊死性筋膜炎，化膿性脊椎炎，関節炎のいずれにも起こり得るものであり，全身状態を増悪させる病態である．適宜，本章-I-3「敗血症」に戻って参照されたい．

1. 髄膜炎

髄膜炎の特異的な症状は，頭痛，悪心・嘔吐，意識障害である。

▶ **頭痛**　脳実質には痛覚は存在しない。頭痛は，頭皮，髄膜，クモ膜下腔内の血管によって認識される（図2-1）。髄膜炎の場合，痛覚のある髄膜に炎症が波及することで頭痛が自覚される。

▶ **悪心・嘔吐**　悪心・嘔吐は，延髄の嘔吐中枢によって引き起こされる。延髄嘔吐中枢へ

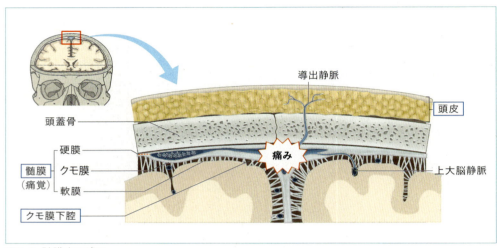

図2-1　髄膜炎の痛み

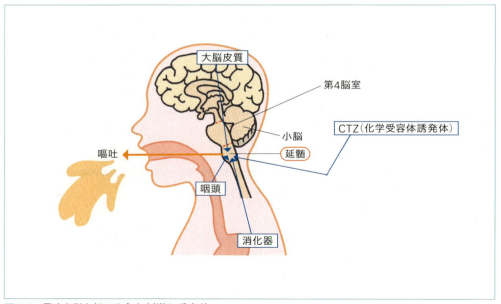

図2-2　嘔吐を引き起こす主な刺激と受容体

の経路は多岐にわたり，髄膜炎の場合は，第4脳室付近の CTZ（chemoreceptor trigger zone，化学受容体誘発帯）を介するしくみや，大脳皮質からの直接刺激による（図2-2）。
▶ **意識障害**　髄膜炎により脳浮腫が進行すれば，意識障害もきたす。意識は脳幹の脳幹網様体を起点に視床や大脳皮質に伝えられることによって成立している。そのいずれかが障害されても意識障害はきたし得る。

2. 急性咽頭炎，急性喉頭蓋炎，副鼻腔炎

▶ **急性咽頭炎**　急性咽頭炎は，主に呼吸器系ウイルスにより引き起こされる。一部の細菌感染症では溶連菌が関与しており，まれながら咽頭周囲の領域へ進展するリスクがある。急性咽頭炎の症状は，**咽頭痛**である。咽頭の感覚は脳神経が担い，上咽頭は三叉神経，中咽頭は舌咽神経，下咽頭は舌咽神経と迷走神経というように，咽頭領域ごとに異なる神経がかかわっている。

▶ **急性喉頭蓋炎**　急性喉頭蓋炎は，喉頭蓋の腫脹による気道閉塞が主たる病態である。患者はわずかに残った気道の開通を頼りにかろうじて呼吸をするため，仰臥位を嫌がり，座位になろうとする。さらに，首を前につきだすような姿勢をとり（三脚位［tripod position］），呼吸困難を訴える。そして強い**咽頭痛**のあまり，唾液を飲みこむことさえ困難になり，ティッシュなどでひたすら口から垂れる唾液を拭いている様子がみてとれる。喉頭蓋の炎症は頸部外側にまで影響し，頸部の腫脹と圧痛，しばしば頸部をわずかに触れることさえ拒絶するような強い**頸部痛**をもたらす。

▶ **副鼻腔炎**　上顎洞の底は鼻腔よりも低い位置にあるため，感染のないときに排出される粘液も含めて炎症産物が蓄積しやすい構造をしている。狭窄をきたした副鼻腔からわずかに排出される粘液による**膿性鼻汁**をきたしたり，副鼻腔の圧排や鼻粘膜に分布する三叉神経の刺激により頰部や顔面・前頭部の**頭重感**や**疼痛**を自覚したりする。

3. 肺炎

肺炎の炎症が胸膜（正確には臓側胸膜）に及び，胸膜炎をきたせば**胸痛**を自覚する。肺そのものに痛覚はないため，肺炎それ自体で胸痛を引き起こすことはない。胸膜性の疼痛は，吸気によって増悪するのが特徴である。吸気時に肺が膨張し，炎症の及んだ胸膜が引き延ばされるためである。

4. 感染性腸炎，急性腎盂腎炎

感染性腸炎，急性腎盂腎炎の各病態は，第4章-Ⅱ，Ⅳを参考にされたい。ここでは，共通する症状である腹痛，悪心・嘔吐，下痢が起こるメカニズムについて解説する。

▶ **腹痛**　腹痛は，内臓痛と体性痛に分けて考えるとよい。各臓器に発症した炎症による疼痛は，最初，内臓痛として知覚される。内臓痛は鈍い痛みであり，その痛みの部位も漠然とし，短時間で疼痛の増悪と寛解を繰り返す間欠痛であることが多い。そして炎症が

臓器付近の腹膜に波及すると，体性痛になる。痛みや部位が漠然としていた内臓痛とは異なり，臓器のある部位の鋭い痛みを明瞭に自覚するようになる。そして痛みは持続的になるのである。

　感染性腸炎は，腹膜炎を合併することは少ないため，漠然とした部位の腹部の痛みで終わることが多い。腹痛の部位を患者に尋ねても，上腹部や臍部のあたりを何となく指し示すのみである。虫垂炎，憩室炎，胆道感染（急性胆管炎，急性胆囊炎），骨盤内炎症性疾患は，臍部や腰のはっきりしない痛みから始まり（内臓痛），進行すると炎症が腹膜に達し，虫垂炎であれば右下腹部，胆道感染であれば右上腹部，骨盤内炎症性疾患であれば下腹部というように，臓器直上の疼痛（体性痛）を訴える。内臓痛がある際は，問診のみでは炎症臓器を特定しがたいため，丹念に腹部を触診して，圧痛点を探す必要がある。

　疝痛は，内臓痛の一種である。消化管などの管腔臓器が急激に炎症や閉塞をきたすと，激しく収縮・伸展をきたすため，間欠的（ときに持続性）な激痛を臓器直上に生じる。炎症の強い腸炎は急性腸閉塞と同様に疝痛をきたす。

　急性腎盂腎炎は，炎症が腎臓の線維被膜に波及して伸展されることによる。第12肋骨と脊椎で囲まれた，肋骨脊柱角（costovertebral angle：CVA）の疼痛をきたす。

▶ **悪心・嘔吐**　悪心・嘔吐は髄膜炎の項目でもあげたが，延髄の嘔吐中枢が刺激されることにより起こる（図2-2参照）。悪心・嘔吐それ自体は消化器由来のみならず，心原性，中枢性，心因性など鑑別は多岐にわたる。延髄の嘔吐中枢は，腹腔内・胸腔内など末梢からの迷走神経，交感神経求心路を受けるため，感染性腸などの腹腔内病変によって刺激されても，悪心・嘔吐は起こり得る。消化管の疾患であれば，上部消化管の病変のほうが，下部消化管の病変よりも悪心・嘔吐をきたしやすい傾向がある。

　急性腎盂腎炎でも，炎症が高度になると近接する消化管に炎症が広がり，悪心・嘔吐をきたすことがある。

▶ **下痢**　感染性腸炎の場合，下痢と随伴症状によって，大まかに小腸由来の下痢か，大腸由来の下痢か見当をつけることがある。悪心・嘔吐も伴い，多量の水様便をきたすものは小腸由来，少量ずつの頻回な水様便であれば大腸由来の感染性腸炎を考える。

5. 感染性心内膜炎

　感染性心内膜炎の症状は，非常に多彩である。持続性の感染があるため，発熱とそれに付随する関節痛や筋肉痛，頭痛が長く続くこともあれば，ちぎれた疣贅が血流に乗って，体内の様々な部分に塞栓をきたすこともある。代表的なものが脳梗塞であり，そのほか塞栓部位特有の発熱，全身倦怠感，体重減少，発疹などの症状が出現する。脳梗塞による神経症状，麻痺を契機に感染性心内膜炎が診断されることもある。

　さらに，持続性の菌血症によって，心臓以外の部位にも感染が成立すれば，脳膿瘍など体内に膿瘍をつくったり，化膿性脊椎炎を合併することもある。脆弱な血管壁に感染すれ

ば，感染性動脈瘤となり，破裂の危険性は極めて高くなる。脳であればクモ膜下出血をきたす。心臓の弁尖に定着した細菌感染が進行すれば，弁破壊をもたらし，急性心不全による呼吸困難，浮腫をきたす。なお，合併症によるが，心内膜には痛覚がないため，通常は感染性心内膜炎で胸痛をきたすことはない。

　以上の多彩な症状をきたし得るため，感染性心内膜炎を鑑別にあげて血液培養検体を採取することが診断の始まりとなる。抗菌薬を血液培養前に投与されていると，細菌が検出されないことが多く，診断はより困難になる。

6. 丹毒，蜂窩織炎（蜂巣炎），壊死性筋膜炎

　一般的に皮膚軟部組織感染をきたすと，皮膚は**発赤**となり，熱感や腫脹を帯びる。表層に近い感染ほど発赤の境界は明瞭である。丹毒は境界明瞭な発赤であるのに対して，蜂窩織炎（蜂巣炎）は境界が不明瞭な発赤として鑑別される。また，壊死性筋膜炎の初期において筋膜に感染をきたしたとき，皮膚所見に乏しいのも表層から遠いためである。皮膚所見が乏しいにもかかわらず，患部を強く痛がったり，異常なバイタルサインを示したりすることがあれば，壊死性筋膜炎の初期を鑑別として想起しなければならない。

7. 化膿性関節炎，化膿性脊椎炎

　いずれも血液内に侵入した細菌が定着することによって感染が成立する。血液内への侵入経路は皮膚の微細な傷からの侵入でも，ほかの感染巣からの血行性もしくは波及的な侵入でも起こり得る。関節も脊椎（椎体）の骨髄も，本来は無菌の閉鎖された空間であり，内部への侵入は起こりにくいはずであるが，いったん感染が定着すれば増殖しやすい環境となる。

　化膿性関節炎であれば，細菌が滑膜の毛細血管を経て滑膜関節に侵入すると，白血球も関節内に遊走し，蛋白分解酵素がつくられ，関節内の破壊をきたす。一方で滑膜は増殖し，パンヌスという組織をつくり関節の破壊がさらに進行する。関節内は白血球で満たされた関節液で緊満し，関節破壊による病態と併せて，関節の熱感を伴う腫脹，関節の自発痛・可動時痛を自覚する。化膿性関節炎は関節の穿刺を行い，関節液中の白血球の増大，細菌の証明によって診断される。

　化膿性脊椎炎であれば，細菌が椎体周囲にある静脈叢を介して椎体の骨膜下に侵入して感染が始まる。さらに，感染は近傍の椎間板に細菌感染をきたす（椎間板炎）。感染が椎間板から上下の椎体に波及すれば椎体の骨髄に感染をきたし，骨髄炎となる（椎体炎）。化膿性脊椎炎の主な症状は，腰痛と背部痛である。

国家試験問題

1 感染性腸炎，急性腎盂腎炎に共通する特徴的な症状でないのはどれか。

（予想問題）

1. 腹痛
2. 咽頭痛
3. 悪心・嘔吐
4. 下痢

感染症

第3章

感染症疾患にかかわる診察・検査・治療

この章では
- 感染症の診察がどのような手順で行われるかについて理解する。
- 感染症の検査法を理解する。
- 化学療法薬の種類と作用機序を理解する。

I 診察の方法

診断学全般にいえることだが，感染症の診断において最も重要なことは検査ではない。問診と身体所見を駆使して，患者を正しい診断に導くことが重要である。疾病を特定するためには，症状や既往歴のほかにも，嗜好歴や性生活に関することなど患者が話しにくい内容を医師は聴かなければならない。診察時に医師と患者のやりとりを円滑に進めるためにも，問診や身体所見で確認すべきポイントを把握しておきたい。

問診

1. 症状の把握

感染症を考えるうえで最も重要なポイントは，ウイルス感染症と細菌感染症を分けて考えることである。一般的に，最も大きな違いは，ウイルス感染症は**全身性の症状**を，細菌感染症は**臓器限局性の症状**をきたすことである。また，多くのウイルス感染症は経過観察で改善し，細菌感染症は抗菌薬を使用しなければ重症化するという特徴がある。

患者の訴えが全身の筋肉痛など多彩な症状を示しているのか，それとも尿路系や呼吸器系などの臓器に限局しているのかを把握することが重要である。たとえば，肺炎や心不全では息苦しさ，尿路系の疾患であれば排尿時の痛みや違和感などの症状を伴う。問診で，患者が訴える症状やその特徴から感染部位や原因（ウイルスもしくは細菌）を推定することができる。

2. 既往歴の把握

既往歴は，診断において重要なファクターの一つである。過去にかかった病気だけでなく，以下の項目も忘れずに確認することによって，感染症の原因をより正確に推定することができる。

1 │ 手術歴

手術歴を聴く時には，手術の時期と部位，体内の人工物の有無を確認する。たとえば，体内に人工物があると，人工物感染の可能性が生じる。人工物感染がある場合は，人工物の摘出が必要となることが多い。また，直近に手術をした場合には，創部感染のおそれも考えられる（術後30日以内。人工物がある場合は術後90日以内）。開腹手術による癒着性腸閉塞の可能性も考える必要があり，手術部位の確認も怠らないようにしたい。

2 | アレルギー歴

　アレルギー歴で重要なことは，アレルギーの種類だけではなく，その症状も確認することである。たとえば，軽度肝機能障害の患者の肝機能検査値が上昇しただけなのか，重症薬疹を認めたのかでは，同じ薬剤性アレルギーといっても治療の緊急度が大きく異なる。

　また，薬や食事の内容を具体的に確認することで，症状がアレルギーによるものかどうかを判断することができる。果物のアレルギーはラテックスアレルギーを合併して発症するおそれがあるため，手術の時に使われるラテックスグローブでアレルギーが誘発されないよう注意する。

3 | 薬剤内服歴

　薬剤内服歴は，薬剤性の発熱（薬剤熱）の鑑別に重要である。薬剤性の発熱の場合，様々な症状も引き起こす可能性があるので鑑別診断からはずすことはできない。

4 | 家族歴

　家族歴は，遺伝性疾患の可能性を除外するために重要である。高齢者の心筋梗塞や悪性腫瘍は多く見かけるが，若年者の心筋梗塞，悪性腫瘍などは珍しく，器質的疾患を抱えていた可能性が考えられる。一般的ではない家族歴に有用な情報が潜んでいる可能性がある。

5 | 結核の感染歴（特に治療歴）

　結核は，若年時に感染し無治療で軽快した場合，高齢になってから再燃する可能性のある疾患である。そのため，特に高齢者においては既往の有無と，治療の有無の確認が重要となる。若年時に感染した際に適切な治療が行われていれば，結核が再燃するリスクは下がる。

3. 生活行動の把握

　患者の生活行動を読み解くことによって，病原となる微生物を推測し，感染症の診断に結びつくことがある。たとえば，仕事内容から感染症の診断が導かれることがある。ペットショップで働いている人であれば動物からの感染症，農家であれば虫による感染症が，鑑別診断時の検討材料にあげられる。

1 | 嗜好歴

▶喫煙　喫煙を客観的に評価する基準はいくつかあるが，20本/日（1箱/日）の喫煙を20年間（20 pack-years）続けると，COPD（慢性閉塞性肺疾患）の疑いが生じる。COPD患者はもともと低酸素状態であり，肺炎で入院した際には重症化しやすい。また，酸素

Ⅰ　診察の方法　　029

表3-1 酒の種類における常習飲酒家の目安

種別	純エタノール含有量	飲酒の頻度	例
ビール	100mL 当たり約 4g	毎日	中瓶（500mL）3 本
ワイン	100mL 当たり約 10g	毎日	フルボトル（750mL）1 本
日本酒	100mL 当たり約 12g	毎日	3 合（540mL）

※飲酒に関する文献は多く，参考程度に使用のこと。

の過剰投与による CO_2 ナルコーシスを起こさないように注意する。

▶ **飲酒** 1日平均純エタノール 60g 以上の飲酒をする人を常習飲酒家という。酒の種類における常習飲酒家の目安を表3-1 に示す。アルコールによって肝機能が低下している場合，免疫機能が低下し，細菌に感染しやすくなる。最新の知見として，2018 年 8 月 23 日に医学誌『Lanset』から報告された論文では，少量のアルコールは動脈硬化防止に良いが，結局，悪性腫瘍のリスク（特に乳がん）のほうに影響が強く，たとえ少量でもからだには害であると報告されている。

2 セクシャルアクティビティー

性的な活動性（セクシャルアクティビティー）は，STD（sexually transmitted disease，性感染症）の鑑別に必要となる。質問しづらい内容であるが，プロフェッショナルとして必要性を伝えつつ情報を引き出す。

基本的に，性活動があるというのは恥ずかしがる傾向にあり，活動性が高い時はより感染症の可能性を疑い，低い時は参考にしないようにする。具体的に，同性愛かどうか，風俗店に行くかどうかなども確認する。

3 シックコンタクト

シックコンタクトとは，感染が成立している人の咳やくしゃみなどを介して，感染者と接触することを指す。下痢やインフルエンザなど，人から人へ伝播する感染症は多くある。このような感染症にかかった人と接触していないかを確かめる。

4 旅行歴

▶ **海外渡航歴** 日本では感染しないが，海外で感染する感染症は数多くある。海外渡航歴と，海外で何をしたかは重要な情報である。

▶ **国内旅行歴** たとえば国内旅行で温泉に行った場合に原因菌として考えるのは，レジオネラである。近年では，長期使用している加湿器からの感染も指摘されている。レジオネラが水まわりで感染しやすいことを覚えておくべきである。

5 動物とのコンタクト（動物接触歴）

動物から感染する病気には，鳥から感染するオウム病や，ネズミから感染するレプトス

ピラ症などがある。犬や猫などのペットを飼育している場合にはパスツレラ症（第4章-XII「ヒト・動物咬傷による感染症」参照）やトキソプラズマ症（第4章-XVI「日和見感染症」参照）などの可能性もあるため，問診では動物との接触歴やペットの飼育歴も確認する。

B 身体診察

　身体所見のうち，最も重要なものはバイタルサインである。目の前の患者が感染症であるかどうかよりも，死に至る状態に直面しているかどうかについてまず判断する必要がある。そのための最も簡便で機能的な方法は，qSOFAスコアを用いて敗血症の可能性を判断することである。その後，そのほかのバイタルサインも確認し，身体所見へと移行する。

1 qSOFAスコア

　意識レベル（GCS15未満），呼吸回数（22回/分以上），収縮期血圧（100mmHg未満）の3つが基準となっており，2つが該当すると敗血症疑いとなり，1つの場合と比較して死亡率が約10倍になるといわれている。

2 バイタルサイン

　意識状態，体温，脈拍，呼吸数，血圧，SpO_2の6つを，バイタルサインという。正常範囲という基準もあるが，最も重要なことは，ふだんの本人の状態と比べてどの程度変化があるのかということである。たとえば，発熱で来院した患者の収縮期血圧が130mmHgだったとする。この患者のもともとの収縮期血圧が170mmHgだったとすると，この40mmHgの変化自体が重要なのである。

3 ROS

　ROS（review of systems，系統的レビュー）とは，顔面から足先まですべてに注意を払って，全身症状を確認することである。診察において，このROSが重要となる。身体所見をとり慣れていないと，診察でとられた所見が有意なものなのか判断できないため，早いうちから各疾患についての理解を深め，経験を積み，その特徴をつかんでおく必要がある。

II 検査の方法

　問診や身体診察により診断を導いたら，病原微生物を同定するための検査を行う。検体の採取や運搬・保存などは看護師が行うことが多いため，検査に関する正確な知識とその手順を理解しておきたい。

A 検体検査

1. 塗抹検査（グラム染色）

　塗抹検査とは，細菌を染色し細菌の有無を判断する検査のことをいう。最も迅速に細菌感染症かどうか（場合によっては起因菌の推定まで可能）を判断できる重要な検査である。塗抹検査のなかでも感染症の分野で押さえておかなければならないのが，**グラム染色**である。グラム染色は，細胞壁の構造の違いを利用して細菌を染色する簡易的な塗抹検査である。細菌の有無を確認する検査であるため，**無菌操作**が重要であり，検体は速やかに検査室へと輸送する必要がある。検体をやむを得ず保存する場合には，菌が不潔な環境に曝露されたり死滅したりしないよう適切な状態で保存しなければならない。

　検体を採取したら，グラム染色を行う前にその検体の外観を記述に残す。喀痰検査の場合にはその外観をミラー＆ジョーンズ（Miller&Jones）分類という評価方法を用いて，染色前に評価する。外観の評価を終えたらグラム染色に移る。喀痰検査では，染色後の評価として顕微鏡を用いたゲックラー分類で評価が行われる。

　グラム染色でわかることは，細菌の色と形である。色は紫色を**グラム陽性**，赤色を**グラム陰性**と定義し，形は球状のものを**球菌**，棒状のものを**桿菌**という。これらの組み合わせで菌を，グラム陽性球菌，グラム陰性球菌，グラム陽性桿菌，グラム陰性桿菌の4種類に分類することができるが，多くの菌はグラム陽性球菌とグラム陰性桿菌に分類される。臓器に感染を起こす菌は決まっているため，代表的な菌を押さえておくとよい（表3-2）。

2. 培養検査

　検体に含まれる細菌を同定するために培地（固定培地，液体培地など）で増殖させる検査を，培養検査という。感染症診断の基本であり，原因のわからない発熱患者を見かけたときには，まず各種培養検査を行ったのち抗菌薬を投与する（抗菌薬を投与して検査を行うと，抗菌薬も細菌と一緒に培養され，細菌を殺してしまうため，培養が陰性となる）。

　培養検体には，無菌検体（血液，髄液，胸水，腹水，手術の時に採取される検体）と常在菌の混入している検体（喀痰，尿，便など）の2種類がある。以下に，検体採取時に注意する必要のある培養検査を記載する。

❶ 血液培養

　血液培養は，皮膚からの常在菌の混入を避けるため，検体採取前に皮膚をアルコール綿

表3-2 代表的なグラム陽性球菌とグラム陰性桿菌

グラム陽性球菌 ●	ブドウ球菌，溶連菌，肺炎球菌，腸球菌など
グラム陰性桿菌 ●	大腸菌，肺炎桿菌，インフルエンザ桿菌，緑膿菌など

でこすり，汚れを落とす。その後，10% ポピドンヨード，0.5% クロルヘキシジン，70% アルコールのいずれかで消毒をし，採取する。嫌気ボトルと好気ボトル（無酸素のなかで成長しやすい菌と，酸素があるなかで成長しやすい菌をそれぞれのボトルで培養する）は，2本がペアになって1セットとなっている。1セット当たり20mLの採取量で，必ず2セット（合わせて4ボトル）以上採ることが重要である。これは，皮膚の常在菌が培養されたときに，血流感染か皮膚の常在菌が混入しただけなのかを判断するためである。2セットともに陽性の場合は原因菌として考え，1セットだけで陽性反応が出れば汚染菌として考える傾向にあるが，菌によっては1セットでも治療対象となる。常在菌の混入かどうかは，培養結果が出るまでの時間も判断材料になる。培養結果が48時間以上たってから出てくる時は，手技の操作で常在菌が混入した可能性が高まる。

❷膿瘍の検体培養

創部や褥瘡によって皮下に膿瘍形成をした場合，綿棒などでこすって提出された検体は，常在菌が混入するため不適切な検体となる。皮下膿瘍を認めた場合には，皮膚をポピドンヨードで2度消毒し，注射針などで内部を吸引して無菌状態のまま培養提出する必要がある。

3. 抗酸菌検査

抗酸菌検査とは，抗酸菌の有無を調べるための検査である。抗酸菌検査は，細胞性免疫不全の患者や結核の既往がある患者，結核への曝露がある患者に検討される検査である。抗酸菌検査の必要性に関しては，問診が鍵となる。既往歴をきくときには，結核への曝露経験，結核の既往は欠かさず確認すべきである。また，結核の既往がある場合には，長期間の治療を行ったかどうかの確認も重要である。治療を行っていない場合，結核の再燃が起こる。

❶塗抹検査

チール・ニールセン染色を行い，直接抗酸菌の有無を目視する検査である。非定型抗酸菌と結核の区別はできない。

❷核酸増幅検査

核酸増幅検査が主に用いられ，確定診断ができる検査である。1～6時間で判定可能である。

❸培養検査

確定診断ができる検査で，抗菌薬の感受性を確認できる。しかし，培養までの期間がとても長く，一般的に6～8週間かかる。

❹クオンティフェロンおよびT-SPOT

これまでに結核に感染していたかどうかをみる検査である。とても感度の良い検査とされているが，免疫が低下している患者では陰転化するため，これらの検査が陰性であっても，結核を否定できるものでない。

4. 迅速抗原検査

　迅速抗原検査は，臨床で頻度の高い検査である。尿中肺炎球菌抗原検査，咽頭溶連菌検査，インフルエンザ検査，マイコプラズマ検査などがある。多くの検査で感度・特異度が高く，信頼性のある検査だが，感度・特異度は検査によって異なるため，どの程度の信頼性があるのか把握しておくことが重要である。また，偽陰性・偽陽性の可能性を常に考えておく。いずれも迅速検査であり，陽性の場合に診断を確定できたとしても，陰性の場合に細菌感染の可能性を完全に否定できるわけではないことを忘れてはならない。

5. 真菌抗原検査

　β-D グルカンが代表的な真菌抗原検査になるが，真菌の細胞壁の主要な構成成分を検出する検査である。ニューモシスチス肺炎やカンジダ感染症などの真菌感染症で上昇し，非常に感度の高い検査である。しかし，透析，ペニシリン系薬剤との交差反応，ガーゼ使用などによって上昇することもあるため，確定診断には用いず診断の一助として用いる。

6. 抗体検査

　ウイルスの検査で多くみられるのが，抗体検査である。抗体検査には，IgM と IgG の 2 種類がある。IgM は感染初期に上がり，しばらくすると正常化するのに対し，IgG は IgM に遅れて上昇し，そのまま残存する特徴がある。

　診断方法としては，① IgM の上昇を確認する方法と，② IgG のペア血清という方法がある。ペア血清は IgG の上昇率をみるため，1 回目の測定から 2 週間以上空けて再度採血する。4 倍以上に上昇している場合は，陽性と判断する。

7. HIV検査

　HIV 感染症は，HIV に感染している人すべてがあてはまる。一方，AIDS（エイズ）は HIV に感染したことによる細胞性免疫不全で，AIDS 指標疾患に感染した状態をさす。CD4 と HIV-RNA の量は HIV 感染症診断の基本であるため，押さえておく必要がある。

　HIV のスクリーニング検査は，HIV の抗体をみることで行われる。抗体検査は非常に鋭敏であるが，確定診断には不十分で，ウェスタンブロット（WB）法や，PCR 法といった，遺伝子レベルでの検査を行う。WB 法または PCR 法で HIV-RNA が検出された時点で，HIV 感染症の診断となる。

❶ CD4

　HIV 感染症は T リンパ球やマクロファージに感染するウイルスで，ウイルスの増殖によりこれらの正常細胞が減少していく。CD4 陽性 T 細胞（**CD4 陽性 T リンパ球**）が HIV 感染患者の免疫の指標になっており，この数が減少するにつれて，感染し得る AIDS 指標疾患が増えていくことを覚えておく必要がある。正常の人は CD4 陽性 T 細胞を 700 〜

1300個/μL程度もっているといわれており，これが200個/μLを下回ると，AIDS発症の危険性が出てくる。

❷HIV-RNA

HIV-RNAは，HIVウイルスの数を遺伝子的にとらえたものである。この数が多いということは，免疫不全がどんどん進行している（CD4が減少傾向にある）ということである。HIV感染症の治療の指標になっており，抗HIV薬による治療開始後は定期的にフォローして，治療効果を判定する。

8. 便の毒素検査

抗菌薬関連下痢症や腸炎の主要な原因菌であるクロストリオイデス・ディフィシル（C. difficile）を検出するための迅速検査では，患者の便から毒素（トキシンAまたはトキシンB）が検出されるか否かを確認する。迅速かつ容易に検査結果が得られるものの，感度が低いため，検査が陰性だった場合にもクロストリオイデス・ディフィシル感染症の罹患を否定できず，強く罹患が疑われる場合には培養検査などを行う必要がある。

9. 原虫・寄生虫検査

原虫・寄生虫検査では，便中に虫卵や体節があるかどうかをみて診断する。最も大事な要素は病歴であり，寄生虫や原虫に感染するような所に行ったかどうか，生ものなどを食べたかどうかを把握することである。

10. 分子生物学的検査

遺伝子レベルでの検査方法は進化しており，全ゲノムの特定によって耐性遺伝子を特定することもできる。日本で一般的に用いられているのはPCR法やWB法といった検査で，信頼性の高い検査である。

B 画像検査

画像検査は，肺炎や膿瘍などを特定するために行われるが，必ず問診，身体所見の後に行われるべき検査である。患者の状態の安定を第一に考え，抗菌薬の投与や各種培養などがすべて済んだところで検討する。抗菌薬や点滴が入っても画像に大きな変化は起こらない。また，X線は患者に侵襲性がある検査なので，必要性を一度考える必要がある。

1 超音波

検査を考えるときに，患者への侵襲性があるかどうかを考えることは重要である。超音波は患者への侵襲性がなく，すぐに画像を確認できる検査のため重宝される。

2 単純X線

　単純X線は，画像診断の基本である．重要なことは，撮影した単純X線を適切に読影できるかである．また，少なからず放射線曝露(ばくろ)を伴うため，むやみに撮影するのではなく，バイタルサインと身体所見で必要性を検討することが重要である．

3 CT

　感染症の観点からCT検査が欠かせないシチュエーションとしては，全身の膿瘍(のうよう)を確認する時があげられる．膿瘍の確認のため，造影剤が必要となる．また，CTは放射線の曝露量がとても多いため，単純X線検査での診断が可能であればCT撮影は控える．

4 MRI

　CTは物質の境目を見るのに重宝するが，MRIは物質の中身の変化を見分けることができる．感染症の観点からは，脳膿瘍や椎体炎(ついたい)などがターゲットとなる．MRIはCTと違い，放射線被曝(ひばく)がない．また，使用目的もCTと異なる．

5 PET-CT

　PET（positron emission tomography，陽電子放出断層投影）-CTは，ブドウ糖代謝の指標となる薬剤を用いて，ブドウ糖代謝を色で見えるようにしたCT検査である．悪性腫瘍(しゅよう)の診断や炎症部位はブドウ糖の消費が亢進(こうしん)し，集積が認められるため，悪性腫瘍や炎症性疾患の検出に有用である．現時点では使用できる施設は限られているが，知識として覚えておく必要がある．

III 感染症の治療

　感染症治療の基本は，病原微生物の減少を図ることである．そのための手段として，大きく分けて，抗微生物薬（抗菌薬など）を中心とした**内科的治療**と，ドレナージを中心とした**外科的治療**がある．ここでは主に，抗微生物薬などの内科的治療について述べる．

　抗微生物薬には，抗菌薬，抗真菌薬，抗ウイルス薬などが含まれる．その種類は多岐にわたり，選択すべき最適な抗微生物薬は，**感染臓器**と**病原微生物**およびその**感受性**によって決まる．まず，前述の本章-I「診察の方法」のように，感染臓器を特定あるいは推定して検体採取を行う．次に，得られた検体で培養を中心とした本章-II「検査の方法」のような検査を行う．しかし，結果の判明には数日単位の時間を要するため，検査と並行して**経験的治療**（エンピリック治療，empiric therapy）を開始する．経験的治療とは，病原微生物の同定ができていない段階で，その臓器に感染する可能性が高い微生物を幅広くカバー

できるように抗微生物薬を選択する治療法である．培養検査などによって病原微生物や抗微生物薬への感受性が判明し，最適な抗微生物薬に変更することを**標的治療**（definitive therapy）という．多くは狭域な抗微生物薬に変更するため，この変更を**ディ・エスカレーション**（de-escalation）という．このように，抗微生物薬の選択は 2 段階で行う．また，抗微生物薬ごとに体内動態や微生物への作用機序が決まっており，投与量や投与間隔も決まっていることにも注意が必要である（次項「PK-PD 理論」参照）．

A 抗菌薬

▶ **作用機序** 微生物を死滅させることを殺菌作用，増殖を抑制することを静菌作用という．また表 3-3 に示すように，抗菌薬の種類によって作用する部位が異なる．主に細胞壁・細胞膜合成や DNA 合成を阻害する抗菌薬は殺菌性に，たんぱく合成を阻害する抗菌薬は静菌性に作用するが，一部の抗菌薬ではターゲットとなる細菌によって，殺菌性・静菌性が異なるものもある．

▶ **PK-PD 理論** PK（pharmacokinetics）とは，投与した薬剤の①吸収，②分布，③代謝・排泄に関する薬物動態学である．たとえば，経静脈的に投与（点滴）した場合と異なり，経口投与（内服）では消化管からの吸収率が問題になる．表 3-3 に示したように，第 3 世代セファロスポリン（セフジトレン）など一部の薬剤は消化管からの吸収率が低く，十分な効果が得られない可能性がある．また，経静脈的投与，経口投与ともに「全身投与」とよばれるが，厳密には抗菌薬ごとに各臓器への移行性は異なる．臨床上問題になるのは，主に中枢神経と前立腺への移行性である．たとえば，第 1，2 世代セファロスポリン，フルオロキノロン，アミノグリコシドは中枢への移行性が乏しいため髄膜炎の治療に用いることができず，βラクタム系抗菌薬は特に炎症が改善してきた前立腺への移行性が乏しいため前立腺炎の治療に失敗することがある．抗菌薬の多くは，肝または腎で代謝され排泄される．透析患者を含め，腎障害合併例に対しては用量調整で対応できるが，肝障害合併例では，多くの抗菌薬で用量調整に関する一定の見解がない．

PD（pharmacodynamics）とは，薬物動態と抗菌薬の効果に関する薬力学である．抗菌薬の効果の指標には，「有効な濃度以上に血中濃度が維持できた時間の長さ」と，「最高血中濃度」がある．前者を指標とする抗菌薬は**時間依存性の抗菌薬**とよばれ，抗菌薬を頻回に投与する必要がある．βラクタム系抗菌薬のように細胞壁や細胞膜に影響を与える薬剤が多い．後者を指標とする抗菌薬は，**濃度依存性の抗菌薬**とよばれ，高い最高血中濃度を得るために，1 回の投与量を増やす必要がある．アミノグリコシド系抗菌薬のようにたんぱく合成を障害する薬剤が多い．

Ⅲ 感染症の治療

表 3-3 抗菌薬一覧

	機序・作用部位		投与方法	消化管吸収率	代謝・排泄	主な有害作用
βラクタム系	細胞壁合成阻害	殺菌性	時間依存性 1日3〜4回投与 ※セフトリアキソンは1日1〜2回		腎 ※例外あり	過敏症, 下痢, 肝障害, 骨髄抑制, 間質性腎炎, 胆泥貯留（セフトリアキソン）, 意識障害（セフェピム）, 痙攣（カルバペネム）
ペニシリン系				90%（アモキシシリン）		
セフェム系　・セファロスポリン系（第1〜第4世代）　・セファマイシン系				16%（セフジトレン）〜93%（セファクロル）		
カルバペネム系				—		
モノバクタム系				—		
グリコペプチド系			1日2回（バンコマイシン） 1日1回（テイコプラニン）	0%	腎	レッドパーソン症候群, 腎障害, 骨髄抑制, 聴神経障害
リポペプチド系	細胞膜・細胞壁合成阻害		1日1回	—	腎	クレアチンキナーゼ上昇, 肝障害, 好酸球性肺炎
オキサゾリジノン系	たんぱく合成阻害（リボソーム50Sサブユニット）	静菌性	1日2回	100%		血小板減少, 乳酸アシドーシス, セロトニン症候群, 消化器症状
マクロライド系			※抗菌薬ごとに異なる	35〜50%	肝	下痢, 悪心, QT延長
クリンダマイシン			1日3〜4回	90%	肝	下痢
テトラサイクリン系	たんぱく合成阻害（リボソーム30Sサブユニット）		※抗菌薬ごとに異なる	93〜95%	肝または腎	日光過敏症, 骨・歯の色素沈着, 肝障害, 前庭障害（ミノサイクリン）
アミノグリコシド系			濃度依存性 原則1日1回	カナマイシンのみ	腎	腎障害, 聴神経障害, 神経筋接合部遮断
フルオロキノロン系	DNA合成阻害	殺菌性	濃度依存性 1日1回 ※シプロフロキサシンは1日2回	70%（シプロフロキサシン） 99%（レボフロキサシン）	腎	下痢, QT延長, 腱鞘炎（アキレス腱断裂）, 軟骨形成障害（小児）
メトロニダゾール	DNA障害		1日2〜4回（疾患によって異なる）	100%	肝	嫌酒作用, 悪心, 末梢神経障害, 味覚異常
ST合剤	葉酸代謝拮抗		1日2〜3回	98%	肝・腎	過敏症, 腎障害, 電解質異常, 骨髄抑制, 悪心
ホスホマイシン	細胞壁合成阻害	殺菌性	1日2回	12%	腎	下痢, 悪心

資料／日本化学療法学会 抗菌化学療法認定医認定制度審議委員会編：抗菌薬適正使用 生涯教育テキスト（改訂版），2013，および John E. Bennett MD MACP：Mandell, Douglas, and Bennett's Principles and Practice of Infectious Disease. 8th edition. Elsevier, 2014, を参考に作成.

1. βラクタム系

1 特徴，スペクトラム

βラクタム系は入院中に最もよく使用する抗菌薬であり，種類も多い。本章-Ⅱ「検査の方法」で紹介したグラム染色性と形態によって細菌を分類し，特に臨床上問題となる**グラム陽性球菌**と，**グラム陰性桿菌**に対する有効な範囲（**スペクトラム**）を中心に考える。主要なβラクタム系抗菌薬とそれに対応した微生物を表3-4に示す。

グラム陽性球菌は，たとえばMRSAにはすべて無効，レンサ球菌はモノバクタム以外すべて有効，腸球菌にはセフェム系がすべて無効というように有効性がはっきりしてい

表3-4 βラクタム系抗菌薬の主な細菌に対するスペクトラム

	グラム陽性球菌					グラム陰性桿菌											その他		
	黄色ブドウ球菌	MRSA	肺炎球菌	レンサ球菌	腸球菌	インフルエンザ菌	大腸菌	クレブシエラ	プロテウス	ESBL産生菌※	エンテロバクター	シトロバクター	セラチア	AmpC型過剰産生菌※	緑膿菌	アシネトバクター	リステリア（グラム陽性桿菌）	髄膜炎菌（グラム陰性球菌）	バクテロイデス（嫌気性菌）
ペニシリン系																			
ベンジルペニシリン	×	×	○	○	○	×	×	×	×	×	×	×	×	×	×	×	○	○	×
アンピシリン	×	×	○	○	○	△	△	×	△	×	×	×	×	×	×	×	○	○	×
ピペラシリン	×	×	△	○	△	△	△	△	△	×	△	△	△	×	△	×	△	○	△
スルバクタム・アンピシリン	○	×	○	○	○	○	○	○	○	×	△	△	△	×	×	○	○	○	○
タゾバクタム・ピペラシリン	○	×	○	○	○	○	○	○	○	△	○	○	○	△	○	△	△	○	○
セフェム系																			
セファロスポリン系																			
セファゾリン（第1世代）	○	×	○	○	×	×	○	○	○	×	×	×	×	×	×	×	×	×	×
セフォチアム（第2世代）	○	×	○	○	×	○	○	○	○	×	×	×	×	×	×	×	×	△	×
セフトリアキソン（第3世代）	○	×	○	○	×	○	○	○	○	×	△	△	△	×	×	×	×	○	×
セフタジジム（第3世代）	△	×	△	△	×	○	○	○	○	×	△	△	△	×	○	△	×	○	×
セフェピム（第4世代）	○	×	○	○	×	○	○	○	○	×	○	○	○	○	○	△	×	○	×
セファマイシン系																			
セフメタゾール	△	×	△	△	×	△	○	○	○	△	×	×	×	×	×	×	×	△	○
カルバペネム系																			
メロペネム	○	×	○	○	△	○	○	○	○	○	○	○	○	○	○	○	○	○	○
モノバクタム系																			
アズトレオナム	×	×	×	×	×	○	○	○	○	×	○	○	○	×	○	△	×	○	×

○有効　△時に無効，または効果不十分なことがある　×無効

資料／日本化学療法学会 抗菌化学療法認定医認定制度審議委員会編：抗菌薬適正使用 生涯教育テキスト（改訂版），2013．より改変抜粋して作成．

る。一方，グラム陰性桿菌は，菌種によって個々の抗菌薬に対する有効性にばらつきがある。また，グラム陰性桿菌は，同じ菌種でも抗菌薬曝露歴の有無や医療機関によって個々の抗菌薬の感受性率が異なり，さらに複雑である。たとえば，表3-4中の※に記した基質特異性拡張型βラクタマーゼ（extended-spectrum β-lactamase：ESBL）産生菌やAmpC型βラクタマーゼ過剰産生菌は菌名ではなく，前者は主に大腸菌やクレブシエラが，後者は主にエンテロバクターやシトロバクターが耐性化して酵素を産生するようになったものであるが，これらの耐性菌の分離頻度は，医療機関や地域によってばらつきが大きい。

❶ペニシリン系

最も古いベンジルペニシリンは，主にグラム陽性球菌をターゲットとした抗菌薬である。開発が進むにつれ，緑膿菌を含むグラム陰性桿菌，嫌気性菌へとスペクトラムが広がっている。

❷セフェム系

セフェム系は，セファロスポリン系とセファマイシン系に分かれる。

第1世代から第3世代のセファロスポリンは，開発が進むにつれてグラム陽性球菌からグラム陰性桿菌にスペクトラムが広がっているが，第3世代セファロスポリンであるセフタジジムは，グラム陽性球菌への効果が減弱する。第4世代のセフェピムは，第1世代セファロスポリンと第3世代セファロスポリン（セフタジジム）を合わせた広域なスペクトラムを有する。

セファマイシン系のセフメタゾールは，基本的には第2世代セファロスポリンと同様のスペクトラムを有するが，バクテロイデス属などの嫌気性菌やESBL産生のグラム陰性桿菌（腸内細菌）に対するスペクトラムを有する点と，グラム陽性球菌の黄色ブドウ球菌や肺炎球菌への効果が弱い点が異なる。

❸カルバペネム系

非常に広域なスペクトラムを有するが，近年は本剤に対する緑膿菌の耐性化だけでなく，国内・国外におけるカルバペネム耐性の大腸菌やクレブシエラなども問題になっている。本剤の不適切な使用による耐性菌の出現に注意が必要である。

❹モノバクタム系

主に緑膿菌を含めたグラム陰性桿菌に活性を有する。ただしESBL産生菌やAmpC型βラクタマーゼ過剰産生菌などの耐性菌には無効である。

2 注意点

経口投与の第3世代セファロスポリン（セフカペン，セフジトレンなど）の消化管吸収率は50％未満であり，これらの薬剤は，十分な血中濃度が得られないことが多い。

アレルギー反応は同じβラクタム系抗菌薬間の交差反応も生じ得るが，多くない。アナフィラキシーショックなど1型アレルギーの既往がなければ，別のβラクタム系抗菌薬の投与は可能であることが多い。

2. グリコペプチド系（バンコマイシン，テイコプラニン），リポペプチド系（ダプトマイシン）

▶ **特徴・スペクトラム** いずれもMRSAを含めたグラム陽性球菌に有効で，バンコマイシンはグラム陽性桿菌（リステリア，コリネバクテリウムなど）にも有効である。グラム陰性球菌，グラム陰性桿菌（嫌気性菌含む）には無効である。

▶ **注意点** グリコペプチド系抗菌薬（点滴）の有害作用は，主にトラフ値（投与直前の薬物血中濃度）と関連するため，トラフ値の測定が必要である。バンコマイシンの投与速度が速いと，顔面や上半身に紅潮をきたす（レッドマン症候群またはレッドパーソン症候群[1]）。アレルギー反応ではないとされるが，両者の鑑別は難しい。バンコマイシンには内服薬があるが，経口投与時の消化管吸収率はほぼ0%であり，トラフ値の測定や腎機能による調整は必要ない。

リポペプチド系のダプトマイシンは，肺胞表面に分泌される界面活性剤である肺胞サーファクタントによる不活化を受けるため，肺炎の治療に用いることはできない。

3. アミノグリコシド系（ゲンタマイシン，アミカシン，トブラマイシン）

▶ **特徴・スペクトラム** 緑膿菌を含むグラム陰性桿菌に有効である。黄色ブドウ球菌，レンサ球菌，腸球菌といったグラム陽性球菌による感染性心内膜炎の際に，βラクタム系抗菌薬などと併用することはあるが，単剤ではグラム陽性球菌の治療は行わない。中枢神経系への移行は不良である。

▶ **注意点** 十分な最大血中濃度が得られた場合には，薬物血中濃度が有効な濃度を下回った後にもグラム陰性桿菌に対して効果が持続する（post antibiotic effect：PAE[2]）。有害作用の聴神経障害（難聴，前庭障害）は不可逆的であり[3]，投与中は定期的に聴力検査を行うことが望ましい。腎障害の有害作用はトラフ値と，効果はピーク値（投与終了後30分程度の血中濃度）とそれぞれ関連するため，これらの測定を行う必要がある[4]。

4. ホスホマイシン

▶ **特徴・スペクトラム** 黄色ブドウ球菌や腸球菌といったグラム陽性球菌や，ESBL産生菌を含めたグラム陰性桿菌に対して有効である。

▶ **注意点** 国内承認薬の「ホスホマイシンカルシウム水和物」は，消化管吸収率などの点で海外のホスホマイシン製剤とは異なる点に注意する[5]。

5. マクロライド系（エリスロマイシン，クラリスロマイシン，アジスロマイシン）

▶ **特徴・スペクトラム** インフルエンザ菌，モラキセラ，百日咳菌，ピロリ菌，非定型病原体（マイコプラズマ，クラミジア，レジオネラなど）などに活性を有する。これらに加え，クラリスロマイシンは，カンピロバクターや非結核性抗酸菌（MACなど），アジスロマイ

シンは，さらにサルモネラ菌や腸チフス・パラチフスに対しても有効である。レンサ球菌や黄色ブドウ球菌は耐性化が進んでいる。緑膿菌，嫌気性菌に対するスペクトラムはない。

▶ 注意点　経口薬の消化管吸収率はいずれも50%未満であるが，細胞内への良好な移行性により炎症組織内の濃度を高めることができるとされている。

　特に，エリスロマイシンやクラリスロマイシンは相互作用を有する薬剤が多いため，併用薬の確認が必要である。また，エリスロマイシンの急速静注は致死的な不整脈を生じる可能性があるため禁忌である。

6. リンコマイシン系（クリンダマイシン）

▶ 特徴・スペクトラム　グラム陽性球菌（黄色ブドウ球菌，レンサ球菌）に有効である。黄色ブドウ球菌や溶血性レンサ球菌によるトキシックショック（様）症候群の毒素産生を抑制する効果もある[6]。嫌気性菌に対して広いスペクトラムを有するが，近年，バクテロイデス属の耐性化が進んでいる[7]。細菌以外にも，ニューモシスチス・イロベチイ（真菌）やトキソプラズマ（寄生虫）などに有効である。また，好気性グラム陰性桿菌には，基本的に無効である。

▶ 注意点　心停止の報告があるため，急速静注は行わない。

7. テトラサイクリン系
（テトラサイクリン，ドキシサイクリン，ミノサイクリン，チゲサイクリン）

▶ 特徴・スペクトラム　非定型病原体であるマイコプラズマ，クラミドフィラ，レジオネラのほか，リケッチア，Q熱，梅毒，ライム病，ノカルジア，マラリア（寄生虫）などに有効である。最も新しいチゲサイクリンを除き，ブドウ球菌や肺炎球菌の耐性化が進んでいる。緑膿菌やバクテロイデス属に対しては無効である。

▶ 注意点　制酸薬や金属含有製剤（マグネシウム製剤，鉄剤，アルミニウム製剤など）との併用で消化管からの吸収が阻害されるので，これらの薬剤とは3時間以上の間隔をあけて内服する[8]。ミノサイクリンでは，皮膚の色素沈着の報告がある。主にテトラサイクリンでは光線過敏症の報告がある。ミノサイクリンの前庭障害は，男性に比べて女性に多い。

8. オキサゾリジノン系（リネゾリド）

▶ 特徴・スペクトラム　MRSAや腸球菌を含め，グラム陽性球菌に対して有効である。バンコマイシン耐性のMRSAや腸球菌に対しても有効である。グラム陽性球菌以外には，結核菌や一部の非結核性抗酸菌に対して有効である。中枢神経や骨髄など，様々な臓器移行性に優れている[9]。

▶ 注意点　血小板減少や貧血といった骨髄抑制は高頻度でみられる。乳酸アシドーシスや

末梢神経障害の報告もある。選択的セロトニン再取り込み阻害薬（SSRI）との併用による，セロトニン症候群の報告がある。腎機能による投与量の調整は不要だが，有害作用の血小板減少は腎機能障害との関連が示唆されている[10]。

9. フルオロキノロン系
（シプロフロキサシン，レボフロキサシン，モキシフロキサシンなど）

- ▶ **特徴・スペクトラム** 基本は，緑膿菌を含むグラム陰性桿菌と，非定型病原体（マイコプラズマ，クラミドフィラ，レジオネラ）に対して有効である。レボフロキサシンやモキシフロキサシンは黄色ブドウ球菌や肺炎球菌などのグラム陽性球菌に，さらに，モキシフロキサシンは嫌気性菌にも有効である。グラム陰性桿菌である腸チフス・パラチフスに対して第1選択であるが，海外を中心に耐性化が進んでいる。国内では，本剤の使用の増加に伴い，大腸菌（特にESBL産生菌）やグラム陰性球菌である淋菌の本剤への耐性化が問題になっている。結核菌を含む抗酸菌に対しても活性を有するが，結核菌に対する本剤の単剤治療による耐性化や診断の遅れが問題になることがある。

- ▶ **注意点** 制酸薬や金属含有製剤（マグネシウム製剤，鉄剤，アルミニウム製剤など）との併用[11]で消化管からの吸収が阻害されるので，これらの薬剤とは内服時間をずらす必要がある。NSAIDsやテオフィリンとの併用で，痙攣のリスクが上がる[12]。また，妊婦や授乳婦には禁忌である。

10. ST合剤（サルファメトキサゾール・トリメトプリム）

- ▶ **特徴・スペクトラム** ST合剤（サルファメトキサゾール・トリメトプリム，sulfamethoxazole-trimethoprim）では，グラム陽性球菌の黄色ブドウ球菌，グラム陽性桿菌のリステリアやノカルジア，大腸菌などの腸内細菌など，幅広いスペクトラムを有するが，大腸菌や赤痢菌などグラム陰性桿菌では，耐性化が進んでいる。緑膿菌や嫌気性菌への活性はない。また，真菌のニューモシスチス・イロベチイや，寄生虫のトキソプラズマ，シクロスポラ，イソスポラなど，細菌以外の微生物に対するスペクトラムも有する。ステロイドの長期投与やHIV感染症により免疫機能が低下している患者では，ニューモシスチス肺炎の予防で用いられる。

- ▶ **注意点** HIV感染者では，発熱や発疹といったアレルギー症状は投与2週目頃に最もよくみられる[13]。妊婦や授乳婦への使用は避ける。

11. メトロニダゾール

- ▶ **特徴・スペクトラム** 嫌気性菌に対して有効である。ヘリコバクター・ピロリの除菌にも用いる。アメーバ赤痢，ジアルジア，トリコモナスといった寄生虫にも有効である。

- ▶ **注意点** 嫌酒作用のため，投与中はアルコール摂取を禁止する必要がある[14]。妊婦や授乳婦には投与を避ける。

12. 抗結核薬
（イソニアジド，リファンピシン，ピラジナミド，エタンブトール，ストレプトマイシン）

結核菌は一定の割合で薬物耐性を獲得するため，必ず多剤併用療法を行う。特に菌量の多い初期の8週間程度は，3剤（イソニアジド，リファンピシン，ピラジナミド）にエタンブトールまたはストレプトマイシンを加えた4剤で治療を行い，感受性判明後に2剤（イソニアジド，リファンピシン）に減量し，最低6か月の治療を継続する必要がある。これらの薬剤の消化管吸収率は良好であり，基本的に経口投与を行う。

❶ イソニアジド
1日1回内服する。肝障害やビタミン B_6 の排泄増加による末梢神経障害を合併することがある[15]。投与中はビタミン B_6 製剤を併用して末梢神経障害を予防する。まれに，薬剤誘発性ループス（全身性エリテマトーデス様の症状）を呈することがある。

❷ リファンピシン
1日1回，空腹時に内服する。結核菌に対して最も強力に作用する。一般細菌である黄色ブドウ球菌やレジオネラなどにも活性を有するが，耐性を獲得されやすいため，単剤では使用しない。主に肝障害，悪心，骨髄抑制の有害作用がある。内服後に尿，汗，涙などの体液が橙色に変色することを，事前に説明しておく必要がある。非常に多くの薬剤と相互作用を有するため，併用薬を確認する必要がある。

❸ ピラジナミド
1日1回内服する。主に肝障害，高尿酸血症，関節痛の有害作用がある。痛風発作の既往がある患者では，発作が誘発される可能性がある。通常は，高尿酸血症に対する治療介入は不要である。

❹ エタンブトール
主に視神経炎や末梢神経障害の有害作用があり，これらは不可逆的[16]，あるいは回復に長期間を要する。投与中は定期的に眼科に通院して，視神経炎の評価を行う必要がある。

❺ ストレプトマイシン
前述したアミノグリコシド系抗菌薬の一つで，筋肉注射が可能である。主な有害作用は腎障害，聴神経障害（難聴，前庭障害）で，聴神経障害は不可逆的[17]である。投与中は定期的に聴力検査を行う必要がある。

B 抗真菌薬（表3-5）

1. アゾール系（フルコナゾール，イトラコナゾール，ボリコナゾール）

フルコナゾールは主に酵母様真菌，イトラコナゾールやボリコナゾールは主に糸状菌や

表3-5 抗真菌薬一覧

	作用部位	投与方法	消化管吸収率	主な有害作用	酵母様真菌			糸状菌			二相性真菌		
					カンジダ・アルビカンス	非アルビカンス・カンジダ	クリプトコッカス	アスペルギルス	フサリウム	ムコール	ヒストプラズマ	コクシジオイデス	ブラストミセス
アゾール系													
フルコナゾール	細胞膜合成障害	1日1回	90%以上	悪心,肝障害,脱毛	○	○〜×	○	×	×	×	△	△	△
イトラコナゾール	細胞膜合成障害	1日1回	不安定	悪心,頭痛,肝障害	○	○〜×	○	○	×	×	○	○	○
ボリコナゾール	細胞膜合成障害	1日2回	96%(空腹時)	肝障害,黄視症	○	○〜×	○	○	○	×	○	○	○
ポリエンマクロライド系													
アムホテリシンB リポゾーマルアムホテリシンB	細胞膜障害	1日1回	—	発熱,悪寒,静脈炎,腎障害,電解質異常	○	○	○	○	△	○	○	○	○
エキノキャンディン系													
ミカファンギン カスポファンギン	細胞壁障害	1日1回	—	肝障害	○	○	×	○	×	×	×	×	×
フルシトシン(5-FC)	DNA障害	1日4回(内服)	≤0%	骨髄抑制,下痢	○	○〜×	○	×	×	×	×	×	×

○:有効　△:時に無効,または効果不十分なことがある　×:無効

二相性真菌に対して用いることが多い。ただし,近年はフルコナゾールに耐性の非アルビカンス・カンジダが増えている。いずれも,中枢神経を含め組織移行性は良好である。

イトラコナゾールの消化管吸収率は,胃内のpHなどによって変動し不安定である。イトラコナゾールやボリコナゾールはほかの薬剤との相互作用が多いため,併用薬を確認する必要がある。

2. ポリエンマクロライド系 (アムホテリシンB, リポソーマルアムホテリシンB)

国内では,ムコールに対して有効な唯一の薬剤である。一部のカンジダやアスペルギルス,フサリウムでは耐性である。有害作用は多岐にわたり,投与中は腎機能や電解質の経過観察が必要である。

3. エキノキャンディン系 (ミカファンギン, カスポファンギン)

多くのカンジダ,アスペルギルスに有効であるが,クリプトコッカスをはじめ,そのほ

かの真菌には無効である。腎機能による用量の調整が不要で，有害作用やほかの薬剤との相互作用も少ない。

4. フルシトシン (5-FC)

酵母様真菌のみに有効であるが，耐性化しやすいため単剤では用いず，他剤と併用する。中枢神経を含めて，全身の組織移行性は良好である。

C 抗ウイルス薬 (ヘルペスウイルス薬，インフルエンザウイルス薬)

一般に「かぜ」とよばれる急性上気道炎の原因微生物は，細菌ではなくウイルスである。ウイルス感染症は非常に頻度の高い疾患であるが，その治療薬は限られている。表3-6には日常的にしばしば使用される抗ヘルペスウイルス薬と抗インフルエンザ薬を示す。このほかに，HIVやB型・C型肝炎ウイルスに対する抗ウイルス薬がある。

D そのほかの治療法

1. ステロイド療法

敗血症性ショックなど過度なストレスの際に，副腎皮質ステロイドホルモンの相対的な不足によって生じた血圧低下や低血糖の改善を目的としてステロイド補充を行うが，効果に関する一定の見解はない。肺炎球菌による細菌性髄膜炎，髄膜炎をはじめとした肺外結核の一部，HIV感染者におけるニューモシスチス肺炎に対して，ステロイドの有用性が示されている[18]。

表3-6 抗ウイルス薬 (ヘルペスウイルス薬，インフルエンザウイルス薬) 一覧

	投与経路	適応となるウイルス	主な有害作用・注意点
ヘルペスウイルス薬			
アシクロビル バラシクロビル	経静脈 経口	単純ヘルペスウイルス 水痘・帯状疱疹ウイルス	・腎障害 (尿管内の結晶形成による) ・静脈炎 (経静脈投与時) ・悪心，頭痛
ファムシクロビル	経口		
ガンシクロビル バルガンシクロビル	経静脈 経口	サイトメガロウイルス 単純ヘルペスウイルス 水痘・帯状疱疹ウイルス	・白血球減少，血小板減少 ・錯乱，痙攣
インフルエンザウイルス薬			
オセルタミビル	経口	インフルエンザA，B (鳥インフルエンザに対しても有効なことが多い)	・まれに悪心，下痢などの消化器症状 ・オセルタミビルで中枢神経症状の報告がある
ザナミビル	吸入		
ラニナミビル	吸入		
ペラミビル	経静脈		

2. 抗毒素療法

　グラム陽性桿菌のジフテリア，偏性嫌気性菌の破傷風，ボツリヌス，ガス壊疽（ウェルシュ菌）などは，細菌の産生する毒素が原因となる疾患であり，抗菌薬以外に抗毒素血清を用いて治療を行う。ウマなど，ヒト以外の動物由来の血清を用いる場合，アレルギー反応が問題になることがある。

3. 免疫グロブリン療法

　炎症性サイトカインの抑制効果，毒素やウイルスに対する中和作用，敗血症性ショック患者における免疫グロブリン産生抑制による低ガンマグロブリン血症の改善などを目的に行うが，効果に関する一定の見解はない。

4. エンドトキシン吸着療法

　血液浄化療法の一つで，ポリミキシンB（抗菌薬）を固定化した"カラム"とよばれる円柱形の装置を用いる。主にグラム陰性桿菌が産生するエンドトキシンを吸着することで，炎症性メディエーターの産生を抑制し，血圧低下などの改善を図る治療法であるが，効果に関する一定の見解はない。

5. 高圧酸素療法

　ガス壊疽の毒素産生抑制や壊疽性筋膜炎の広がりを抑制する目的で，抗菌薬治療と併用する。

国家試験問題

　1　ヒト免疫不全ウイルス（HIV）が感染する細胞はどれか。　　（102回PM77）

1. 好中球
2. 形質細胞
3. Bリンパ球
4. ヘルパー（CD4陽性）Tリンパ球
5. 細胞傷害性（CD8陽性）Tリンパ球

▶答えは巻末

引用文献

1) John E. Bennett, Raphael Dolin, et al.：Mandell, Douglas, and Bennett's Principles and Practice of Infectious Disease, 8 th edition, Elsevier, 2014, p.302.
2) 前掲書1），p.257.
3) 前掲書1），p.318.
4) John G. Bartlett, et al.：Johns Hopkins ABX Guide: Diagnosis and Treatment of Infectious Diseases, 3rd edition, 2011, p.474.
5) 青木眞：レジデントのための感染症診療マニュアル，第3版，医学書院，2015，p.226.
6) 前掲書1），p.375.

7) 前掲書1), p.373.
8) 前掲書1), p.324.
9) 前掲書1), p.407.
10) Yuki Hanai, Kazuhiro Matsuo, et al.: A retrospective study of the risk factors for linezolid-induced thrombocytopenia and anemia, Journal of Infection and Chemotherapy, 22(8)：536, 2016.
11) 前掲書1), p.428.
12) 前掲書1), p.437.
13) Fred M. Gordin, Gwynn L. Simon, et al.: Adverse Reactions to Trimethoprim-Sulfamethoxazole in Patients with the Acquired Immunodeficiency Syndrome, Annals of Internal Medicine, 100(4)：495-499, 1984.
14) 前掲書1), p.356.
15) 前掲書1), p.466.
16) 前掲書1), p.470.
17) 前掲書1), p.470.
18) 前掲書1), p.588.

参考文献
- 日本化学療法学会 抗菌化学療法認定医認定制度審議委員会編：抗菌薬適正使用 生涯教育テキスト（改訂版），2013.
- Michael E. Pichichero, Casey JR.: Safe use of selected cephalosporins in penicillin-allergic patients: a meta-analysis, Otolaryngology Head and Neck Surgery,136(3):340, 2007.
- John G. Bartlett, et al.：Johns Hopkins ABX Guide: Diagnosis and Treatment of Infectious Diseases, 3 rd edition, 2011.
- CDC Yellow Book 2018: Health Information for International Travel, Oxford University Press, 2017, p.342.
- Gibbison B, López-López JA, et al.: Corticosteroids in septic shock: a systematic review and network meta-analysis, Critical Care, 21(1):78, 2017.
- 日本救急医学会合同作成：日本版敗血症診療ガイドライン2016，日本集中治療医学会，2016.

感染症

第4章
感染症の疾患と診療

この章では
- 感染症疾患の原因・症状・治療について理解する。

国家試験出題基準掲載疾患
菌血症 | 敗血症 | HIV感染症 | メチシリン耐性黄色ブドウ球菌（MRSA）| バンコマイシン耐性腸球菌（VRE）| 多剤耐性緑膿菌（MDRP）

I 呼吸器系感染症

1. 急性副鼻腔炎

- ▶ 概念　急性に発症し，発症から4週間以内の鼻副鼻腔の感染症である。
- ▶ 症状　鼻閉，鼻汁（鼻水，後鼻漏），咳嗽などの呼吸器症状を呈し，頭痛，頬部痛，顔面圧迫感，嗅覚障害（嗅覚の低下・消失），発熱などを伴う。
- ▶ 検査・診断　病歴や副鼻腔領域の叩打痛を含めた上記の臨床症状で診断が可能である。
- ▶ 治療　かぜ症候群（ウイルス性）に続発するウイルス性副鼻腔炎は軽症であり，通常1週間以内に自然軽快するため，原則的に抗菌薬は使用しない。起炎菌は，肺炎球菌，インフルエンザ菌，モラクセラ・カタラーリスが知られている。明確な薬剤の推奨はないが，中等症以上では，アモキシシリンなどのペニシリン系抗菌薬またはペニシリン耐性菌（βラクタマーゼ産生菌）に対するβラクタマーゼ阻害薬配合ペニシリンが推奨される。

2. 急性咽頭炎，扁桃腺炎

- ▶ 概念　咽頭や扁桃腺に生じた炎症である。
- ▶ 原因　急性咽頭炎（acute pharyngitis），扁桃腺炎（tonsillitis）は，その多くが呼吸器ウイルス（アデノウイルス，ライノウイルス，コロナウイルス）の咽頭への感染により生じ，細菌感染ではA群溶血性レンサ球菌（GAS；*group A Streptococcus*）が多い。
- ▶ 症状　主な症状は，咽頭痛，発熱，嚥下時痛である。
- ▶ 検査・診断　抗菌薬はウイルス感染には効果がないため，いかに細菌感染であるGASであるかどうかを見分けることが重要である。センター（Centor）スコア（Modified／McIsaac）では，38℃以上の発熱（+1），圧痛を伴う前頸部リンパ節腫脹（+1），白苔を伴う扁桃の発赤（+1），咳嗽なし（+1），年齢15歳未満（+1），年齢45歳以上（-1）の6項目について，各項目1ポイントとし，4ポイント以上であればすべてに抗菌薬を開始，2ポイントまたは3ポイントはGASの迅速検査（ストレップA検査）をして陽性なら抗菌薬を考慮，1ポイント以下ならストレップA検査および治療をなしとする。全身性の丘疹性皮疹がある場合は，HIVの急性感染も考慮する。
- ▶ 治療　治療薬は，経口ペニシリン薬（アモキシシリン）10日間が選択されることが多い。

3. かぜ症候群

- ▶ 概念　鼻腔から喉頭までの気道を上気道とよび，かぜ症候群は，この部位の急性の炎症による症状を呈する疾患である。原因微生物のほとんどをウイルスが占めるため，自然軽快する。主なウイルスはライノウイルス，コロナウイルスが多く，次いでRSウイルス，パラインフルエンザウイルス，アデノウイルスなどがある。

- ▶ **症状** 咽頭痛，鼻汁，発熱が主症状である。通常は10日以内に自然治癒する。鼻汁はしだいに黄色や緑色になることがあるが，それ自体は細菌感染を意味しない。感冒で合併症を疑う注意すべき所見は，38.5℃以上の発熱，5日以上続く発熱，呼吸困難感，喘鳴，著明な咽頭痛，頭痛，副鼻腔の痛みの出現である。
- ▶ **検査・診断** 特殊な検査は存在しない。
- ▶ **治療** 他者への拡散予防に，咳エチケット（咳の際は手を当てる）や手洗いの励行を行う。ウイルス感染には抗菌薬の投与は効果がない。

4. インフルエンザ

- ▶ **概念** インフルエンザウイルス（Influenza virus）の飛沫感染により生じる熱性疾患である。わが国のインフルエンザの発生は，毎年11月下旬から12月上旬頃に始まり，翌年の1〜3月頃に増加し，4〜5月にかけて減少するが，夏季にも出現する。インフルエンザウイルスにはA，B，Cの3型があり，流行的な広がりを見せるのはA型とB型である。
- ▶ **症状** A型またはB型インフルエンザウイルスの感染を受けてから1〜3日間ほどの潜伏期間の後に，急な38℃以上の発熱，頭痛，全身倦怠感，筋肉痛，関節痛を生じる。咳や鼻汁などの上気道炎症状がこれに続き，約1週間の経過で軽快する。インフルエンザ感染1週前後に，黄色ブドウ球菌，肺炎球菌，インフルエンザ桿菌などの細菌感染やアスペルギルスなどの真菌感染による肺炎を合併することがある。
- ▶ **検査・診断** 鼻腔ぬぐい液を使用したインフルエンザ迅速診断キットがあるが，症状や流行時期からの診断も可能である。
- ▶ **治療** 毎年11月頃に予防接種を行うことが重要となる。治療薬は必ずしも必要ないが，治療する場合，原則として発症後48時間以内に治療を開始する（表4-1）。

5. 急性喉頭蓋炎

- ▶ **概念** 急性喉頭蓋炎は，主に細菌，ウイルス感染に伴う喉頭蓋の炎症であるが，非感染性のものもある。急激な気道閉塞を生じる場合がある。

表4-1 主なA型，B型インフルエンザ治療薬（ノイラミニダーゼ阻害薬）

経口薬	オセタミビル（タミフル®）	75mg（2回/日，5日間）
吸入薬(注1)	ザナミビル（リレンザ®）	10mg/回(注2)（2回/日）
	ラニナビル（イナビル®）	40mg（単回吸入）
点滴静注	ペラミビル（ラピアクタ®）	■軽症の場合 300mg（15分で単回投与） ■重症の場合 600mg（1日1回で約3日間）

注1）専用吸入器を用いて吸入する。
注2）5mgブリスターを2ブリスター。

- ▶ 原因　非感染性の原因は，熱傷，異物，腐食性物質の誤飲などがある。
- ▶ 症状　37.5℃以上の発熱，くぐもった声，流涎症，喘鳴，嗄声，呼吸困難感などである。
- ▶ 診断　軟性ファイバースコープによる喉頭鏡や喉頭側面X線像により行う。
- ▶ 治療　本疾患を疑った場合は，緊急気道確保（気管内挿管や気管切開）を用意しながら，抗菌薬の投与を行うことがある。

6. 肺炎

- ▶ 概念　肺炎は，肺実質の急性の感染性の炎症と定義される。
- ▶ 分類　肺炎は市中肺炎（community acquired pneumonia：CAP），院内肺炎（hospital acquired pneumonia：HAP），医療・介護関連肺炎（nursing and healthcare associated pneumonia：NHCAP）の大きく3つに分類される（図4-1）。

　CAPとは，病院外で日常生活をしている人に発症する肺炎であり，医療・介護関連肺炎および院内肺炎を含まない。**NHCAP**は，表4-2の定義項目を1つ以上満たす肺炎である。

　2005年のアメリカIDSA／ATS院内肺炎診療ガイドラインでは，**HCAP**（healthcare-associated pneumonia，医療ケア関連肺炎）は医療ケアや介護を受けている人に発症する肺炎として，表4-3の項目のうち1つ以上を満たすものとして定義されている。

- ▶ 症状　呼吸器症状として咳嗽，喀痰，呼吸困難，胸痛，呼吸数の増加，全身症状として悪寒，高体温・低体温，倦怠感，食思不振，意識障害などを認める。聴診所見として山羊音，水泡音，喘鳴，胸膜摩擦音を認めることがある。
- ▶ 検査・診断　病歴，身体所見，血液所見，胸部X線所見などから総合的に判断する。また，喀痰の塗抹検査（グラム染色），培養検査（血液培養）による起炎菌の推定は重要である。迅速検査では肺炎球菌や肺炎マイコプラズマの尿中抗原検査，咽頭ぬぐい液抗原検査（肺炎マイコプラズマ）も有用である。

　肺炎症例では，重症度により入院の有無を決定する。たとえば，CAPではA-DROP

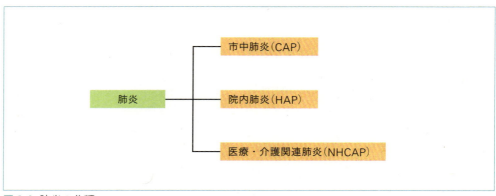

図4-1　肺炎の分類

表 4-2 NHCAPの定義

1. 療養病床に入院している，もしくは介護施設に入所している
2. 90日以内に病院を退院した
3. 介護*を必要とする高齢者，身体障害者
4. 通院にて継続的に血管内治療（透析，抗菌薬，化学療法，免疫抑制薬等）を受けている

*介護の基準：
PS3：限られた自分の身の回りのことしかできない，日中の50％以上をベッドか椅子で過ごす。以上を目安とする
1には精神病床も含む
出典／日本呼吸器学会：成人肺炎診療ガイドライン 2017，日本呼吸器学会，2017，p.viii.

表 4-3 HCAPの定義

- 90日以内に2日以上の入院
- ナーシングホームまたは長期療養施設に居住
- 在宅輸液療養（抗菌薬を含む）
- 30日以内の維持透析
- 在宅における創傷治癒
- 家族内の多剤耐性菌感染

出典／日本呼吸器学会：成人肺炎診療ガイドライン 2017，日本呼吸器学会，2017，p.viii.

表 4-4 A-DROPシステム

A Age: 男性70歳以上，女性75歳以上
D Dehydration: BUN 21mg/dL 以上または脱水あり
R Respiration: SpO_2 90％以下（PaO_2 60torr以下）
O Orientation: 意識変容あり
P Blood Pressure: 血圧（収縮期）90mmHg以下

軽　症：上記5つの項目のいずれも満たさないもの。
中等症：上記項目の1つまたは2つを有するもの。
重　症：上記項目の3つを有するもの。
超重症：上記項目の4つまたは5つを有するもの。ただし，ショックがあれば1項目のみでも超重症とする。
出典／日本呼吸器学会：成人肺炎診療ガイドライン 2017，日本呼吸器学会，2017，p.12.

システム（表4-4）で，1項目1点として，0点は軽症，1点または2点は中等症，3点は重症，4点または5点は超重症とし，ショックがあれば1項目のみでも超重症とする。3点以上は入院加療が推奨されている。

▶治療　起炎菌や重症度により治療薬の選択は異なるが，最も頻度の高い肺炎球菌を考慮した抗菌薬を選択する。肺炎マイコプラズマなどの非定型肺炎の項目を満たした場合（表4-5），外来治療ではマクロライド系薬を，入院症例ではミノサイクリンやマクロライド系薬を投与する。

7. 胸膜炎，膿胸

▶概念　胸膜炎は胸膜に炎症とそれに伴う胸膜痛を生じる病態であり，自己免疫性疾患や薬剤など様々な原因があるが，臨床的には細菌性胸膜炎，がん性胸膜炎が多い。
　胸膜炎のうち，炎症を伴うものを滲出性胸水，伴わないものを漏出性胸水とよぶ。滲

表4-5 市中肺炎における細菌性肺炎と非定型肺炎*の鑑別項目

❶年齢60歳未満
❷基礎疾患がない，あるいは軽微
❸頑固な咳がある
❹胸部聴診上所見が乏しい
❺痰がない，あるいは迅速診断法で原因菌が証明されない
❻末梢血白血球数が10,000/μL未満である

1〜5項目中3項目（感度84％，特異度87％），6項目中4項目（感度78％，特異度93％）満たせば非定型肺炎が疑われる。
出典／日本呼吸器学会：成人肺炎診療ガイドライン2017，p.13.

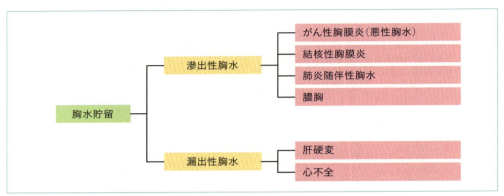

図4-2 胸水貯留の分類

出性胸水の代表疾患として，肺がんや悪性腫瘍の胸膜転移に伴うがん性胸膜炎，結核性胸膜炎，肺炎随伴性胸水，膿胸などがある。
　細菌性肺炎，肺膿瘍，または気管支拡張症に伴ったあらゆる胸水は肺炎随伴性胸水であり，膿胸とは胸腔内に膿が貯留した状態である（図4-2）。

▶ **症状**　滲出性胸水を伴う胸膜炎では，胸痛や発熱が主症状であり，吸気時の痛みの増が診断に役立つ。

▶ **検査**　胸水穿刺を行い，胸水の微生物学的検査（グラム染色，細菌培養）や生化学的検査（pH，LDH，総たんぱく，糖，総細胞数など）で原因検索をする。

▶ **診断**　炎症性か否かを判断するための滲出性，漏出性の鑑別は，ライト（Light）の基準があり，3つの項目のうち1つでも該当なら滲出性と診断できる（表4-6）。

表4-6 ライトの基準

ライトの基準（1つ以上該当なら滲出性）
胸水TP／血清TP＞0.5
胸水LDH／血清LDH＞0.6
胸水LDH＞血清の正常値上限の2/3

出典／Light R.W. et al. Ann Intern Med, 77（4）：507, 1972, より一部改変.

＊**非定型肺炎**：マイコプラズマ肺炎，クラミドフィラ肺炎を指す。

▶ **治療** 原因菌に対する抗菌薬治療が原則であるが，膿胸では予後にかかわるため，抗菌薬治療とともに胸腔ドレナージによる膿の排液が必須となる。肺炎随伴性胸水は，通常は2週程度の抗菌薬治療で改善するが，膿胸は4～8週を要する。

8. 肺結核

▶ **概念** 結核菌の曝露により初めて感染することを，肺結核における**初感染**とよぶ。飛沫核感染（空気感染）は曝露された症例の30%程度で成立し，そのまま発病することを**1次結核症**とよぶが，感染成立症例の10%程度である。残りの90%は，感染が成立しても発病していない状態と定義され，**潜在性結核感染症**とよぶ（図4-3）。

多くの結核患者は潜在性結核感染者の再燃から発症し，リスクファクターは，AIDS，HIV感染症，がん，糖尿病，腎不全，免疫抑制薬の内服，血液透析などが知られている。

▶ **症状** 咳，痰，発熱，血痰，喀血，胸痛，呼吸困難などを呈する。呼吸器症状が乏しい場合があり，集団結核の発生がたびたび問題となる。

▶ **診断・検査** 膿（肺外結核など），尿，体液，分泌物など病巣由来の検体で，結核菌検査や遺伝子増幅検査（PCR法），インターフェロンγ遊離試験（IGRA）*を行う。喀痰塗抹検査は，入院勧告または入院での患者隔離を考慮するうえで最も重要である。

▶ **治療** イソニアジド（INH），リファンピシン（RFP），ピラジナミド（PZA），エタンブトール（EB）またはストレプトマイシン（SM）の4剤で2か月，以後INHとRFPの2剤で4か月治療を行う。高齢者でPZAが使用できない場合は，INH，RFP，EBまたはSMの3剤で2か月，以後INHとRFPで7か月の治療を行う。不規則治療，早期中断予防を目的に，1995年にWHOにより提唱されたDirectly Observed Treatment, Short-course戦略をDOTSとよぶ。患者が目の前で服薬することを確認すること（DOT）を主

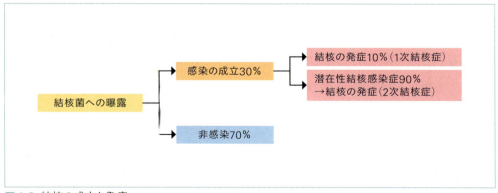

図4-3 結核の成立と発症

＊**インターフェロンγ遊離試験（IGRA）**：患者の血液から採り出したTリンパ球を結核菌特異抗原で刺激し，インターフェロンγが遊離されることを利用した有用な感染診断法である。

軸とし，治療完遂まで包括的な患者支援を行う。

II 消化器系感染症

消化管感染症

1. 腸管出血性大腸菌感染症

▶ **概念**　大腸の常在菌である大腸菌（*Escherichia coli*）は，ほとんどの場合無害であるが，尿路や胆道の感染症や敗血症など様々な感染症の原因菌となることがある。下痢(げり)を引き起こす大腸菌は**下痢原性大腸菌**とよばれており，腸管病原性大腸菌（EPEC），腸管侵入性大腸菌（EIEC），毒素原性大腸菌（ETEC），**腸管出血性大腸菌（EHEC）**，腸管凝集付着性大腸菌（EAggEC）の5種類に分類される。腸管出血性大腸菌はベロ毒素を産生し，この毒素が種々の臨床症状を起こすことから，**ベロ毒素産出性大腸菌（VTEC）**ともよばれるが，一般的には**病原性大腸菌O157**とよばれることが多い。

▶ **症状**　潜伏期間は3〜5日で，水様便（下痢）や激しい腹痛に始まり，主症状である血便へと移行する。重症化すると頻回に鮮血を排泄(はいせつ)する状態となり，**溶血性尿毒素症症候群（HUS）**や脳症(のうしょう)(じゅうとく)など重篤な合併症を発症するおそれがある。溶血性尿毒素症症候群は，腎不全や溶血性貧血などの症状をきたし，**乳幼児**や**高齢者**では死亡する例もある。

▶ **治療**　経口または点滴による電解質，水分の補給を行う。早期であれば抗菌薬を使う傾向がある。抗菌薬はニューキノロン系抗菌薬やホスホマイシンの使用が勧められている。止痢薬はHUS発症リスクを高めるとの報告があるため，使用しない。

2. 食中毒

▶ **概念**　病原微生物が混在している飲食物を摂取することにより生じる胃腸炎を総称して**食中毒**（食品媒介感染症，食物由来感染症）という。下痢や嘔吐(おうと)を主症状とするこれらの感染症を診断した医師は，24時間以内に最寄りの保健所長へ届け出ることが食品衛生法により義務付けられている。食中毒には細菌性，ウイルス性，そのほか自然毒や寄生虫によるものがある。細菌性食中毒は，感染型（体内に摂り込まれた菌が腸管内で感染・増殖して発症）と毒素型（食品の中で産出された毒素を摂り込むことで発症）に大きく分けられる。腸炎ビブリオ菌やカンピロバクター，サルモネラ菌，病原性大腸菌など感染型の細菌性食中毒は症状が現れるまでに時間を要するのに対し，黄色ブドウ球菌や腸管出血性大腸菌などの毒素型細菌性食中毒は早期に症状が出現するという特徴がある。

▶ **原因**　厚生労働省の食中毒統計調査によると，近年最も患者数の多かった病原微生物は

表4-7 食中毒の病原微生物

分類		原因菌	潜伏期間	特徴	原因となる飲食物	症状
細菌性食中毒	感染型	サルモネラ菌	5〜72時間	乾燥に強く，熱に弱い	十分に加熱していない卵，肉，魚	悪心，腹痛，下痢，発熱，脱力感，倦怠感
		腸炎ビブリオ菌	10〜24時間	塩分のあるところで増殖する。真水や熱に弱い	生の魚介類	激しい下痢，腹痛，悪心・嘔吐
		カンピロバクター	2〜7日	乾燥に弱く，加熱すれば死滅する	十分に加熱していない肉（特に鶏肉），飲料水，生野菜	下痢，発熱，悪心，腹痛，筋肉痛
	毒素型	黄色ブドウ球菌	1〜5時間	・ヒトの皮膚，鼻や口の中にいる菌で，傷や痤瘡を触った手で食べ物を触ると菌が付きやすい ・熱に強く，一度毒素ができてしまうと加熱しても防げない	おにぎり，お弁当，調理パンなど加熱した後に手作業を要する食べ物	悪心，腹痛，下痢，発熱
ウイルス性食中毒		ノロウイルス	1〜2日	・熱に弱い（85℃以上で1分間以上加熱することが予防につながる） ・罹患者の便や吐物から感染することがある ・アルコール消毒は効果を期待できず，次亜塩素酸ナトリウムを用いる。	生や十分に加熱がされていないカキなどの2枚貝，汚染された水道水や井戸水，感染者の菌が付着した飲食物	激しい悪心・嘔吐，下痢，腹痛，発熱

ノロウイルスで，次いでカンピロバクター・ジェジュニ／コリであった。主な病原微生物とそれによる感染については表4-7のとおりである。

▶ **治療** 経口または点滴による電解質，水分の補充を行う。下痢は細菌を体外へと排出する役割があるため，治療にあたっては止痢薬を使用してはならない。新生児や高齢者の患者，脱水症状が強いなどの重症患者を除き，抗菌薬は使用しない。

▶ **予防** 家畜の糞により汚染された生肉や野菜，水から経口感染するほか，ヒトからヒトへの2次感染を起こしやすいという特徴ももつため，石けんや流水による手洗いが感染予防には肝心である。腸管出血性大腸菌は熱に弱いため，**75℃で1分以上加熱**すると死滅する。

3. 虫垂炎

▶ **概念** リンパ節の膨張や虫垂結石など，何らかの原因で閉塞した虫垂に細菌感染が生じて炎症が起こることを**虫垂炎**（appendicitis）という。大腸菌，バクテロイデス（*Bacteroides*）属など複数の菌（5〜10種類）による混合感染で，臨床の場では多くみられる。炎症が進行すると虫垂の壊死・穿孔によって穿孔性腹膜炎を引き起こし重症化するため，緊急の開腹手術を要する。

- ▶ 症状　初期症状として，心窩部の疼痛や食欲不振，悪心・嘔吐などがみられる。症状が進行すると，右下腹部の痛み（マックバーネー点を指圧すると圧痛を感じる）や反跳痛（ブルンベルグ徴候*），発熱，白血球の増加などが症状として現れる。
- ▶ 治療　軽度の炎症の場合には抗菌薬の投与などによる保存療法が選択されることもあるが，基本的には発症から24時間以内に外科的治療（虫垂切除術）が行われる。

4. 憩室炎

- ▶ 概念　腸管に生じた憩室（臓器の拡張によってできた袋状の空間）に菌による炎症が生じた状態を**憩室炎**（diverticulitis）という。憩室は，加齢による腸管壁の脆弱化や食生活の変化（肉食の増加とそれに伴う食物繊維摂取量の減少）に起因する腸管内圧の上昇により生じるといわれている。憩室炎の好発部位は民族により差があるといわれるが，日本人は左右どちらも多くみられる。
- ▶ 原因　起因菌は，腸内細菌や嫌気性菌，レンサ球菌など複数の菌による混合感染である。
- ▶ 症状　虫垂炎と同様に，心窩部の鈍痛や悪心・嘔吐などが初期症状としてみられる。症状が進行すると，腹痛や発熱，下血，白血球の増加などの症状が生じる。
- ▶ 治療　基本的には保存療法（抗菌薬の投与，安静，絶飲食，補液など）で対処する。再発を繰り返す場合，腸閉塞や憩室穿孔による腹膜炎などの合併症が伴う場合には，外科的治療も検討する。

B 肝胆道系感染症

1. 肝膿瘍

- ▶ 概念　肝臓に膿瘍が生じる疾患を**肝膿瘍**（liver abscess）という。病原微生物の種類によって，アメーバ性と細菌性に大別できる。

1 アメーバ性肝膿瘍

- ▶ 原因　赤痢アメーバ症に伴う赤痢アメーバ（*Entamoeba histolytica*）が，門脈を介して腸管へと到達・感染することで生じる。
- ▶ 症状　発熱や右上腹部・心窩部などの痛みを生じる。胸水や黄疸，血の混ざった下痢を生じることもある。
- ▶ 治療　抗菌薬（メトロニダゾール）を経口で内服する。2次性菌血症のおそれがあるため，経皮的膿瘍ドレナージは通常行わない。

---

*ブルンベルグ徴候：腹部を手で静かに圧迫し，急に手を離すと強く疼痛を感じること。

2 細菌性肝膿瘍

- ▶ **原因** ①菌血症や肺炎など化膿性疾患の病原菌が冠動脈を介して肝臓に感染する，②総胆管結石などによる胆管系感染症の病原菌が胆道経由で肝臓に感染する，③虫垂炎や憩室炎などの病原菌が門脈を介して肝臓に感染する，④外傷による肝損傷部が感染を起こす，など様々な病因が存在する。グラム陰性桿菌や嫌気性菌など，複数の菌による混合感染によって生じることが多い。
- ▶ **症状** 発熱や右上腹部・心窩部などに痛みを生じる。
- ▶ **検査** 血液検査では，白血球の増加や胆道系酵素上昇がみられる。
- ▶ **治療** 抗菌薬（ペニシリン系やセフェム系）を用いるほか，経皮的膿瘍ドレナージを行い，膿を排出する。経皮的膿瘍ドレナージが困難な場合や複数の膿瘍がある場合などは，外科的にドレナージを行う。

2. 急性胆管炎

- ▶ **概念** 結石や胆管狭窄，がんなどにより胆管が閉塞することで胆管内の内圧が上昇し，細菌感染した胆汁が逆流することによって生じる胆管の炎症を**急性胆管炎**（acute cholangitis）という。
- ▶ **症状** 発熱，黄疸，右上腹部痛がみられる。この3症候は**シャルコー（Charcot）の3徴**とよばれる。
- ▶ **治療** ペニシリン系，セフェム系，カルバペネム系などの抗菌薬の投与や，胆管ドレナージによる治療を行う。

3. 急性胆嚢炎

- ▶ **概念** 胆嚢に生じる急性の炎症を**急性胆嚢炎**（acute cholecystitis）という。大半は胆石に起因するものであるが，胆嚢内に石を有さない無石胆嚢炎やガス産出菌による胆嚢炎なども存在する。
- ▶ **症状** 発熱や右上腹部の疼痛・圧痛，心窩部痛，黄疸，悪心・嘔吐などの症状のほか，**マーフィー徴候**（右季肋部を圧迫すると痛みで呼吸ができなくなる現象）などの身体的所見がみられる。
- ▶ **治療** 補液やβラクタム系薬のペニシリン系，セフェム系，カルバペネム系などの抗菌薬，NSAIDsなどの鎮痛薬を投与し，できるだけ早期に胆嚢摘出術を行う。

4. ウイルス性肝炎

- ▶ **概念** 肝炎ウイルス（Hepatitis virus）の感染によって肝臓の細胞に炎症が起こる疾患を**ウイルス性肝炎**という。肝炎ウイルスには，主にA型，B型，C型，D型，E型の5種類があり，A型・E型は主に水や食べ物を介して経口感染し，B型，C型，D型は主に血

表4-8 主な肝炎ウイルスの特徴

	感染源	主な感染経路	慢性化	劇症化	進展	予防ワクチン
A型肝炎ウイルス	水や食べ物（特に生ガキなどの海産物）を摂取した人の糞便	経口感染	なし	ほとんどなし	劇症化すると致死率が高い	あり
B型肝炎ウイルス	血液（輸血、注射針の使いまわし）・体液（性交渉）	血液感染、性行為感染、母子感染	ほとんどなし	ほとんどなし	肝硬変、肝細胞がんに進展	あり
C型肝炎ウイルス	血液（注射針の使いまわし）、体液（性交渉）	血液感染	あり	ほとんどなし	肝硬変、肝臓がんに進展	なし
D型肝炎ウイルス	血液（B型肝炎ウイルスに感染している人のみ感染）	B型と同様と考えられている	ほとんどなし	起こりやすくなる	HBVとHDVの重複感染は肝硬変への進行を加速させる	なし
E型肝炎ウイルス	水や食べ物（特にブタ・イノシシ・シカの生肉や加熱不十分な肉）を摂取した人の糞便	経口感染	なし	妊婦にはあり	なし	あり

液や体液を介して感染する。日本では、B型肝炎、C型肝炎がその多くを占めている。

それぞれのウイルスの特徴は、次のとおりである（表4-8）。

① A型肝炎ウイルス（Hepatitis A virus；HAV）

主に水や食べ物（特に生ガキなどの海産物）を摂取した人の糞便を介して感染する。感染者は減少してきているが、衛生状態の悪い国や衛生状態の保持が困難な場所において感染する事例もある。また、男性間での性交渉により感染する場合もある。感染後は急性肝炎となり慢性化することはないが、劇症化した場合、致死率は高い。A型肝炎ウイルスに有効なワクチン接種により、感染を予防することができる。

② B型肝炎ウイルス（Hepatitis B virus；HBV）

肝硬変、肝臓がんの原因となるウイルスである。主に血液（輸血、注射針の使いまわし）や体液（性交渉）によって感染する。従来、感染経路は主に母子感染であったが、ワクチン接種が開始されてから激減した。血液感染では、医療従事者の針刺し事故などによる職業曝露に注意が必要である。ほとんどの場合、健康な成人が感染すると急性肝炎の発症後に治癒するが、慢性化しやすい欧米型のB型肝炎が日本で増加している。有効なワクチン接種により、感染を予防することができる。

③ C型肝炎ウイルス（Hepatitis C virus；HCV）

肝硬変、肝臓がんの原因となるウイルスである。B型同様、主に血液（輸血、注射針の使いまわしなど）によって感染する。B型肝炎に比べると母子感染はまれであり、性的接触による感染は少ない。覚せい剤などの注射器のまわし打ち、不衛生な器具でのピアスの穴あけなどによっても感染する。輸血による感染が大きな社会問題となったが、現在では輸血による感染はほとんどなくなった。急性肝炎の発症後に、慢性肝炎となる割合が非常に高い。

④ D型肝炎ウイルス（Hepatitis D virus；HDV）

B型肝炎ウイルスに感染している人にのみ，血液などによって感染する。日本での感染はまれである。

⑤ E型肝炎ウイルス（Hepatitis E virus；HEV）

主に，ブタ，イノシシ，シカの生肉や加熱不十分な肉などを摂取したヒトの糞便から感染する。感染後は急性肝炎となり慢性化することはないが，妊婦が感染した場合は劇症化のリスクが高いとされる。有効なワクチン接種により，感染を予防することができる。

▶ 症状　黄疸や全身の倦怠感，食欲不振，悪心などの症状が出ることもあるが，ほとんど症状がみられない場合もある。A型肝炎とE型肝炎は突然症状（発熱や濃色尿，下痢，黄疸など）が現れて数日間持続し，1～2週間前後で症状が軽快することが多い。一方，B型肝炎，C型肝炎，D型肝炎では，徐々に症状が現れる傾向にある。C型肝炎は多くの症例で慢性化しやすく，感染後数十年の時を経て肝硬変や肝がんへと進行していく。

▶ 治療　一般には安静と対症療法のみで治療を行うが，一部の症例では劇症化するおそれがあり，注意を要する。

III 循環器系感染症

1. 感染性心内膜炎

▶ 概念　血管内に侵入した起因菌が，心臓の弁や心内膜の表面に生じた損傷に付着・感染し，疣腫（血液と細菌によってつくられるいぼ状の病巣）を形成して様々な症状を引き起こす疾患を**感染性心内膜炎**（infective endocarditis；IE）という。疣腫は，塞栓症（脳梗塞や心筋梗塞など）や動脈瘤といった合併症を引き起こす。

▶ 症状　発熱や全身の倦怠感，心雑音，心機能の低下など多彩な症状を呈する。

▶ 治療　血液を採取・培養して病原微生物を同定し，病原微生物ごとに適した抗菌薬を使用する。疣腫内の原因微生物をすべて死滅させるため，長期間にわたり高用量の抗菌薬の投与を行う。抗菌薬による治療の効果がみられない場合には，外科的治療も検討する。

2. 感染性大動脈瘤

▶ 概念　大動脈の血管壁に起因菌が感染し，動脈瘤を形成する疾患を**感染性大動脈瘤**（infected aortic aneurysm）という。感染性心内膜炎や外傷などに由来する細菌に感染して動脈瘤が発症するというケースだけでなく，既存の動脈瘤に細菌感染が生じることにより発症するケースもある。

- ▶ **症状** 発熱や悪寒，悪心などの症状を生じる。動脈瘤を放置すると，血管が破裂してショック状態に陥るおそれもある。
- ▶ **治療** 血液培養によって病原微生物を同定し，適した抗菌薬を投与する。抗菌薬を投与しても動脈瘤が大きくなる場合には外科的治療を行う。

IV 尿路感染症

1. 膀胱炎

- ▶ **概念** 膀胱に炎症が生じた状態を**膀胱炎**（cystitis）という。基礎疾患の有無により，単純性膀胱炎と複雑性膀胱炎に分類することができ，急性の単純性膀胱炎は女性（特に性的活動期の若い女性）に多くみられる疾患である。
- ▶ **症状** 発熱はほぼなく，頻尿や排尿時の痛み，残尿感などの症状を伴う。
- ▶ **検査・診断** 尿検査により容易に診断することができる（膿尿や細菌尿，白血球尿がみられる）。
- ▶ **治療** 起因菌の大半は大腸菌である。抗菌薬は一般に，ST合剤やキノロン系薬を使用する。

2. 腎盂腎炎

- ▶ **概念** 尿道から侵入した細菌が腎盂や腎臓に到達し，炎症が生じた状態を**腎盂腎炎**（pyelonephritis）という。女性に多い疾患であるが，男性（前立腺肥大などで尿路閉塞がある場合や男性同性愛者など）にもまれに発症する。
- ▶ **症状** 急性腎盂腎炎の場合，排尿時の痛みや頻尿，残尿感などに加え，悪心・嘔吐，背部・側腹部の痛み，全身症状（発熱や倦怠感など）がみられることもある。

  一方，慢性腎盂腎炎は自覚症状が少ないのが特徴である。尿検査を行うと，白血球尿や細菌尿が認められる。
- ▶ **治療** βラクタム系薬，キノロン系薬などの抗菌薬を投与する。解熱や腰背部痛などの症状寛解を目安に，抗菌薬投与の方法を静脈注射から経口へと切り替える。

3. 無症候性細菌尿

- ▶ **概念** 尿路に細菌感染が生じているものの，臨床症状や膿尿が認められず，細菌尿のみ認められる状態を**無症候性細菌尿**（asymptomatic bacteriuria）という。
- ▶ **治療** 自然に治癒するため，患者が妊娠している場合や先天性の尿路奇形を患った小児の場合，泌尿器系の手術を控えている場合などを除いて治療は行わない。

V 性・生殖器系感染症

　性行為に伴う接触で病原微生物に感染することで生じる性感染症（sexually transmitted disease；STD）については，主な疾患である，尿道炎，骨盤内炎症性疾患，陰部潰瘍について解説し，続いて代表的な原因微生物別に，梅毒，尖圭コンジローマ，性器ヘルペス，クラミジア感染症，淋病を取り上げる。

　性感染症は相手のある疾患である。パートナー（複数人で，また無症状の可能性もある）の治療も同時に行い，パートナー間での感染の繰り返し，いわゆるピンポン感染を防ぐことが重要である。

1. 尿道炎

1 男性の場合

▶ **概念**　尿道炎（urethritis）には，淋菌による**淋菌性尿道炎**（gonococcal urethritis）と，淋菌以外の微生物による**非淋菌性尿道炎**（non-gonococcal urethritis）がある。淋菌以外の微生物の代表はクラミジアであるが，ほかにマイコプラズマやトリコモナス，単純ヘルペスウイルスも原因となる。淋菌性尿道炎の2～3割でもクラミジアが同時に検出される。

▶ **症状**　排尿時の違和感，痛み，尿道のかゆみ，不快感，灼熱感などの症状があることも多いが，無症状のこともある。

▶ **検査・診断**　検体検査のため，分泌物の採取が必要となる。典型的な淋菌性尿道炎では，尿道から膿様の分泌物が滴り落ちているので，それをグラム染色する。もし分泌物がなければ，陰茎から分泌物を絞り出す。それでも適切な検体が得られない場合は綿棒を尿道に挿入し，グラム染色した培養検体を提出する。

▶ **治療**　近年，淋菌のキノロン系抗菌薬への耐性化が進み，第1選択薬として使いにくくなってきている。セファロスポリン系もいつまでも使用できるわけではないと覚悟しておく必要がある。特に経口セファロスポリン薬に対する信頼感が低下している。

2 女性の場合

▶ **概念**　厳密に整理すれば女性でも尿道炎という疾患概念は存在し，原因微生物は男性と同様に，淋菌，クラミジア，単純ヘルペスウイルスなどである。しかし解剖学的な関係で，病態は膀胱炎，腟炎，子宮頸管炎，外陰部ヘルペスなどとオーバーラップすることが非常に多い。この点で，膀胱炎と尿道炎の症状が異なる男性とは対照的である。

▶ **症状**　頻尿，排尿時痛などで，尿道炎と膀胱炎の鑑別が難しいことも多い。尿道炎，膀胱炎では排尿開始時や排尿中の痛み，不快感を自覚する一方，腟炎，外陰部炎では排尿

開始後痛，性交痛とされる．
- ▶ **診断** 尿道炎は発症に1週間程度かかることが多く，2〜3日で発症する膀胱炎に比較して発症が緩徐な傾向がある．尿のグラム染色により，膀胱炎の合併なら桿菌と白血球，尿道炎のみなら白血球のみの存在が確認できる．
- ▶ **治療** 尿道炎と診断されれば，基本的に淋菌とクラミジアの両方が治療対象となる．淋菌の場合は第1選択はセフトリアキソン，クラミジアの場合はマクロライド系またはキノロン系，テトラサイクリン系の抗菌薬を投与する．一方，膀胱炎と診断されれば，基本的には大腸菌などが治療対象となる．

2. 骨盤内炎症性疾患（女性）

- ▶ **概要** 本来無菌的状態であるべき子宮内膜，卵管，子宮付属器，腹腔内が，感染した微生物により空間的に連絡のある下位の子宮頸部，腟部，外陰部を汚染し生じる感染症である．子宮付属器炎，骨盤腹膜炎，卵管留膿症，ダグラス窩膿瘍を合わせて**骨盤内炎症性疾患**（pelvic inflammatory disease；PID）と総称することが多い．主な起因菌は，クラミジア，淋菌，腸内細菌，嫌気性菌などである．
- ▶ **症状** 典型的な症状としては，下腹部痛，帯下の増量，発熱，性交痛，不正性器出血などがある．無症状の患者も多く，急性卵管炎が気づかれない間に治癒し，2次的に不妊，異所性妊娠，再発性骨盤内炎症性疾患，卵管膿瘍などを生じることもある．
- ▶ **診断** 性感染症のリスクがないか病歴を聴取する（HIV感染症，梅毒，B型肝炎の検査も含む）．下腹部痛，子宮付属器痛，子宮頸部を動かしたときの痛みは，子宮頸部の感染の徴候である．これらが上記の「典型的な症状」と共存すれば診断の可能性は高い．軽度の場合，末梢血の白血球数や赤沈が正常値を示すこともあるので注意する．

  発熱，白血球増加を確認する．また，ダグラス窩穿刺による膿汁の確認をする．超音波，CTなどにより，骨盤腔の膿瘍，卵管膿瘍を診断する．グラム染色でグラム陰性双球菌，核酸増幅検査でクラミジアを証明し，子宮頸部の淋菌，クラミジア感染症の証拠とする．
- ▶ **病態，治療** 妊婦や思春期の女性あるいは腹膜症状を示す場合，治療反応性が悪い場合，ほかの腹腔内感染症の疑いがある場合は，入院が必要となる．

  それぞれの起因菌に対して抗菌薬を使用する．淋菌ではセフトリアキソン，クラミジアであればマクロライド系，キノロン系などの薬剤を投与する．

3. 陰部潰瘍

- ▶ **概念** 陰部潰瘍の原因微生物では，単純ヘルペスウイルスと梅毒トレポネーマがある．そのため両者の鑑別が重要であるが，発症の数では単純ヘルペスウイルスによる陰部潰瘍が多い．
- ▶ **症状** 「疼痛がなければ梅毒によるもの，疼痛があれば単純ヘルペスによるものを疑う」

が基本だが，両者の重複感染も少なくない．このため，痛みがあっても梅毒の可能性もあると考えるのが一般的である．またHIV感染者では，疼痛のまったくない性器ヘルペスによる潰瘍もある．

また，鼠径部などにリンパ節腫脹を生じることもある．

▶ 診断　梅毒検査，単純ヘルペスウイルスの検出，HIV検査を行う．
▶ 検査，治療　梅毒，性器ヘルペスの治療に反応しない場合，培養が難しい微生物によるほかの感染症や腫瘍，膠原病，そのほかの可能性もあり，生検なども考慮する．

4. 梅毒

▶ 概念　梅毒とは，**梅毒トレポネーマ**（Treponema pallidum）によって起こる性感染症である．感染者との性行為などによって，感染力のある病変部の梅毒トレポネーマが粘膜に直接感染する**後天梅毒**と，梅毒にかかっている母親の胎盤をとおして胎児に感染する**先天梅毒**の2つの病型がある．

1 後天梅毒

①第1期梅毒

　感染後，通常約3週間程度で，感染局所に軟骨様の硬さの硬結（**初期硬結**）が生じる．初期硬結が進展すると潰瘍になる．無痛性の潰瘍で，下疳（硬性下疳）という．放置しておいても5〜6週で自然消失することが多い．両側の鼠径部などの所属リンパ節が腫れてくるが，痛みはない．

②第2期梅毒

　感染約2〜8週間後から第2期梅毒になる．梅毒トレポネーマが血行性に全身に散布され，皮膚や粘膜に種々の発疹が出る．次いで，丘疹性梅毒として**扁平コンジローマ**や梅毒性乾癬が現れる．前駆症状として発熱，頭痛，骨痛，関節痛，浮腫などがあり，丘疹（バラ疹）が出現する．バラ疹は代表的な早期疹で，通常，ソラマメ大で淡紅色を呈し体幹に多く，対称性に出現する．

　そのほか，全身性リンパ節腫脹，髄膜炎，咽頭炎，糸球体腎炎，肝炎，関節炎などを生じることがある．

③早期潜伏性梅毒

　感染後1年くらいまでの時期に第2期梅毒の再発がみられるために，特別にこの時期を指定している．特に再発の多くは最初の1年に起こり，再発を繰り返すたびに臨床像は軽度になっていく．"早期潜伏性"の定義は，さかのぼる1年以内に次の事項がみられた症例である．

- RPR法などの陽転化（seroconversion）または非トレポネーマ値が4倍以上上昇
- 明白な第1期・第2期梅毒の臨床像があった
- パートナーが第1期・第2期，早期潜伏性梅毒の患者であり，この者に曝露して

いる

④後期潜伏性梅毒

　第3期梅毒が出現するまでのサイレント期間である。血清検査で偶然判明した感染時期の不明な症例も，一応このグループに入ると考えて診療する。この時期は臨床的には血清検査以外の異常はほとんどない。

⑤第3期梅毒（晩期梅毒）

　感染後3年ほどで第3期梅毒となる。第1期，第2期の梅毒疹は治癒するが，第3期では瘢痕が残る。皮膚のほかに，筋肉，骨，神経，内臓，血管などを侵す。神経梅毒，心血管梅毒，ゴム腫などが代表的なものである。感染後10年以上たつと，梅毒性変性病変が中枢神経系に及び，脊髄癆，麻痺性認知症などの症状が出る。大動脈炎，大動脈瘤などの循環器障害がみられる。第3期梅毒は現在ではまれとなっているが，HIV患者ではしばしば神経梅毒を合併する。

▶ **診断**　基本的に感染初期（第1期，第2期）以外は潜伏する疾患であるため，血清学による診断に依存する（梅毒に罹患した患者のおよそ1/3は，血清学的な変化以外に何ら臨床的に明確な症状を示さないとさえいわれる）。

▶ **検査・治療**　原則はペニシリン系抗菌薬を用いる。ペニシリンは，梅毒のすべての病期で選択すべき抗菌薬である。治療効果の判定は，臨床症状のみでなく，疾患活動度と相関する非特異的なカルジオリピンを抗原とするRPR法で陰性化を確認する。

2 先天梅毒

▶ **病態**　出生時から幼児期にかけての早期と，学童期以降の晩期に分けられる。

　早期先天梅毒は，口囲に放射状に浸潤した瘢痕が現れ，梅毒性鼻炎による呼吸障害，鼻骨の破壊による鞍鼻などがみられる。また，梅毒性骨軟骨炎による疼痛のため，運動が障害されることがある。

　晩期先天梅毒では，ハッチンソンの3徴候とよばれる永久門歯のM型欠損，角膜実質炎，内耳性難聴や発育不良，知能低下などが現れる。

5. 尖圭コンジローマ

▶ **概念**　尖圭コンジローマ（condylomata acuminate）は，ヒトパピローマウイルス（human papillomavirus；HPV）による性感染症で，性行為による接触感染である。ほとんどの患者が性行動の活発な年齢層である。数週間～数か月の潜伏期の後，外陰部に乳頭状，鶏冠状の淡いピンク～褐色の良性腫瘍を生じる。自覚症状はほとんどない。一般には良性であるが，ウイルスの種類によっては，子宮頸がん，肛門がんの原因になる。

▶ **診断**　問診と視診によって診断する。

▶ **治療**　液体窒素による冷凍療法などで取り除く方法が一般的である。

6. 性器ヘルペス

▶ **概念** 性器ヘルペス（genital herpes）は，単純ヘルペスウイルスによる性感染症で，性・生殖器系感染症のなかでは淋病，クラミジア感染症に次いで多い。単純ヘルペスウイルスは1型と2型の2種類があり，どちらも感染の原因となる。単純ヘルペス1型は口唇ヘルペス，2型は性器ヘルペスの原因ウイルスである。感染経路は性行為によるものがほとんどであるが，母子感染もある。

▶ **病態** 2～10日の潜伏期の後，外陰部にかゆみを伴って直径1～2mmの小水疱が出現する。やがて水疱は破れて融合し，有痛性の浅い潰瘍となる。発熱，倦怠感とともに鼠径リンパ節が腫脹する。発症後，ウイルスが末梢神経から上行性に腰仙髄神経節に潜伏感染し，再発を繰り返すことがある。

　初感染では一般に症状が強く，発熱，倦怠感といった全身症状もみられる。2型単純ヘルペスウイルス感染症の場合，無菌性髄膜炎を生じることもある。

▶ **治療** 抗ウイルス薬のアシクロビルやバラシクロビルが有効である。

7. クラミジア感染症

▶ **概念** クラミジア・トラコマティス（*Chlamydia trachomatis*）による性感染症で，海外でもわが国でも，現在最も多い性感染症の一つである。わが国では最近，若年の感染者が多くなっており，女性が男性の約2倍，全患者の約70％を10～20歳代が占めている。感染は，無症状病原体保有者を含む感染者との性交渉およびオーラルセックスなどの行為による。

▶ **病態** 潜伏期は1～3週間で，男性の場合は尿道に感染する。尿道のかゆみ，排尿時痛で発症し，尿道分泌物がある。しかし症状がほとんどなく，軽い尿道のかゆみや不快感だけの場合も多く，無症状の場合もある。感染者の約5％で精巣上体炎を併発し，発熱があり，陰嚢が腫脹して痛みがある。

　女性の場合は，初感染部位が子宮頸管で子宮頸管炎を発症するが，症状がほとんどないため，感染を自覚することが少ない。時に帯下が増える。合併症に骨盤内炎症性疾患があり，無症状であっても，クラミジアは上行性に感染を拡大させ，卵管内腔に障害を起こし，卵管周囲の癒着などにより不妊の原因となることがある。さらには骨盤腔にも感染が広がり，肝臓周囲に炎症（フィッツ・ヒュー・カーティス症候群）を起こすこともある。

▶ **治療** クラミジアは細胞壁を有さないため，ペニシリン系およびセフェム系抗菌薬は抗菌活性を示さず無効である。このため，アジスロマイシンなどのマクロライド系，ドキシサイクリン，ミノサイクリンのテトラサイクリン系，レボフロキサシンなどのニューキノロン系を用いる。妊婦には，胎児に影響のないマクロライド系を投与する。パートナーも同時に治療することが重要である。

8. 淋病

- **概念** 淋病（gonococcal infection）とは，淋菌（*Neisseria gonorrhoeae*）による感染症であり，わが国では患者数が最も多い性感染症の一つである．主に性器の感染症であるが，近年，感染者に咽頭炎が男女共に増加しており，これは淋菌感染症患者とのオーラルセックスが原因である．まれに，産道感染が原因となり新生児の結膜炎がみられる．
- **病態・病状** 男性では生殖道と尿道が同一である部分があるのに対し，女性では，生殖道が尿道と異なるため，男性と女性では症状が異なる．

    ① 男性の場合

    　排尿痛など症状が著明で，3〜10日の潜伏期の後，尿道炎として発症する．膿性の尿道分泌物がみられる．上行性に前立腺炎，精巣上体炎に進むことがある．

    ② 女性の場合

    　潜伏期が不明瞭なばかりでなく，多くの症例で無症状である．子宮頸管炎の主症状として，帯下が増える程度である．上行性に卵管に感染拡大し，子宮付属器炎が起こると，約半数の患者が発熱，下腹部痛などを訴えるようになる．無症状の女性も感染源となる．淋菌感染症が放置されれば，子宮頸管炎の合併，さらには子宮内膜炎，卵管炎から不妊症へ進展する可能性がある．

- **治療** 抗菌薬を用いるが，近年，淋菌のニューキノロン系への耐性化が進んでいる．注射薬であるセフェム系のセフトリアキソンが有効だが，すでに国内外でセフトリアキソン耐性菌，低感受性菌の分離が報告され始めており，耐性菌の動向への注意を要する．パートナーの治療も同時に行うことが必須である．

VI 皮膚・軟部組織感染症

1. 癤, 癰

- **概念** 癤，癰の原因菌は，主に黄色ブドウ球菌と表皮ブドウ球菌である．癤は毛包炎が進行したもので，1つの毛包を中心に膿瘍を形成する．癰は癤が進行して複数の毛包に広がり，しばしば発熱，悪寒などの全身症状を伴う．基礎疾患に糖尿病などの免疫低下があることが多い．
- **治療** 軽度の場合は切開排膿し，ニューキノロン系抗菌薬などの外用薬を貼付し，セフェム系抗菌薬の内服も考慮する．癤でとどまらず癰にまで進行するような重症では，切開排膿，外用薬の貼付に加え，セファゾリンなどの抗菌薬点滴も行う．

2. 毛包炎

▶ **概念** 毛包炎（folliculitis）とは，単一の毛包に限局した紅斑を伴う膿疱のことで，思春期の顔に多発するものは尋常性痤瘡という。黄色ブドウ球菌が主たる起因菌である。

▶ **治療** 入浴・シャワーなどで清潔を保ち，多発する場合は，抗菌薬の外用によって治療する。セフェム系抗菌薬を使用する。

3. 丹毒

▶ **概念** 丹毒（erysipelas）は比較的浅い真皮の炎症で，病変部は発赤し，浮腫状に硬化して境界が鮮明であることが特徴的である。発熱，悪寒，頭痛などの全身症状を伴う。

丹毒の原因菌は，通常，レンサ球菌であるA群β溶連菌（*Streptococcus pyogenes*）が多いが，B群，C群，G群や黄色ブドウ球菌が原因となることも少なくない。

▶ **治療** 治療はβ-ラクタム系抗菌薬を使用する。

4. 蜂窩織炎（蜂巣炎）

▶ **概念** 蜂窩織炎（蜂巣炎［cellulitis］）は，A群β溶連菌や黄色ブドウ球菌が主な原因菌となる，真皮深層〜皮下脂肪組織の急性化膿性炎症である。境界不明瞭で急速に拡大する。通常，疼痛を伴い，壊死性筋膜炎や敗血症に移行することもある。

▶ **治療** 治療は，まず原因微生物の同定の努力（塗抹検査，培養検査）を怠らない。基本的に黄色ブドウ球菌が起因菌であり，抗菌薬の使用も毛包炎などと同様である。免疫不全症例では，原因微生物同定の努力はさらに重要である。

5. 壊死性筋膜炎

▶ **概念** 壊死性筋膜炎（necrotizing fasciitis）は，深部で急速に進行する，致死率の高い壊死性軟部組織感染症である。早期の壊死組織の徹底的なデブリードマンなしに救命は難しい。炎症が筋膜からその深層に及んだものは，患肢の切断が必要となる。

▶ **病態** 病態は大きく2群に分けられる。

第1は，基礎疾患のない健常者であっても外傷などの機会があれば生じる，病原性の高いA群β溶連菌をはじめとする，溶連菌，黄色ブドウ球菌，ウェルシュ菌（*Clostridium perfringens*）などによる群である。

第2は，糖尿病，術後組織など基礎疾患のある患者で，腸内細菌やビブリオ（*Vibrio*）などのグラム陰性桿菌，バクテロイデス（*Bacteroides*）などの嫌気性菌による混合感染を起こす群である。

▶ **症状** 壊死性筋膜炎の特徴は，①局所の変化に対して痛みが非常に強い，②進行が早い，③皮膚が非常に湿潤している，の3つがある。進行すれば，皮膚の変色，出血，皮膚感覚の脱失，握雪感も認める。

▶ 治療　壊死を生じた筋膜組織の外科的な除去が必須であり，抗菌薬のみでは治療は通常不可能である。デブリードマンは抗菌薬の使用後では遅く，必ず同時進行させる。培養結果が判明するまでは，グラム陽性球菌，グラム陰性桿菌，嫌気性菌に対して有効な広域抗菌薬の選択が必要である。市中感染型 MRSA による壊死性筋膜炎も報告されており，その場合はバンコマイシンの点滴が必要となる。

6. 表在性血栓性静脈炎

▶ 概念　表在性血栓性静脈炎（thrombophlebitis）とは，静脈に感染して静脈壁に損傷や炎症が起こり，その部位に血栓ができて静脈の内腔を塞ぐものをいう。原因として打撲などの外傷性，カテーテル留置や静脈穿刺，薬剤性，静脈瘤に伴う炎症などがあげられる。この疾患は，血栓ができる時に炎症が関係しているかどうかで静脈血栓症と区別されるが，血栓ができると炎症を伴うため，実際にこの 2 つの病気を区別するのは難しい。このため，一般的には表在静脈に起こった静脈炎は**血栓性静脈炎**，深部静脈に起こった静脈炎は**静脈血栓症**とよぶ。
▶ 症状　静脈に沿ってしこりができ，発赤と軽い痛みを伴う。時には発熱や悪寒などの全身症状もみられる。
▶ 治療　局所の安静を図り，湿布などで対応する。

7. リンパ管炎

▶ 概念　有痛性のある熱感を伴い，リンパ管の走行に沿って線状に発赤を認める。進行速度は，時として極めて速い。A 群 β 溶連菌が主たる原因菌であり，創傷などを契機に，蜂窩織炎などを介して，局所のリンパ管炎，リンパ節炎へ進む。
▶ 治療　原疾患に対する抗菌薬による治療開始後，炎症の改善が始まるまで多少の遅れがあるため，抗菌薬変更をあわてる必要はない。

VII　眼感染症，眼窩蜂窩織炎

　代表的な眼感染症は，結膜炎，感染性角膜炎，眼内炎に大きく分けられる。基本的に眼科医による診療の領域ではあるが，特に感染性角膜炎と眼内炎は失明の危険性があるため，もし眼科を受診していない場合には速やかに受診する必要がある。眼窩蜂窩織炎は，眼周囲の皮膚軟部組織感染症である。

1. 結膜炎

　結膜は，眼瞼の内側表面から眼球の角膜輪部（角膜と強膜の境界）までを覆う粘膜であり，その部分の炎症を結膜炎という。結膜炎の主な症状は結膜充血や眼脂であり，病変の部位

が結膜のみであれば一般に痛みはなく，（眼脂を除去すれば）視力に影響をきたさない。

以下に，代表的な感染性結膜炎について病原微生物別に述べる。

1 細菌性結膜炎

肺炎球菌，インフルエンザ桿菌，モラキセラ・カタラーリスによるものは小児で多くみられ，黄色ブドウ球菌によるものは成人で多い。眼脂などの分泌物のグラム染色や培養検査で診断する。患者由来の分泌物や汚染された環境表面の直接接触によって拡大する。また，淋菌性結膜炎は重症となる場合があり，早期の眼科医の診察が望ましい。通常は，会陰部から手指，そして眼へと伝播し，典型例では尿道炎が同時に存在する。

2 クラミジア結膜炎

クラミジア・トラコマティスが原因となり，出産時に新生児が経産道的に感染するものと，性感染症として成人が罹患するものがある。成人が罹患するものでは，（しばしば症状に乏しい）尿道炎が合併していることが典型的である。分泌物のPCR法（ポリメラーゼ連鎖反応）などで診断する。

3 ウイルス性結膜炎

代表的なウイルス性結膜炎の種類には，流行性角結膜炎，咽頭結膜熱，急性出血性結膜炎などがある。

❶ 流行性角結膜炎

流行性角結膜炎（epidemic keratoconjunctivitis：EKC）は，その感染性の強さから，感染対策上も重要な疾患である。アデノウイルスが原因となり，患者由来の分泌物の直接接触以外にも，ウイルスで汚染された器具や環境に接触することによっても間接的に感染する。5〜12日程度の潜伏期間を経て，約2週間症状が持続する。角膜炎も起こすことから，一般的な結膜炎の症状に加えて疼痛や視機能への影響も生じることがあり，眼科医による診断と，ステロイドの局所投与の要否の判断が重要になる。

❷ 咽頭結膜熱

咽頭結膜熱（pharyngo-conjunctival fever）もアデノウイルスが原因であり，主に6〜8月にかけて学童以下の年齢（12歳以下）において地域で流行する。飛沫感染や手指を介した接触感染が主であり，ウイルスに汚染されたプールの水の直接侵入によっても感染することから，**プール熱**ともよばれる。結膜炎以外の症状として，咽頭炎による咽頭痛と発熱がある。5〜7日間の潜伏期間を経て，3〜5日程度症状が持続する。

❸ 急性出血性結膜炎

急性出血性結膜炎（acute hemorrhagic conjunctivitis）はエンテロウイルスやコクサッキーウイルスによる結膜下出血を伴う結膜炎であり，アポロ11号が月面着陸を果たした1969年にガーナでアウトブレイクしたことから，**アポロ病**とよばれる。

4 新生児結膜炎

　生後4週間以内に発症する結膜炎を，新生児結膜炎とよぶ。胎児が産道を通過する際の母親からの伝播によって生じる結膜炎であり，クラミジア性，淋菌性，肺炎球菌やインフルエンザ桿菌といったその他の細菌性のほかに，単純ヘルペスウイルスによるものもある。未治療の性感染症を罹患していると考えられる母親から産まれた新生児は，母親と新生児の双方に対して，淋菌感染症，クラミジア感染症，HIV感染症，および梅毒のスクリーニングを検討すべきである。

2. 感染性角膜炎

▶ **概念**　感染性角膜炎は，何らかの病原微生物によって角膜に炎症が生じた状態であり，ウイルス性，細菌性，真菌性，原虫性に大別される。角膜炎は，結膜炎とは異なり疼痛をきたし，角膜潰瘍からの穿孔や眼内炎の合併を経た場合は視力障害や失明のおそれがあるため，角膜炎が疑われた際には速やかに眼科医の診察を必要とする。

▶ **原因，分類，治療**　**単純ヘルペスウイルス性角膜炎**は，多くの先進国において眼感染症による失明原因として最多であり，蛍光染色で樹枝状変化を認めることが特徴である。
　また，三叉神経第1枝領域の帯状疱疹の際には，**水痘・帯状疱疹ウイルス性角膜炎**に注意する必要がある。これらにはアシクロビルの眼軟膏を治療に用いる。
　細菌性角膜炎の原因菌のうち，緑膿菌やセラチアなどによる場合はコンタクトレンズの非衛生的使用と関連があり，コンタクトレンズに関連しない外傷などによる場合は，ブドウ球菌性が多い。感受性を有する抗菌薬の局所点眼を中心として治療を行うが，反応が乏しい場合は，アカントアメーバによる**原虫性角膜炎**も考慮する。この疾患も，消毒が不十分なコンタクトレンズの装用が原因であることが多い。
　フサリウムやアスペルギルスといった真菌が代表的な起因微生物となる**真菌性角膜炎**は，樹木の枝葉などによる外傷との関連がある。

3. 眼内炎

▶ **概念**　眼内炎は，硝子体や眼房水を含めた眼内に病原微生物が侵入して生じる。眼科手術，外傷，角膜炎からの進展といった**外因性**と，菌（真菌）血症から生じる**内因性**に分けられる。

▶ **原因**　外因性のうち最多であるのが**術後眼内炎**であり，黄色ブドウ球菌，表皮ブドウ球菌，プロピオニバクテリウムといった皮膚常在菌が起因菌となることが多い。眼球穿孔を生じる外傷では，セレウス菌によるものは進行が速く，注意を要する。
　内因性のうち，細菌性は，黄色ブドウ球菌やレンサ球菌などの感染性心内膜炎が背景にあるもの，また肝膿瘍と関連して肺炎桿菌によるものなどが多い。真菌性では特にカンジダが重要であり，カンジダ血症の約10%で眼内炎がみられることから，カンジダ

血症が判明した場合は，全例，眼科医による診察が推奨される。
- ▶治療　眼内炎の治療には全身的な抗菌（真菌）薬の投与に加え，硝子体内注入や場合によって硝子体切除術が必要となることもある。

4. 眼窩蜂窩織炎（眼窩蜂巣炎）

- ▶概念　解剖学的に，眼窩隔膜よりも前方の病変を**眼窩隔膜前（眼窩周囲）蜂窩織炎**，後方の病変を**眼窩蜂窩織炎**とよぶ。眼窩隔膜前（眼窩周囲）蜂窩織炎は，眼瞼および眼瞼を取り囲む眼窩隔膜より前方にある皮膚の感染症であり，顔面局所または眼瞼の外傷，虫または動物による咬傷などが原因で生じ，眼窩蜂窩織炎と比べてより一般的にみられる。
- ▶原因　眼窩蜂窩織炎は眼窩内の筋や脂肪組織の感染症であり，眼球には及ばない。副鼻腔炎などの隣接する感染症に由来することが多い。黄色ブドウ球菌，レンサ球菌，肺炎球菌，インフルエンザ桿菌などが主な起因菌としてあげられる。菌が海綿静脈洞へ直接流入すると海面静脈洞血栓症へ進行する場合もあり，注意を要する。
- ▶治療　治療は，判明した（または想定される）起因菌に対して有効な抗菌薬の全身投与を行う。

VIII 中枢神経系感染症

中枢神経は脳と脊髄からなり，いずれも髄膜で覆われている。中枢神経系感染症は何らかの病原微生物により，脳，脊髄，およびその周辺組織に感染が生じた状態であり，ここでは代表的なものとして，髄膜炎，脳炎，脳膿瘍について述べる。

1. 髄膜炎

髄膜は，硬膜，クモ膜，軟膜で構成されている。髄膜炎は脳や脊髄の表面を覆う組織である軟膜の炎症であり，クモ膜下腔に満たされた脳脊髄液中の白血球数上昇として定義される。

症状としては発熱，頭痛，悪心・嘔吐，羞明，意識障害，痙攣などがある。項部硬直などの髄膜刺激症状の存在は，髄膜炎を疑う契機となり得る（ただし，感度は低い）。

診断には腰椎穿刺などによる髄液検査が必要となるが，頭蓋内圧が亢進しているとき（眼底鏡で乳頭浮腫が観察されるときなど），腰椎穿刺針の刺入部に感染症が存在するとき（刺入する椎間と同じレベルの部位に硬膜外膿瘍があるときなど），凝固障害があるときには，腰椎穿刺は禁忌となるため注意を要する。

髄膜炎は，次に詳述する**感染性髄膜炎**と，がん性髄膜炎，薬剤性髄膜炎，自己免疫性疾患による髄膜炎などの**非感染性髄膜炎**に大別される。

ここでは，感染症領域で扱われる代表的な感染性髄膜炎について述べる。

1 細菌性髄膜炎

- **原因** 患者背景によって，主要な起因菌が変化する。新生児では産道感染を反映してB群レンサ球菌，大腸菌，リステリアが重要であり，生後3か月以上から成人になると肺炎球菌，インフルエンザ桿菌，(流行地域によっては)髄膜炎菌が主体となる。リステリアは高齢者や妊婦，細胞性免疫不全患者でも問題となり，セファロスポリン系抗菌薬が無効であることに注意する（アンピシリンが第1選択となる）。また，外傷後（髄液漏を伴う場合など）や脳外科手術後，人工物が関連する細菌性髄膜炎の場合は，黄色ブドウ球菌や表皮ブドウ球菌，腸内細菌科細菌や緑膿菌などが関与し得る。
- **検査・診断** 一般に，髄液培養から菌が発育した際は診断的に有意義と考えるが，細菌性髄膜炎は死亡率も高く，治療に成功した場合も後遺症が残ることがあるため，髄液検査の結果を待たずに内科的緊急疾患として速やかに治療を開始する必要がある。
- **治療** 細菌性髄膜炎が疑われた場合にはできるだけ早急に（具体的には血液培養2セットの提出後に，腰椎穿刺を開始するよりも早く），患者背景から想定される起因微生物のカバーが可能な抗菌薬を，髄膜炎として適切な投与量で使用する。特に，肺炎球菌性髄膜炎における予後の改善を目的として，抗菌薬の投与開始前または同時に，ステロイド（デキサメサゾン）の投与が推奨されている。

2 結核性髄膜炎

- **検査・診断** 結核菌は一般培養では発育せず，菌体を証明するには髄液の抗酸菌培養や結核菌PCRが必要になるが，陽性率は高くなく，診断に難渋することが多い。リスクとなるエピソードを問診で聴取することや通常の髄膜炎としての治療に反応しない経過から疑われたり，髄液中のADA検査やツベルクリン反応，インターフェロンγ遊離試験などが補助的に使用されたりすることもある。ただし，これらの陽性が即，結核性髄膜炎を示すわけではなく，陰性によって疾患が除外されるわけでもないことに注意が必要である。
- **治療** 治療には抗結核薬の長期間の使用が必要となり，治療開始初期にはステロイドの併用が推奨される。

3 真菌性髄膜炎

- **検査・診断** クリプトコッカス髄膜炎が代表的であり，後天性免疫不全症候群をはじめとする細胞性免疫抑制状態がリスクとなる。墨汁法や髄液培養による髄液中の菌体の証明，髄液中クリプトコッカス抗原によって診断される。腰椎穿刺時の髄液圧が高いことが特徴的である。

　治療には，アムフォテリシンBやフルコナゾールといった抗真菌薬が用いられる。

4 ウイルス性髄膜炎

▶ **原因** 様々なウイルスが原因となるが，頻度として多いのは，エコーウイルスやコクサッキーウイルスを含むエンテロウイルス属やムンプスウイルスがあげられる。

▶ **治療** ほとんどのウイルスにおいて，特異的な治療法はない。陰部感染に伴って発症する単純ヘルペス性髄膜炎は自然治癒するとされているが，アシクロビルで治療されることも多い。

2. 脳炎

髄膜炎が軟膜の炎症であるのに対し，脳炎は脳実質の炎症であり，意識障害や異常行動といった症状をより呈しやすい（ただし，髄膜炎と脳炎が存在することもある）。

ウイルス性脳炎が最も多く，髄膜炎と同様にほとんどのウイルスに対して特異的な治療法はないが，なかでも治療法が存在し，治療の有無により患者の予後が大きく左右されるという観点から重要なものとして，単純ヘルペス脳炎があげられる。脳MRIでの特徴的な所見や髄液中の単純ヘルペスPCRなどにより診断され，アシクロビルによる治療を行う。

3. 脳膿瘍

▶ **概念** 脳実質内の膿瘍であり，脳周囲の感染症（副鼻腔炎，中耳炎，乳突蜂巣炎，歯科領域の感染）から直接波及する場合と，血行性に感染性梗塞をきたして生じる場合とに大別される。

▶ **症状** 発熱，頭痛，（膿瘍が存在する場所に関連する）神経学的症状が主な症状だが，これらが乏しい場合もある。

▶ **原因** 副鼻腔炎や歯科領域の化膿から進展した場合は，口腔内のレンサ球菌や嫌気性菌が原因となることが多く，感染性心内膜炎などから血行性に播種した場合は，黄色ブドウ球菌やレンサ球菌の頻度が高い。後天性免疫不全症候群の患者や高度に細胞性免疫が障害されている患者では，ノカルジアやリステリア，抗酸菌といった特殊な細菌，クリプトコッカスなどの真菌，トキソプラズマを代表とする原虫も原因となる。

▶ **診断，治療** 造影CTやMRIによる画像検査で診断される。脳膿瘍の存在により，頭蓋内圧の亢進が疑われた場合（眼底鏡で乳頭浮腫の所見がみられるときなど）には，腰椎穿刺は避けるべきである。血液培養が陽性となれば，起因菌に関する重要な手がかりとなる。サイズや部位から可能であれば，画像ガイド下によるドレナージを検討する。原因微生物に応じた抗微生物薬を使用するが，直接的な菌の特定が困難な状況では，脳膿瘍の原因となった元の感染巣からの起因菌の推定が必要となる。

IX 免疫不全に伴う感染症

　免疫不全のタイプは，好中球減少，細胞性免疫障害，液性免疫障害，バリア破綻に大きく分類される。以下に，それぞれについて述べる。免疫不全を伴っている場合には，一般的にそれらがない状態では罹患しにくいような感染症を生じるリスクが高まる。なお，各疾患の治療法については，他所を参照してほしい。

1 好中球減少

　白血球，赤血球，血小板（造血3系統とよぶ）は骨髄で産生されており，何らかの原因により骨髄の機能が障害されることによって，これらの系統のいずれか，またはすべてが減少することを**骨髄抑制**とよぶ。白血球は顆粒球（好中球，好酸球，好塩基球），単球，リンパ球に分類され，特に好中球がもつ貪食能は細菌感染症において重要な役割を果たす。したがって，好中球減少を伴う骨髄抑制は細菌感染症（細菌感染症全般ではあるが，特に緑膿菌，大腸菌，クレブシエラなど）の重大なリスクとなる。骨髄抑制は細胞毒性を有する抗腫瘍薬の主要な有害作用であるが，全身の放射線照射によっても生じ得る。好中球数が $500/\mu L$ 未満，または48時間以内に $500/\mu L$ 未満まで低下することが予測される患者の発熱を，**発熱性好中球減少症**（Febrile Neutropenia；FN）とよぶ。FNは内科的緊急疾患であり，迅速に適切な対応を行わなければ致死的な転帰をとり得る。血液培養（およびその時点で疑われる感染臓器由来の培養検体）を採取したうえで，できる限り早く，緑膿菌を含むグラム陰性菌のカバーが可能な抗菌薬を開始する必要がある（疑われる感染臓器があれば，さらに想定される起因微生物のカバーを加える）。FNが遷延した場合は，カンジダやアスペルギルスといった真菌も問題となる。

2 細胞性免疫障害

　ヘルパーT細胞が関与する細胞性免疫は，急性リンパ性白血病や悪性リンパ腫などでは疾患そのものでも障害されるうえ，副腎皮質ステロイド薬，アザチオプリン，シクロスポリン，タクロリムスといった化学療法に用いられる薬剤の使用により抑制を受け，特に，フルダラビンなどのプリンアナログ製剤や慢性リンパ性白血病の治療などに用いられるモノクローナル抗体製剤であるアレムツズマブも，高度の細胞性免疫障害をきたす。
　細胞性免疫障害では多種多様な病原微生物が関与し，細菌ではリステリア，ノカルジア，結核菌，非結核性抗酸菌，真菌ではクリプトコッカス，アスペルギルス，ニューモシスチス，原虫ではトキソプラズマ，ウイルスではヘルペスウイルス，サイトメガロウイルスなどが問題となる。

3 液性免疫障害

B細胞から産生される抗原に特異的な免疫グロブリンの産生が障害されることによる。疾患そのものによる液性免疫障害は，多発性骨髄腫や慢性リンパ性白血病などでみられる。治療に関連するものとして，強力な放射線照射や化学療法では低ガンマグロブリン血症も引き起こす。また，モノクローナル抗体製剤のリツキシマブの使用は，B細胞を減少させる。脾臓が摘出された場合も，液性免疫障害を引き起こす。液性免疫障害では，肺炎球菌やインフルエンザ桿菌などの莢膜を有する微生物が問題となる。

4 バリア破綻

皮膚，呼吸器（鼻腔や口腔を含む），耳，結膜，消化管，泌尿生殖器は直接外部の環境と接しており，これらのバリア機構の破綻は，病原微生物の人体への侵入を容易にする。手術後の手術部位感染症や血管内カテーテルの留置によるカテーテル関連血流感染症は，皮膚のバリア破綻によって生じる代表的な感染症である。皮膚に常在するブドウ球菌のほか，手術部位感染症は術野に由来する微生物，カテーテル関連血流感染症ではグラム陰性桿菌やカンジダも起因菌となる。化学療法や放射線照射によって口腔粘膜や消化管粘膜の障害が生じると，口腔や消化管内のレンサ球菌やグラム陰性桿菌，嫌気性菌，カンジダが問題となり得る。また，気管挿管チューブや気管切開カニューレ，経鼻胃管，膀胱留置カテーテルなどの人工物の留置は，それぞれの部位のバリア破綻に関連する感染症のリスクとなる。特に固形腫瘍患者においては，腫瘍そのもの，あるいは手術による解剖学的構造の変化が生じ，本来あるべき正常な"流れ"が障害されることによって感染症が生じ得る。これも，広い意味でバリア破綻と考えられ，例として，腫瘍による尿路閉塞に起因する複雑性尿路感染症，胆管空腸吻合術後の胆管炎，乳がんや骨盤内手術に含まれるリンパ節郭清後のリンパ浮腫を背景とした蜂窩織炎（蜂巣炎）などがあげられる。

X 移植に伴う感染症

1. 造血幹細胞移植に伴う感染症

造血幹細胞移植は，自分の造血幹細胞を利用する**自家移植**と，他人の造血幹細胞を移植する**同種造血幹細胞移植**の2つに分けられる。造血幹細胞移植では，移植を行う前に，大量の化学療法薬の投与と放射線照射を用いることによって体内に存在する血液腫瘍細胞を根絶する。同種造血幹細胞移植のうち，ヒト白血球抗原（human leukocyte antigen：HLA）が完全に適合していない場合には，より多い量の化学療法薬や放射線照射量が必要となり，前節で述べた好中球減少，細胞性免疫障害，液性免疫障害，バリア破綻の程度がより

強くなる。結果として自家移植と比べて感染症のリスクがより高まることとなる。ここでは同種造血幹細胞移植を主として述べる。

　前述のように，同種造血幹細胞移植では，腫瘍細胞の壊滅を目的とする大量の抗腫瘍薬の投与と，全身放射線照射による移植前処置の後に，ドナー由来の造血幹細胞の輸注（移植）を行う。移植後に末梢血中の好中球数が 500 個/μL 以上となり，それが 3 日以上続くことを**生着**＊とよぶ。生着までに要する期間は，ドナーとの関連の程度や幹細胞移植の方法（末梢血幹細胞移植，骨髄移植，臍帯血移植）によるが，10 日から 1 か月程度である。好中球数の回復後も，細胞性免疫や液性免疫に重要なリンパ球の機能が回復するまでには免疫抑制薬の中止後 1〜2 年かかるとされ，**移植片対宿主病**（graft versus host disease；GVHD）を合併した場合にはさらに時間を要する。移植を行ってからリンパ球の機能が回復するまでの期間を，生着前，生着後前期（生着してから移植後 100 日程度まで），生着後後期（移植後 100 日程度以後）の 3 つの時期に分けて述べる。

1 生着前

　生着前の時期は，強力な化学療法および放射線照射が実施されてから間もない期間であり，好中球減少とバリア破綻が主たる免疫障害のリスクとなる。具体的には，好中球減少に関連する細菌感染症と口腔・消化管粘膜の障害，カテーテル関連血流感染症が問題となる。これらの問題によって引き起こされる感染症は，前節 1「好中球減少」と 4「バリア破綻」を参照してほしい。ウイルスでは単純ヘルペスウイルスの再活性化が問題となるが，アシクロビルの予防投与により，リスクが低減する。

2 生着後前期

　好中球数は回復傾向にあるが，免疫抑制剤による高度の細胞性免疫障害のため，真菌やウイルス感染症のリスクが高い。

　真菌感染症では侵襲性アスペルギルス症が多く，カンジダ血症，ムコール感染症，フサリウム感染症などがみられる。通常は ST 合剤による予防が行われるが，ニューモシスチス肺炎のリスクもある。

　ウイルス感染症では，サイトメガロウイルスがこの時期のウイルス感染症で最も重要であり，水痘・帯状疱疹ウイルス，エプスタイン・バーウイルス，インフルエンザウイルスやアデノウイルスを含む呼吸器ウイルスも問題となり得る。B 型肝炎ウイルスも重要であり，過去に B 型肝炎が治癒した患者でも，同種造血幹細胞移植後の再活性化のリスクを考慮して，抗ウイルス薬の予防内服，定期的な肝機能や B 型肝炎ウイルス DNA のモニタリングが推奨される。

　GVHD を発症した患者では，皮膚症状，下痢，肝機能障害などがみられ，これによる

＊**生着**：移植した幹細胞が血流に乗って骨髄へと到達し，そこで増殖を開始したことを意味する。

粘膜バリア破綻の問題に加え，GVHDの治療に用いられるステロイドや免疫抑制剤の使用によるさらなる易感染状態が生じる。GVHDの症状は，ほかの感染症との症状の鑑別が困難なことも多く（例として，下痢とサイトメガロウイルス腸炎），診断のために組織の生検を要する場合がある。

3 | 生着後後期

　GVHDを合併しない患者では，免疫抑制剤の減量または中止が検討され，生着後前期にみられたような感染症のリスクは下がるが，細胞性免疫や液性免疫の抑制状態は続いている。肺炎球菌や水痘・帯状疱疹ウイルス，ニューモシスチスによる感染症への注意や予防が必要となる。

　GVHDを合併した患者では，免疫抑制剤を中止できず，生着後前期の感染症のリスクが続くうえに，慢性GVHDを原因とする液性免疫障害が残る。肺炎球菌に対するペニシリン，水痘・帯状疱疹ウイルスに対するアシクロビル，ニューモシスチスに対するST合剤の長期内服に加え，侵襲性アスペルギルス症に対するアゾール系抗真菌薬の投与と，サイトメガロウイルスのモニタリングが推奨される。

2. 造血幹細胞以外の移植に伴う感染症

　造血幹細胞移植との主な違いは，基本的に造血能が保たれていることと，必ず手術を実施するため各臓器の手術に関連する合併症が問題となる点である。

　移植後1か月程度までの早期は，手術部位感染症および移植臓器に関連する感染症（肝移植→胆管炎，腎移植→尿路感染症など）が主となる。移植後1か月以後は，免疫抑制剤による細胞性免疫障害（本章-IX-2「細胞性免疫障害」参照）とGVHDが重要になってくる。ここでもGVHDの症状と，ほかの感染症の鑑別（例として，GVHDによる肝機能障害と胆管炎）が問題となる。移植後半年を経過した時期でも，免疫抑制剤の使用を要する場合には，ニューモシスチス肺炎予防のためのST合剤の内服を継続することが多い。

3. 特殊な感染症としてのクロイツフェルト・ヤコブ病
（生体材料移植由来）

　クロイツフェルト・ヤコブ病は，**プリオン病**とよばれる神経変性疾患群のなかで代表的なものである。プリオンはたんぱく質性感染性粒子を指し，プリオン病では異常プリオンたんぱくが中枢神経系に蓄積し，不可逆的な致死性神経障害を引き起こす。根治的な治療法はなく，罹患した場合の予後は不良である。

　医療関連プリオン病では，脳外科術後などで生じる硬膜欠損に対するヒト硬膜移植術の際の硬膜材料，およびヒト下垂体由来のホルモン製剤などを使用する場合において，プリオン病患者由来の材料を使用することが原因となる。プリオンの感染性の完全な消失のためにはプリオン病患者に用いた器材や物品を焼却するしかなく，基本的に手術器具はでき

る限り使い捨てとする。使い捨てにできない場合は，3% ドデシル硫酸ナトリウム（SDS）を含んだ 100℃の煮沸処理後にオートクレーブを行うといった対応を要する。

XI 菌血症，敗血症

菌血症，敗血症	
概要	・定義 　・血中に細菌が存在している状態を菌血症という。 　・感染症に対する制御不能な宿主反応に起因した生命を脅かす臓器障害を敗血症という。 　・敗血症による循環器不全で血圧が維持できない状態を敗血症性ショックという。 ・原因 　・あらゆる細菌感染が原因となり得る。 ・病態生理 　・感染症に伴う臓器障害やサイトカイン過剰などの免疫反応による。
症状・臨床所見	・菌血症では，発熱，悪寒，戦慄（全身のふるえ）が出現する。 ・敗血症では多臓器不全に至り，意識障害・ショックなどの循環不全，呼吸不全，腎障害など多岐にわたる病態を示す。
検査・診断	・菌血症，敗血症が疑われる場合は血液培養を行う。
主な治療	・原疾患である感染症の治療を行う。 ・抗菌薬の投与を行う。 ・2次的な臓器障害を呈している場合はその治療も並行して行う。 ・敗血症性ショックに至った場合には，抗菌薬に加えてステロイド薬の投与も検討する。

1 概念

菌血症（bacteremia）は血中に細菌が存在している状態のことであり，一般には血液培養で細菌が検出される状態を指すケースが多い。一方で，**敗血症**（sepsis）は感染症に対する制御不能な宿主反応に起因した生命を脅かす臓器障害と定義され，両者は病態として共存することも多いが，異なった概念であることに注意する。特に敗血症による循環不全により血圧が維持できない状態を，**敗血症性ショック**（septic shock）とよぶ（表 4-9）。

現在は，qSOFA（表 4-10）2 点以上で敗血症の疑いとし，SOFA スコア（表 4-11）の採点に進む。SOFA スコア 2 点以上を敗血症と診断する。

2 原因

あらゆる細菌感染が原因となり得る。

表 4-9 敗血症性ショックの定義と診断基準

定義	死亡率を増加させる可能性のある重篤な循環，細胞，代謝の異常を有する敗血症のサブセット
診断基準	適切な輸液負荷にもかかわらず，平均血圧 ≧ 65 mmHg を維持するために循環作動薬を必要とし，かつ血清乳酸値 > 2 mmol/L（18 mg/dL）を認める．

出典／日本集中治療医学会，日本救急医学会：日本版敗血症診断ガイドライン 2016．日救急医会誌，28：S16．

表 4-10 qSOFA（quick SOFA）基準

Glasgow Coma Scale（GCS）15 点未満
呼吸数 ≧ 22/ 分
収縮期血圧 ≦ 100mmHg

解説：感染症が疑われ，上記 3 つのクライテリアのうち 2 項目以上を満たす場合に敗血症を疑い，集中治療管理を考慮する．敗血症の確定診断は，合計 SOFA スコアの 2 点以上の急上昇による．

出典／日本集中治療医学会，日本救急医学会：日本版敗血症診断ガイドライン 2016．日救急医会誌，28:S18．

表 4-11 SOFA スコア

スコア	0	1	2	3	4
意識 Glasgow Coma Scale	15	13〜14	10〜12	6〜9	< 6
呼吸 PaO$_2$/F$_i$O$_2$（mmHg）	≧ 400	< 400	< 300	< 200 および呼吸補助	< 100 および呼吸補助
循環	平均血圧 ≧ 70mmHg	平均血圧 < 70mmHg	ドパミン > 5μg/kg/分 あるいはドブタミンの併用	ドパミン 5〜15μg/kg/分 あるいはノルアドレナリン ≦ 0.1μg/kg/分 あるいはアドレナリン ≦ 0.1μg/kg/分	ドパミン > 15μg/kg/分 あるいはノルアドレナリン > 0.1μg/kg/分 あるいはアドレナリン > 0.1μg/kg/分
肝 血漿ビリルビン値（mg/dL）	< 1.2	1.2〜1.9	2.0〜5.9	6.0〜11.9	≧ 12.0
腎 血漿クレアチニン値（mg/dL） 尿量（mL/日）	< 1.2	1.2〜1.9	2.0〜3.4	3.5〜4.9 < 500	≧ 5.0 < 200
凝固 血小板数（×10^3/μL）	≧ 150	< 150	< 100	< 50	< 20

出典／日本集中治療医学会，日本救急医学会：日本版敗血症診断ガイドライン 2016．日救急医会誌，28：S18．

3　症状／病態

菌血症では，発熱，悪寒，戦慄などの症状が出現することが多い．敗血症では，多臓器不全に至り，意識障害，ショックなどの循環不全，呼吸不全，腎障害，播種性血管内凝固症候群など，多岐にわたる病態を示す．

4 検査

菌血症や敗血症を疑った時点で，血液培養検体を採取する。

5 治療

　原疾患である感染症の治療が最優先となる。敗血症においては時間の経過とともに予後が悪化するため，速やかな抗菌薬投与が望まれる。また，敗血症により2次的な臓器障害を呈している場合はその治療も並行して行う。敗血症性ショックに至った場合には，抗菌薬に加え，昇圧薬やステロイド薬の投与も検討する。

XII ヒト・動物咬傷による感染症

1. ヒト・動物（哺乳類）咬傷

▶ **概念**　ヒトやそのほかの哺乳類による咬傷とそれにより引き起こされる感染症を，ここでは「ヒト・動物咬傷」として取り上げる。日常の臨床現場ではネコやイヌなどの動物咬傷やヒト咬傷の患者が多くみられる。初期診療では，歯や牙による組織の損傷（傷，出血など）が問題となることが多いが，動物の口腔内に存在する細菌やウイルスによって生じる感染症は時に重篤な症状を引き起こすおそれがあるため，適切な処置を施す必要がある。

▶ **病態**　ヒト・動物咬傷では，関節炎や蜂窩織炎（蜂巣炎）などの創部の感染症を合併する。イヌ・ネコ咬傷では，イヌ・ネコの口腔内常在菌であるパスツレラ（*Pasteurella*），バルトネラ（*Bartonella*，ネコひっかき病の病原菌），ブドウ球菌（*Staphylococcus*，スタフィロコッカス）が原因となることが多いが，嫌気性菌の混合感染も少なくない。ヒト咬傷でもレンサ球菌（*Streptococcus*，ストレプトコッカス）やフソバクテリウム（*Fusobacterium*）など，好気性菌，嫌気性菌ともに感染の原因となる。ウイルス性疾患である狂犬病の感染国・地域で，イヌ，ネコ，コウモリなどによる咬傷歴のある帰国者や，感染動物による咬傷が疑われた場合は，潜伏期間が3〜4週間から数か月以上のため，曝露後予防，狂犬病ワクチン接種などが必要となる。

▶ **症状**　一般に動物咬傷では傷が大きく，初期診療では出血が問題となることが多い。一方，細く鋭いネコの牙などによる咬傷のように外表観察で傷が目立たない場合でも，深くまで達している場合がある。発赤，腫脹，熱感などの炎症，感染徴候の出現を認めることもある。

▶ **治療**　初期診療では，感染の予防が重要となる。受傷した場合，ヒト・動物咬傷による創部は感染率が高いため，まず創部の洗浄処置を十分に行うことが必要であり，創部の

汚染度に応じてドレナージを行う。嫌気性菌の感染が問題となることが多いため，創部の一時縫合は行わないことも多い。パスツレラ感染の場合，嫌気性菌の混合感染を考慮し，β-ラクタマーゼ阻害薬配合のペニシリン系抗菌薬などが用いられる。一方，バルトネラ感染の場合は自然軽快もあるが，マクロライド系，テトラサイクリン系などの抗菌薬が用いられる。

2. 蛇咬傷

▶ **概念，症状** ヘビにかまれることで傷を負うことを蛇咬傷という。毒蛇がもつ蛇毒には神経毒作用や壊死作用，出血作用，凝固作用などがあり，咬傷時に牙から注入されることによって出血や血液の凝固障害，細胞の壊死，呼吸麻痺，腎不全といった症状を引き起こす。日本に生息する主な毒蛇は，マムシ，ハブ，ヤマカガシの3種類である。

▶ **治療** 創部の洗浄を行いながら，経時的に局所所見の増悪がないか注意深く観察する。全身状態不良（多臓器不全の合併）や組織壊死などの重篤な組織障害が出現または予見される場合は，抗血清を投与する。抗血清はウマ由来の異種たんぱくであり，投与時にはアナフィラキシーや血清病などのアレルギー反応の出現に注意する。また，横紋筋融解症や腎障害などにも注意しながら輸液を行う。

3. ダニ咬傷

▶ **概念** ダニによる咬傷をダニ咬傷という。ダニ咬傷では，マダニによる菌，ウイルスの媒介とその感染が問題となる。ダニ咬傷で媒介される感染症としては，リケッチア感染症（ツツガムシ病や日本紅斑熱など）やボレリアによるライム病などがある。さらに，ダニは菌だけでなくウイルスを媒介することもある。たとえば，マダニが媒介するウイルス性の感染症に重症熱性血小板減少症候群（severe fever with thrombocytopenia syndrome：SFTS）がある。これは，中国で発見され，2011年に同定されたフレボウイルス属の新ウイルスによるものである。日本でも西日本を中心に相次いで報告され，2018（平成30）年3月末時点で319例（60人が死亡，致死率約19％）が報告されている。

▶ **症状** 直接的には創部の瘙痒感や丘疹，時に全身性の発熱などが現れる。

▶ **治療** ダニが皮膚に付着している場合は，除去する際に口器が残存する可能性があるため，ダニを垂直に鉗子で把持して除去，または小切開して摘出する。リケッチア感染症やボレリア感染症にはテトラサイクリン系抗菌薬を投与する。SFTSの原因ウイルスに対する直接的な治療法はまだない。

XIII ウイルス感染症

ウイルスが宿主細胞に寄生し増殖することで，宿主に多彩な症状を呈する。ここでは主要なウイルス感染症として，麻疹，風疹，水痘，帯状疱疹を扱う。

1. 麻疹（はしか）

- ▶ 概念　乳幼児期に好発する，皮疹を伴う感染症である。
- ▶ 原因　パラミクソウイルス科の麻疹ウイルスによって引き起こされる。飛沫感染，**空気伝播**で感染が成立する。
- ▶ 症状　10〜14日間（平均約12日間）の潜伏期を経て，二峰性の発熱を有することが特徴である。カタル症状とよばれる，鼻汁，咳嗽，眼脂などの粘膜症状，発熱が出現する**カタル期**が数日先行し，その後一度解熱すると，**コプリック斑**とよばれる口腔内の頬粘膜の紅斑に囲まれた白い小さな斑点が出現する。その後，再度発熱とともに全身に皮疹が広がる**発疹期**となり，色素沈着を残し発疹が消退する回復期を3日程度経て自然治癒に至る。

    皮疹は融合傾向があり，落屑や色素沈着を残すことが特徴である。

    合併症として，肺炎や喉頭炎，中耳炎，麻疹脳炎がある。また，治癒後10年程度の経過を経て，亜急性硬化性全脳炎（subacute sclerosing panencephalitis；SSPE）が合併することもある。
- ▶ 検査　細胞性免疫能低下をきたし，ツベルクリン反応の陰転化を認める。
- ▶ 治療　自然経過で改善する。
- ▶ 予防　空気伝播，飛沫感染対策を行う。また，風疹との混合ワクチンを1歳時と5〜7歳時の2回，接種する。

2. 風疹（3日はしか）

- ▶ 概念　学童期に好発する皮疹を特徴としたウイルス感染症である。"3日はしか"とよばれることもある。
- ▶ 原因　トガウイルス科の風疹ウイルスによって引き起こされ，経気道的な飛沫感染により感染する。
- ▶ 症状　潜伏期14〜23日間（平均16〜18日間）を経て，発疹と発熱が**同時**に発症することが特徴である。また，**耳後部**などの**リンパ節腫脹**が出現することが多い。

    発疹は融合傾向をとらず，色素沈着を残さず3日程度で治癒することが特徴である。また，合併症として特発性血小板減少性紫斑病や関節炎が生じることがある。
- ▶ 治療　自然経過で軽快する。
- ▶ 予防　飛沫感染予防策を行う。麻疹との混合ワクチンを1歳時と5〜7歳時の2回接

種する。
- ▶ **先天性風疹症候群** 妊婦が風疹ウイルスに初感染した場合に，胎児に先天的な障害が生じる疾患である。おおむね妊娠20週までの臓器形成期に感染すると，白内障などの眼疾患，難聴，動脈管開存症などの先天性心疾患，精神発達遅滞など，小頭症などの先天障害が発生する。本症を引き起こす可能性があるため，妊婦への風疹ワクチンの接種は禁忌となる。

3. 水痘・帯状疱疹

水痘・帯状疱疹ウイルス（VZV）は，初感染時に水痘を引き起こすが，治癒後も脊髄後根神経節など全身の知覚神経節に潜伏感染しており，免疫力低下時に再活性化（**再帰感染**）することで，帯状疱疹を引き起こす。

1 水痘

- ▶ **概念** 小児期に好発する，水疱，発熱を伴う感染症で，"みずぼうそう"ともよばれる。
- ▶ **原因** ヘルペスウイルス科の水痘・帯状疱疹ウイルスへの接触，飛沫感染，**空気感染**による。
- ▶ **症状** 10〜21日間程度の潜伏期を経て，紅斑→水疱→痂皮形成の順に皮疹を生ずる。これらの皮膚病変が混在することが特徴である。皮疹は体幹や顔面に生じることが多く，発疹は7日間程度の自然経過で痂皮化する。
- ▶ **治療** 自然経過で治癒するが，免疫低下が予想される患者では，重症化を防ぐためアシクロビルやバラシクロビルが用いられる。
- ▶ **予防** 飛沫感染，空気感染対策を行う。1〜3歳児に弱毒生ワクチンの定期接種を行う。

2 帯状疱疹

- ▶ **概念** 水痘・帯状疱疹ウイルスの再帰感染により生ずる。中高年以上の発症が多いが，若年者での発症もある。
- ▶ **症状** **片側**の肋間神経や顔面神経などの領域に，末梢神経に沿って紅斑を伴う水疱を形成する。発疹が痂皮化して治癒した後にも，**ヘルペス後神経痛**とよばれる発疹部位に一致した神経痛が残存することがある。また，膝神経節の障害により，末梢性顔面神経麻痺を伴うものを**ラムゼイ‐ハント**（Ramsay-Hunt）**症候群**とよぶ。

  免疫不全患者では，神経領域を超えた全身性の皮膚症状や臓器障害をきたす場合，播種性帯状疱疹とよび，入院加療の適応となる。
- ▶ **治療** アシクロビル，バラシクロビル，ファムシクロビルなどを投与する。
- ▶ **予防** 標準予防策（スタンダードプリコーション）を行う。播種性帯状疱疹患者では，空気感染対策が必要になることがある。50歳以上向けの帯状疱疹ワクチンも国内で認可されている。

XIV 寄生虫感染症

ヒトへの感染症を引き起こす寄生虫は，顕微鏡で確認する単細胞の**原虫類**と，肉眼的に虫体を確認できる多細胞の**蠕虫類**に分類され，蠕虫はさらに線形動物と扁形動物に分けられる。

蠕虫類による感染症

1. 線形動物（線虫）による感染症

線形動物は，一般的特徴としては，外形が細長く断面は円形をしている。回虫，蟯虫，糞線虫，アニサキス，顎口虫，鉤虫，糸状虫などが属する。

1 回虫症

▶ **病態** 世界で最も多い寄生虫感染症の一つであるが，下水道の整備や化学肥料・農薬の使用により，戦後経済の発展とともに日本国内では著明に減少した。幼虫形成卵の付着した野菜などを摂取することで感染し，終宿主により，ヒト回虫，ネコ回虫，イヌ回虫，ブタ回虫などが存在する。ネコ回虫症，イヌ回虫症はトキソカラ症ともよばれる。

▶ **症状** 幼虫の感染では一般的に無症候であることが多いが，一時に多数の虫卵を飲み込んだ場合，喘息様，肺炎様症状を呈する。時に好酸球性肺炎（レフラー［Löffler］症候群）を引き起こすことがある。成虫は腸管（小腸）に寄生し，腹痛や食思不振，便秘などの消化器症状や急性腹症の原因となる。

▶ **検査・診断** 検便で虫卵または成虫を確認することで診断できる。胃透視検査や小腸内視鏡で発見されることもある。

▶ **治療** ピランテルパモエイトやメベンダゾールを内服するが，妊婦には投与しない。

2 蟯虫症

▶ **病態** 蟯虫は日本で最も多い寄生虫で，寄生率は低下しているものの，依然，幼児や小児らに多くみられる。虫卵の経口感染によって感染が成立する。

就寝時に成虫が肛門周囲の皮膚に虫卵を産み，その際，肛門周囲に瘙痒感が生じ，これを掻いた手指，下着などに付着し，経口的に消化管内に入ることで，さらなる感染を引き起こす。家族内や施設，保育所などの集団感染を起こす。

▶ **症状** 無症状であることも多いが，肛門周囲の瘙痒感や湿疹，さらに多数寄生すると腹痛，下痢を起こすこともある。

▶ **検査・治療** 早朝の排便前の肛門周囲の皮膚に検査用のセロハンテープを用いた虫卵検

査を行う。ピランテルパモエイトやメベンダゾールの内服で治療する。駆虫は，家族，保育所などで全員がいっせいに行うのが望ましい。

3 | 糞線虫症

▶ **病態** 熱帯や亜熱帯を地域に分布することが特徴であり，日本では沖縄地方，奄美群島での感染がほとんどである。成人 T 細胞白血病抗体陽性者の本虫保有率が高い。土壌中のフィラリア型の幼虫が経皮的に侵入し，血流により肺へ移行，発育して，気管，食道，胃を経て小腸に達し成熟する。また，腸管内で虫卵からふ化した幼虫が排泄されると肛門周囲の皮膚から再度侵入し，感染（自家感染）を引き起こす。不顕性感染が多いが，下痢や咳などの症状が出現することもある。また，AIDS などの免疫力の低下している患者では自家感染が容易に起き得るため，虫体が全身に播種し，致命的になることがある。

▶ **検査・診断・治療** 便中の虫体を確認することで診断する。イベルメクチンやチアベンタゾールの内服で治療する。

2. 扁形動物による感染症

扁形動物は虫体が扁形であることを特徴とする蠕虫であるが，住血吸虫のように円筒形のものや肺吸虫のように球状のものもある。形態によって，**吸虫**と**条虫**に大きく分けられる。条虫はサナダムシといわれるように長いひも状を呈し，英語では tapeworm という。

1 | 肝吸虫症

▶ **病態** 肝吸虫の第二中間宿主であるモツゴなどの**淡水魚**を，終宿主であるヒトやイヌが生食することで成立する。肝内胆管に寄生，産卵するため，胆道閉塞を生じる。胆石や長年の間に肝硬変を起こす。

▶ **検査・治療** 糞便検査で虫卵を検出する。治療にはプラジカンテル内服が著効する。

2 | 肺吸虫症

国内でヒトに寄生する肺吸虫症は，次の 2 種類である。

❶ ウェステルマン肺吸虫症

▶ **病態・症状** ウェステルマン肺吸虫の第 2 中間宿主であるサワガニ，モクズガニや，待機宿主であるイノシシの肉の生食により感染し，幼虫が腸管を介して肺に侵入，寄生することで血痰など結核様の症状を呈する。

▶ **検査・治療** 診断は，喀痰や糞便の虫卵を確認する方法や皮内反応などの免疫学的な方法で行う。治療にはプラジカンテル内服が著効する。

❷ 宮崎肺吸虫症

▶ **病態・症状** 宮崎肺吸虫の第 2 中間宿主であるサワガニの生食で感染し，幼虫が肺に侵

入することで呼吸器症状を呈する．気胸や胸水貯留，胸痛が出現し，著明な好酸球増多がみられるのが特徴である．
▶ 治療　免疫学的な方法で診断する．プラジカンテルの内服で治療する．

3 ｜ 住血吸虫症

❶ 日本住血吸虫症
▶ 病態　日本住血吸虫は，中国や東南アジアに生息しており，国内では限られた地域に分布し，新規発症報告はない．日本で最初に見つかったため，日本住血吸虫症の名前がついた．中間宿主の淡水産巻貝である**ミヤイリガイ**で増殖してセルカリア＊となり，水中で終宿主であるヒト，ウシ，イヌ，ネコ，ネズミなどの皮膚を貫いて侵入（経皮感染）する．血流によって腸間膜静脈から門脈に移動して成虫に発育するため，門脈圧亢進から肝硬変に至る．流行地の水域に入る時は，ゴム長靴など用いてセルカリアの侵入を防ぐ．
▶ 検査・治療　糞便での虫卵の検出や免疫学的方法で診断する．プラジカンテルの内服で治療する．

❷ ビルハルツ住血吸虫症
▶ 病態　ビルハルツ住血吸虫は，中近東やアフリカに分布しており，水中でセルカリアが皮膚から侵入（経皮感染）し，ヒトの膀胱および肛門付近の静脈叢の血管内に寄生する．膀胱壁の静脈叢に産卵し，血尿，排尿時痛を呈する．エジプトなどの本症流行地では膀胱がんの発生率が高く，関連が考えられている．
▶ 検査・治療　尿沈査で虫卵検査し，診断する．膀胱鏡や免疫学的検査も有効である．プラジカンテルの内服で治療する．

4 ｜ 有鉤条虫症，有鉤嚢虫症

有鉤条虫は，幼虫と発育した成虫とに分けられ，成虫が寄生する疾患を**有鉤条虫症**，幼虫が寄生する疾患を**有鉤嚢虫症**という．

❶ 有鉤条虫症
▶ 病態　ヒトの小腸腔内で発育した成虫が寄生する有鉤条虫症では，無症状であることが多い．
▶ 検査・治療　プラジカンテル内服かガストログラフィン法により駆虫する．

❷ 有鉤嚢虫症
▶ 病態　幼虫が寄生する有鉤嚢虫症では，虫体の頭節に小鉤が22〜32本並んでいるのが特徴である．有鉤嚢虫を保有している**ブタ肉の生食**，あるいは加熱不十分な状態で食べることで感染する．皮下組織や筋肉内に腫瘤を形成し，脳や眼に寄生すると痙攣，視

＊**セルカリア**：蛭状吸虫科に属する吸虫の成長過程における第1ステージ．

力障害などが出現し,重篤な経過をたどる。ブタの肝臓を生食して感染する**アジア条虫**の感染が国内でも起きている。

- ▶ **検査・治療** 陳旧性の病巣の場合は投薬の適応はなく,非陳旧性病巣の場合,アルベンダゾールやプラジカンテルの使用が考えられる。脳の有鉤囊虫症の場合,変性した虫体の周囲に炎症反応が起き,頭痛,眩暈,頭蓋内圧亢進などの症状を伴うことがあり,ステロイドの併用を考慮する。囊虫の外科的摘出も時にある。

5 │ 無鉤条虫症

- ▶ **病態** 無鉤条虫の頭節には,有鉤条虫のような鉤はない。中間宿主である**ウシの筋肉**に寄生した無鉤囊虫をヒトが食べることで,頭節にある吸盤で小腸内の粘膜に吸着し寄生する。虫体の全長は3〜10mに達する。なお,無鉤囊虫症はヒトでは起きない。
- ▶ **症状** 通常,症状は軽微で,腹部不快感程度である。しかし,受胎体節が切れて肛門から排出されるため,不快感を訴え受診するきっかけとなる。
- ▶ **検査・治療** 糞便中に排出された分離した一つひとつの体節が動くのが特徴である。虫卵での鑑別は困難であり,確定診断は患者が持参した体節の同定となる。受胎体節が肛門から排出される際,肛門周囲に虫卵が付着するため,蟯虫と同じようにセロハンテープでの肛囲検査法で虫卵を証明できることもある。治療は,プラジカンテル内服による駆虫を行う。

6 │ 裂頭条虫症

- ▶ **病態** 裂頭条虫のうち,広節裂頭条虫は欧州,ロシア,カナダ,アラスカなどのカワカマスやスズキを第2中間宿主とする一方,日本海裂頭条虫は日本近海で捕獲されるサクラマス,カラフトマス,シロザケなどを中間宿主とする。冷蔵輸送の進歩により新鮮な魚が国内外から日本の食卓に届くため,感染は続いている。サクラマスなどの中間宿主を生食することで感染し,成虫はヒトの小腸内に寄生し,極めて多数の虫卵を産し,体長は5〜10mに達する。広節裂頭条虫と日本海裂頭条虫を形態的に区分するのは難しく,鑑別のうえでは遺伝子による同定が必要となる。虫体が長大であるわりに自覚症状は強くない。
- ▶ **検査・治療** 虫体が肛門からぶら下がるのが特徴となる。排泄された体節を同定し診断する。また,検便による虫卵検査も確実であり重要となる。プラジカンテルの内服後,下剤で虫体を駆出させる。ほかにガストログラフィン法もある。

7 │ エキノコッカス症(包虫症)

- ▶ **病態** 包虫*症を引き起こす単包条虫,多包条虫は,キツネ,オオカミなどのイヌ科の

---

* **包虫**:条虫の幼虫期のことを指す。

動物を終宿主とするが、その糞便がヒトに経口摂取されることで感染する。日本では北海道を中心に、**キタキツネ**の糞便から感染する多包条虫が確認されている。発症までに10～15年と経過が長いのも特徴である。肝臓や肺などを中心とした全身に囊胞を形成する。

- ▶ 症状　肝不全、消化管出血などの症状を呈する。脳転移では急速に頭蓋内圧亢進をきたし、緊急摘出を要する。
- ▶ 検査・治療　ELISA（酵素免疫測定法）による血清検査や腹部超音波検査、CT、MRIなどの画像検査で診断する。早期診断による病巣切除が唯一の根本治療法である。切除不能例には、アルベンタゾールを投与する。

B 原虫類による感染症

1 マラリア

- ▶ 概念　世界の三大感染症の一つであり、かつては日本国内でも流行があった。ヒトに感染する主なマラリアは、熱帯熱マラリア、三日熱マラリア、四日熱マラリア、卵形マラリアの4種類と、後に発見されたサルマラリアがある。輸入感染症として重要である。
- ▶ 病態　ハマダラカ属の蚊の体内で増殖したマラリア原虫は、蚊がヒトを吸血した際に血液中に侵入し、肝細胞に到達すると増殖する。その後、再び血液中に放出され、赤血球内へと侵入し増殖する。

2 赤痢アメーバ症

- ▶ 病態　赤痢アメーバの囊子を経口摂取することで感染する。赤痢アメーバを原因微生物とするものに、大腸炎を起こすアメーバ赤痢とアメーバ性肝膿瘍がある。第二次世界大戦後、国内では衛生環境の改善で減少し、熱帯・亜熱帯地域からの輸入感染症が中心とされていたが、近年、国内でも男性同性愛者間や身体障害者療護施設、児童養護施設内での集団発生がみられる。
- ▶ 症状　イチゴゼリー状の粘血便やしぶり腹（テネスムス）を呈する。また、大腸で増殖した虫体が門脈を介して肝臓に到達するとアメーバ肝膿瘍を形成し、右季肋部痛などが出現する。
- ▶ 検査・治療　糞便を鏡検し虫体（動く栄養型）を確認する。また、大腸内視鏡検査で腸管の多発潰瘍病変を確認する。アメーバ肝膿瘍では、膿瘍穿刺液から虫体を確認することで診断に至る。メトロニダゾールなどの内服で治療する。また、病変の治療後、便中への囊子排出を止めるパロモマイシンが用いられる。

3　ジアルジア症（ランブル鞭毛虫症）

▶ **病態**　ランブル鞭毛虫（*Giardia intestinalis*）が起因菌となる。汚染された水の摂取や同性愛者間での肛門性交などを介して感染が成立し，水様便や腹痛を呈する。旅行者下痢症の原因の一つとなる。

▶ **検査・治療**　糞便からの虫体（栄養型）や嚢子を鏡検で確認し，診断する。治療には，メトロニダゾールを内服する。

4　クリプトスポリジウム症

▶ **病態**　主にヒトに感染するクリプトスポリジウム・ホミニス（*Cryptosporidium hominis*）や，人獣共通感染タイプの小型クリプトスポリジウム（*Cryptosporidium parvum*）などのクリプトスポリジウム属のオーシスト*の経口摂取で感染する（糞口感染）。糞便などで汚染された水や野菜などの摂取で感染し，旅行者下痢症の原因となる。また，井戸水などから集団発生が起きることもある。

▶ **症状**　水様下痢や腹痛が主症状になり，AIDSなどの免疫不全患者では下痢を繰り返し，著しい体重減少をまねき，致死的になることもある。

▶ **検査・診断・治療**　検便でオーシストを検出する。免疫正常者であれば，6〜12日間で自然治癒する。ニタゾキサニドが有効とされる。予防として，煮沸消毒，可能であればオートクレーブが望ましい。塩素系などの通常の消毒は，ほぼ無効である。

C　幼虫移行症

　一般に，ヒトが中間宿主である寄生虫の場合，虫体は成長できずに幼虫のままで体内に生存し，皮膚や内臓に迷入することで有害症状を呈する。これを幼虫移行症という。線虫，吸虫，条虫で引き起こされる。原因とされる幼虫により，顎口虫症，アニサキス症，旋毛虫症などがある。

1　顎口虫症

▶ **病態**　線虫の一種である，有棘顎口虫，日本顎口虫，ドロレス顎口虫などが知られている。有棘顎口虫，日本顎口虫は第2中間宿主のドジョウの生食，ドロレス顎口虫はアユなどの淡水魚やマムシの生食が原因となる。いずれも幼虫が皮下を跛行することで，移動性の皮下腫脹を起こす皮膚跛行症の原因となる。

▶ **検査・診断・治療**　虫体を直接確認するか，皮内法などの免疫的方法で診断する。有棘顎口虫症は外科的に摘出する。そのほかの顎口虫症も，虫体摘出が最も確実とされる。

＊ **オーシスト**：原虫の成長課程におけるステージの1つ。

薬物治療としては，アルベンダゾール内服がある。

2 アニサキス症

- ▶ **病態** 線虫であるアニサキスの待機宿主である，**サバ，アジ，スルメイカ**などの生食で，第3期幼虫が消化管に侵入する。虫体は胃壁（時に回盲部などの腸管壁）に穿入することで即時型過敏反応による強い腹痛を招き，急性腹症の原因となる。
- ▶ **検査・治療** 上部消化管内視鏡で幼虫を確認する。治療は，確認した虫体を内視鏡的に鉗子で胃壁から除去する。

3 旋毛虫症（トリヒナ症）

- ▶ **病態** ブタやクマなどの野生の哺乳類動物や，スッポンなどの両生類・爬虫類に寄生する旋毛虫の幼虫を含む肉類の生食によって感染する。全身の発疹や発熱，下痢，眼周囲の浮腫や筋肉痛などの全身症状をきたす。
- ▶ **検査・治療** 摂取した食物歴と併せて，筋肉生検や免疫学的診断法で確定診断する。血液検査では，CPK上昇，白血球上昇および好酸球増多が顕著である。治療には，アルベンタゾールやメベンダゾールを用いる。

XV 真菌感染症

真菌感染症は，深部臓器への感染が成立する深在性真菌症，真菌が外表から侵入することにより皮下組織や筋膜，骨に病変をつくる皮下真菌症，病変が皮膚や粘膜に限局される表在性真菌症に大別される。

1. カンジダ症

- ▶ **概要** 真菌に分類されるカンジダは，口腔，消化管，上気道，腟，皮膚に定着しているヒト常在菌で，その病原性はある程度限られる。AIDS患者，がん患者，吸入ステロイドや免疫抑制薬を使用中の患者では，口腔咽頭カンジダ症や食道カンジダ症がしばしばみられる。
- ▶ **病態・分類** カンジダ属真菌による感染である。カンジダ症は，皮膚や粘膜などを病巣とする**表在性カンジダ症**と，カンジダ血症など深部臓器を病巣とする**深在性カンジダ症**に大別される。

　表在性カンジダ症では，重層扁平上皮，湿潤環境になりやすい臓器が侵されやすく，食道カンジダ症，口腔咽頭カンジダ症，腟カンジダ症，皮膚カンジダ症などがあげられる。皮膚カンジダ症は，鼠径部や腋窩など湿潤環境で好発する。

　深在性カンジダ症は，カンジダ血症や眼内炎などの全身感染症であり，血管内に留置

されているカテーテルや，化学療法などで消化管粘膜に損傷を有する患者において発症のリスクが高い。カンジダ眼内炎では視力低下や失明のリスクがある。また，肺に播種病変を形成することもある。

▶ **治療** 口腔咽頭などの表在性カンジダ症に対しては，臨床診断でフルコナゾール経口薬などを用いる。深在性であるカンジダ血症に対しては，経験的にミカファンギン，アムホテリシンBなどが用いられるが，菌種の違いにより抗真菌薬の感受性が異なるため，菌種同定と薬剤感受性検査の結果に留意を要する。

2. アスペルギルス症

▶ **概要** アスペルギルス属は，広く自然環境内に存在する糸状菌であり，化学療法やステロイド投与中など細胞性免疫能が特に低下した易感染性患者らの肺や副鼻腔などに疾患を引き起こす。

▶ **病態・分類** 造血幹細胞移植，化学療法などによる長期間の顆粒球減少，臓器移植，免疫抑制薬の使用，進行AIDS患者などで進行性肺炎を呈する全身血行散布性の**侵襲性肺アスペルギルス症**，肺結核などの既存の空洞病変や拡張した気管支，肺囊胞内に経気道的にアスペルギルスが侵入・増殖し形成した菌球を単一の空洞内に認める**単純性肺アスペルギローマ**，複数の空洞内に菌球を認め，組織侵襲を伴う**慢性進行性肺アスペルギルス症**，アスペルギルス抗原に対して，喘息様のアレルギー症状を呈する**アレルギー性気管支肺アスペルギルス症**などに分類される。

▶ **検査** CTでの画像診断，喀痰や気管支肺胞洗浄液の培養を行う。また，アスペルギルス抗原やβ-Dグルカンが参考になる。

▶ **治療** 侵襲性肺アスペルギルス症では，ボリコナゾールが治療の第1選択となる。単純性肺アスペルギローマは，有症状で可能なら病変を切除する。慢性進行性肺アスペルギルス症では，ミカファンギン，ボリコナゾールが第1選択となる。アレルギー性気管支肺アスペルギルス症では，ステロイドを主体に抗真菌薬も併用する。

3. クリプトコッカス症

▶ **概要** クリプトコッカス属は，鳥類，植物，土壌から検出される真菌である。健常人にも発症するが，AIDSなど細胞免疫不全患者などの合併症としても重要である。

▶ **原因** 病原微生物は，クリプトコッカス属のクリプトコッカス・ネオフォルマンス (*Cryptococcus neoformans*) と，オーストラリアや北米西海岸の一部で流行し病原性のより高いクリプトコッカス・ガッティ (*Cryptococcus gattii*) に大別される。経気道感染を起こし，クリプトコッカス・ネオフォルマンスは**ハトの糞**，クリプトコッカス・ガッティはユーカリの樹木などの環境に曝露することで発症する。肺で増殖し，肺クリプトコッカス症を呈する。また，肺で増殖した真菌が髄膜中に移行すると，髄液炎や脳炎の原因となる。

- ▶ **検査** 肺クリプトコッカス症では，胸部レントゲン，CT 検査での空洞形成や孤立性の腫瘤影が特徴となる。クリプトコッカス髄膜炎では，髄液検体の**墨汁染色**で莢膜に包まれた菌体を観察できる。また，肺病変を有する場合は，気道由来の検体の培養や経気管支肺生検の病理検査を行う。
- ▶ **治療** クリプトコッカス髄膜炎では，アムホテリシン B とフルシトシンの併用が第 1 選択となる。肺クリプトコッカス症ではフルコナゾールを用いる。

4. そのほかの真菌感染症

1 ニューモシスチス肺炎

- ▶ **原因** 健常者の多くで常在菌であるニューモシスチス・イロベチイ（*Pneumocystis jiroveci*）が，ステロイド薬や免疫抑制薬の使用者，HIV 感染症患者らに肺炎を引き起こす原因となる。
- ▶ **検査** 血液検査で KL-6，LDH や β-D グルカンの上昇がみられる。胸部単純 X 線や胸部 CT 検査ではび漫性の粒状影，すりガラス状陰影を呈することが多いが，時に正常所見のこともある。経気管支肺生検や気管支肺胞洗浄液の細胞診でグロコット（Grocott）染色を行い，菌体を確認する。
- ▶ **治療** 細胞膜にエルゴステロールを含まないなど，ほかの真菌と異なる性状を示すため，通常の抗真菌薬は無効であり，**ST 合剤**や**ペンタミジン**により治療する。

2 ムコール症

- ▶ **病態** ムコールは土壌中などに普遍的に存在する糸状菌であり，糖尿病患者や白血病，悪性リンパ腫患者，骨髄移植患者などの日和見感染症の原因となる。感染部位に応じて，肺型や鼻脳型，皮膚型，消化管型などに分類される。
- ▶ **検査** CT，MRI などで肺病変や副鼻腔病変を確認する。また，病変部の病理組織から確定診断に至る。
- ▶ **治療** アムホテリシン B 系抗真菌薬のみが有効であり，可能であれば，病巣の外科的切除が望ましい。

XVI　HIV感染症

HIV感染症	
概要	●定義 　●HIV（ヒト免疫不全ウイルス）に感染した状態。 　●HIV感染症患者がAIDS指標疾患とされている日和見感染症をきたした状態をAIDSという。 ●原因 　①感染者との性的接触。 　②HIV汚染血液との接触。 　③母子感染 ●病態生理 　①HIVがCD4陽性T細胞（CD4陽性Tリンパ球）に感染する。 　②感染後免疫不全が起こる。 　③日和見感染症を発症する。
症状・臨床所見	●急性HIV感染症では，発熱，リンパ節腫脹，発疹，咽頭炎，筋肉痛などの症状を呈する。 ●急性HIV感染症の場合は40～90％の患者に症状を認める。 ●急性期を過ぎると，症状は自然軽快し，自他覚的に無症状となる。
検査	●スクリーニング検査，確認検査の2段階で行われる。
主な治療	●多剤併用療法（抗ウイルス療法，ART）が原則である。 ●複数の抗HIV薬をまとめて配合した錠剤を1日1回1錠服用する治療法をSTR（Single tablet regimen）という。

1　概念／定義

　HIV（*human immunodeficiency virus*，ヒト免疫不全ウイルス）に感染した状態を，HIV感染症という。HIV感染症患者が，ニューモシスチス肺炎やクリプトコッカス髄膜炎などのAIDS指標疾患とされている日和見感染症をきたした状態をAIDS（acquired immunodeficiency syndrome，エイズ，後天性免疫不全症候群）という。HIV感染後に未治療で経過した場合，数年でAIDSを発症する。

2　原因／感染経路

　血液や精液などの体液を介して，HIVに感染することによって起こる。
　感染経路は，主に①感染者との性的接触，②HIV汚染血液との接触，③母子感染である。体液における感染性の有無を表4-12に示す。

表4-12　HIV感染者の体液における感染性の有無

感染性のある体液	血液，精液，腟分泌液，羊水，脳脊髄液，胸水，腹水，母乳
感染性のない体液	尿，唾液，糞便，鼻汁，汗，涙，嘔吐物

3 病態生理

HIVは,免疫に重要な役割を果たしているCD4陽性T細胞（CD4陽性Tリンパ球）に感染する。感染後,CD4陽性T細胞数はしだいに減少し,免疫機能が低下する。このように免疫不全が起こることで,健常人では感染しないような**日和見感染症**を発症しやすくなる。

4 分類

HIVはHIV-1とHIV-2の2種類が存在するが,ほとんどのHIV感染症はHIV-1によるものである。

5 症状

❶ 急性HIV感染症

HIVの新規感染時には,40〜90％の感染者に発熱や咽頭痛,筋肉痛などの症状を認める。一般的にはHIVに曝露後2〜6週間で出現し,1〜2週間以内に改善する。この急性HIV感染症（acute retroviral syndrome, primary HIV infection）の症状（表4-13）は非特異的であり,症状からHIV感染症と診断するのは困難である。

❷ 日和見感染症発症（AIDSの状態）

急性期を過ぎたHIV感染症患者は,発熱,発疹,咽頭痛などの症状が自然軽快し,自他覚的に無症状となる。この期間を**無症候期**という。その後も未治療で経過するとCD4陽性T細胞数が低下し,ニューモシスチス肺炎やクリプトコッカス髄膜炎などのAIDS指標疾患を発症する。

表4-13 急性HIV感染症における症状・所見とその頻度

症状・所見	頻度	症状・所見	頻度
発熱	＞80％〜90％	発熱	96％
発疹	＞40％〜80％	リンパ節腫脹	74％
咽頭炎	50〜70％	咽頭炎	70％
筋肉痛・関節痛	50〜70％	発疹	70％
白血球減少	45％	筋肉痛・関節痛	54％
無菌性髄膜炎	24％	下痢	32％
肝酵素上昇	21％	頭痛	32％
		悪心・嘔吐	27％
		肝脾腫	14％
		体重減少	13％
		口腔カンジダ症	12％
		神経学的症候	12％

出典／Kahn J.O., Walker B.D.：Acute human immunodeficiency virus type 1 infection, N Engl J Med., 339：33-39, 1998.

出典／Hanson D.L., et al.：Distribution of CD4+ T lymphocytes at diagnosis of acquired immunodeficiency syndrome-defining and other human immunodeficiency virus-related illnesses, Arch Intern Med, 155（14）：1537-1542, 1995.

6 検査／診断

HIV感染症の診断は，スクリーニング検査と確認検査の2段階で行われる。スクリーニング検査は，抗原・抗体を同時検出する方法が一般的に用いられている。感染してから検査で陽性反応が出るまでの期間を**ウインドウ期**（ウインドウ・ピリオド）とよぶが，抗原・抗体同時検出法で約28日程度とされている。スクリーニング検査が陽性となった場合，確認検査としてPCR法やウエスタンブロット法（WB法）が行われ，これらが陽性になればHIV感染症の確定診断となる。血中のCD4陽性T細胞数を定期的に調べることにより，HIV感染症の進行度の指標とすることができる。

治療開始後は，リアルタイムPCR法によるHIV-RNA定量でHIV遺伝子が検出感度以下になり，CD4陽性T細胞数が増加したことを確認する。その後は，この状態が維持されていることを定期的に血液検査でチェックしながら経過観察する。

HIV感染者で，ニューモシスチス肺炎，カポジ肉腫など，AIDS診断のための指標疾患のうち1つ以上を認めればAIDS発症と診断される。

7 治療

作用機序の異なる3剤以上の薬剤を組み合わせて行う**多剤併用療法**が原則である。このような治療を，以前は高活性抗レトロウイルス療法（highly active antiretroviral therapy；HAART）とよんでいたが，現在では単に抗ウイルス療法（antiretroviral therapy；ART）とよぶことが多い。

ARTの目標は，血中HIV-RNA量を検出限界以下に抑えることである。これにより免疫能の改善（CD4陽性T細胞数の増加）が期待できる。治療は終生続ける必要がある。近年は薬剤の開発が進み，複数の抗HIV薬を1つにまとめて配合剤とした錠剤も使用可能になっている。このような配合剤を用いた，1日1回1錠の治療法はSTR（single tablet regimen）とよばれている。

以前は有害作用や服薬アドヒアランスの問題などから，CD4陽性T細胞数が多いうちは治療開始を遅らせる傾向にあった。しかし現在では，早めに治療を開始することでCD4陽性T細胞数を高く維持でき，HIV感染症に関連する心血管疾患や腎・肝疾患にリスクを減らせることなどが明らかになってきており，有害作用の少ない薬剤が開発されてきていることからも，治療を早める傾向になってきている。CD4陽性T細胞数＜200/μLの患者には治療開始が強く推奨されているが，推奨度が異なるにせよ，すべての患者に推奨されている。最も強く推奨される患者を表4-14に示す。

8 予防

性行為による感染を予防するためには，コンドームなどを正しく用いた安全な性行為を行う（safer sex）ことが重要である。

表4-14 抗HIV薬の治療開始が最も強く推奨される患者

CD4陽性T細胞数＜200/μLの患者
妊婦
AIDS発症患者
急性日和見感染症の患者
HIV腎症の患者
急性HIV感染症／HIV感染早期の患者
HBV（B型肝ウイルス）重複感染患者
HCV（C型肝ウイルス）重複感染患者

性行為以外でも，感染性の体液が粘膜や傷口に触れることを避ける必要がある．医療現場においては，標準予防策を徹底することで2次感染を予防できる．HIV患者からの針刺し事故を起こしてしまった場合は石けんを用いて流水で洗い，ただちに抗HIV薬を内服することで感染を予防することができる．

母子感染は，適切なタイミングで適切な抗ウイルス療法を行い，帝王切開を行うことでほとんど予防できる．出産後も児に一定期間抗ウイルス薬を投与し，母乳を与えないことが大切である．

XVII 日和見感染症

日和見感染症の概要

1 概念／定義

日和見感染症とは，感染に対する防御能が何らかの原因によって低下した易感染症宿主に，通常ではほとんど病気を起こさないような病原体によって引き起こされる感染症のことをいう．

2 予防

❶HIV患者において予防薬が必要な日和見感染症

CD4陽性T細胞数によって発症しやすい日和見感染症を表4-15に示す．HIV患者では，抗HIV薬によって抑制されたCD4陽性T細胞数が再度上昇するまでの間，抗菌薬を内服して日和見感染症を予防することが必要である．特に予防薬の投与が重要なのは，ニューモシスチス肺炎（PCP），トキソプラズマ脳炎，播種性MAC（*Mycobacterium avium complex*）感染症である．MACは非結核性抗酸菌（*Nontuberculous Mycobacterium*；NTM）に含まれる病原体である．

表4-15 CD4陽性T細胞数と発症し得る日和見感染症

	CD4陽性T細胞数			
	200〜500	< 200	< 100	< 50
日和見感染症	結核 悪性リンパ腫 子宮頸がん	PCP PML	トキソプラズマ脳症 クリプトコッカス髄膜炎 カンジダ食道炎	CMV感染症 NTM感染症

PCP：Pneumocystis Pneumonia（ニューモシスチス肺炎）
PML：Progressive Multifocal Leukoencephalopathy（進行性多巣性白質脳症）
CMV：Cytomegalovirus（サイトメガロウイルス）
NTM：Nontuberculous Mycobacterium（非結核性抗酸菌）
出典／Hanson D.L., et al.: Distribution of CD4+ T lymphocytes at diagnosis of acquired immunodeficiency syndrome-defining and other human immunodeficiency virus-related illnesses, Arch Intern Med, 155 (14): 1537-1542, 1995 より改変.

❷ **ステロイド治療患者においてのニューモシスチス肺炎予防**

1日20mg以上のプレドニゾロンを1か月以上使用する場合は，ニューモシスチス肺炎予防を考慮すべきとされている．ST合剤内服による予防が第1選択で，代替薬としてダプソンやアトバコンも使用可能である．

B 代表的な日和見感染症

1. ニューモシスチス肺炎

本章-XV-4-1「ニューモシスチス肺炎」参照．

2. カンジダ症

本章-XV-1「カンジダ症」参照．

3. トキソプラズマ脳症

▶ 概要　原虫による感染症で，原因となる病原体はトキソプラズマ（*Toxoplasma gondii*）である．HIV感染症では，CD4陽性T細胞数100/μL以下の患者に発症しやすい．麻痺や知覚障害のほか，意識障害や痙攣などの中枢神経症状を呈する．

▶ 検査・治療　血清のトキソプラズマIgG抗体陽性や，造影MRIでリング状に造影効果を認める腫瘤影などから診断される．治療はピリメタミンとスルファジアジンの併用などが用いられる．

4. クリプトコッカス髄膜炎

本章-XV-3「クリプトコッカス症」参照．

5. サイトメガロウイルス網膜炎

▶ **概要** CD4陽性T細胞数が50/μL以下の症例で多く発症するとされている。
▶ **検査・治療** 眼底の所見では，網膜出血とその周囲の浮腫性変化を認め，"砕けたチーズ＆トマトケチャップ様"と表現されるような特徴的な所見を認める。このような眼底所見に加えて，前房水など局所の検体からPCR法でサイトメガロウイルス遺伝子を検出することで診断する。治療には，ガンシクロビルやホスカルネット，バルガンシクロビルなどの抗ウイルス薬を用いる。

XVIII 新興感染症，再興感染症

それまで未知であった新しい病原体による新しい感染症，あるいは新たに感染症であることが解明された疾患を，**新興感染症**という。一方，既知の病原体による疾患が再度流行する場合は，**再興感染症**という。

近年問題となった新興感染症，再興感染症には，以下のようなものがあげられる。

1. 新興感染症

1 重症急性呼吸器症候群（SARS）

重症急性呼吸器症候群（severe acute respiratory syndrome；SARS）は，2003年にベトナム，香港，中国広東省で起こった重症肺炎をきたす感染症である。わが国では流行地への旅行者が帰国後に発症した例が報告されたほか，院内感染として拡大し病院外にも広がったことが報じられた新興感染症である。病原体は新たなコロナウイルスの変異種であることがわかり，SARSコロナウイルスと命名された。

2 新型インフルエンザ（パンデミックインフルエンザA［H1N1］2009）

2009年4月にメキシコでインフルエンザ様疾患が増加し，死亡者が報告された。後にアメリカの南カリフォルニアのインフルエンザ患者から分離されたウイルスが，新たなインフルエンザウイルスであることが明らかになった新興感染症である。わが国では同年5月に成田空港で，カナダからの帰国者からこの新型インフルエンザが検知された後，神戸，大阪で集団感染が報告され，その後も日本各地での発生が報告された。

3 鳥インフルエンザA/H7N9ウイルスのヒトでの流行

2013の年3月に中国の上海でA/H7N9ウイルスによるヒトの重症感染が明らかになり，中国東部で拡大がみられた新興感染症である。A/H7N9ウイルスは野鳥から見つかるこ

とはあるが、ヒトに感染し、重症例が多発したのは初めてのことであった。

4 中東呼吸器症候群（MERS）

　中東呼吸器症候群（middle east respiratory syndrome：MERS）は、2012年9月以降、サウジアラビアやアラブ首長国連邦などの中東地域で発生している重症呼吸器感染症である。病原体は新種のコロナウイルスで、MERSコロナウイルス（MERS CoV）と命名された新興感染症である。

2. 再興感染症

1 エボラ出血熱

　2016年に西アフリカを中心として2万人以上の患者が発生した再興感染症である。エボラ出血熱は、1970年代から中央アフリカを中心に数年に一度程度のアウトブレイクが発生していたが、このような大規模な発生は初めてであった。

2 ジカウイルス感染症

　1947年に発見されているウイルスであるが、2015年から2016年にかけてのブラジルを中心としたアウトブレイクが大きな話題となった再興感染症である。

3. 新興感染症, 再興感染症への対策

1 サーベイランスの重要性

　新興感染症、再興感染症の流行を防ぐためには、感染症がいつ、どこで、どの程度の規模で発生しているかを、早い段階で正確に把握し、迅速に対応する必要がある。そのための発生動向調査実施や情報の解析（病原体の同定，有効な薬剤の把握など），調査報告の公表に至るまでを定期的かつ迅速に行う一連のシステムを**サーベイランス**とよぶ。サーベイランスは、感染症への迅速な対応を行い、そのまん延を防ぐために非常に重要なしくみである。

2 適切な予防策と院内感染対策の重要性

　サーベイランスの解析・研究をもとに、アウトブレイクしている感染症がどのような感染経路で拡大しているかを把握する必要がある。正しい知識の啓蒙を行うことで、不要な混乱を防止することができる。また、SARSのアウトブレイクの時も**院内感染**から院外へと感染が広まる事態が起こった。当然のことながら、医療機関に患者が集まってくるため、院内感染を起こさないように、適切な予防策をとる必要がある。

3 国際間における情報の共有

国際的なサーベイランス結果を,各国で共有して対策をとる必要がある。WHOなどの国際機関やアメリカのCDC（Centers for Disease Control and Prevention,疾病予防管理センター）のような他国の公衆衛生研究機関などとの連携を行い,国際間において情報共有を行うことが重要となってくる。

4. 新興感染症,再興感染症への看護師の役割

看護師は,喀痰の吸引や採血,採尿,吐物や便の処理など,日常業務で患者に直接接触する機会が多い。このため,何よりも自分が感染しないこと,そしてほかの患者や医療従事者,院外の人々に感染を広めないことが大切である。感染症の流行直後は診断が困難であり,新興感染症・再興感染症患者に接する機会は,いつ訪れてもおかしくはない。日頃から標準予防策を徹底するとともに,世界の新興感染症,再興感染症の発生状況について,常にアンテナを張って,最新の正しい情報をもっていることが大切である。

XIX 薬剤耐性菌感染症

薬剤耐性菌感染症とは,一定の抗菌薬に耐性を獲得した病原体による感染症である。このような感染症では,使用できる抗菌薬が限られるため,治療が困難になる場合も少なくない。

1. メチシリン耐性黄色ブドウ球菌（MRSA）による感染症

Digest

メチシリン耐性黄色ブドウ球菌（MRSA）	
概要	●メチシリンに対する薬剤耐性を獲得した黄色ブドウ球菌である。
菌が引き起こす疾患	●感染性心内膜炎,肺炎,化膿性関節炎など。
主な治療	●バンコマイシンやテイコプラニン,アルベカシン,リネゾリド,ダプトマイシンなどの抗菌薬を投与する。

▶**概要** メチシリンに耐性のある黄色ブドウ球菌（S. aureus）を,**メチシリン耐性黄色ブドウ球菌**（Methicillin-resistant S. aureus；MRSA）という。黄色ブドウ球菌（Staphylococcus aureus）は皮膚や鼻腔などに常在する菌だが,ひとたび感染を起こすと非常にしつこい菌で,治療に難渋することも少なくない。院内感染の原因菌となりやすい。

▶**症状** 皮膚に付着していることから想像できるように,付着性の強い菌であるため,血中に撒かれて菌血症になると,心臓の弁に付着して感染性心内膜炎の原因となったりすることもある。また,人工呼吸器を装着している患者に肺炎を起こしたり,穿刺するこ

とで皮膚から押し込まれて化膿性関節炎を起こしたりすることもある。
- ▶ **治療** 抗MRSA薬としては，バンコマイシンのほかに，テイコプラニン，アルベカシン，リネゾリド，ダプトマイシンがあげられる。そのほか，ST合剤やリファンピシン，クリンダマイシン，ミノサイクリンが用いられることもある。

2. バンコマイシン耐性腸球菌（VRE）による感染症

Digest

バンコマイシン耐性腸球菌（VRE）	
概要	●バンコマイシンに対する薬剤耐性を獲得した腸球菌である。
菌が引き起こす疾患	●敗血症や感染性心内膜炎，尿路感染，胆道感染など。
主な治療	●十分な症例での臨床試験が少ないうえ，難治なものが多く現行の抗菌薬では十分な効果が期待できないことから，対処は非常に難しい。

- ▶ **概要** バンコマイシンに対する薬剤耐性を獲得した腸球菌を，**バンコマイシン耐性腸球菌**（Vancomycin-resistant enterococci；VRE）という。ヒトに病原性のある腸球菌には，エンテロコッカス・フェカリス（E. faecalis）やエンテロコッカス・フェシウム（E. faecium）などがあるが，いずれもVREが存在する。

　腸球菌はヒトの常在菌の一つであり，本来は感染症をきたすことは少ないが，免疫不全患者や術後の患者など，リスクが高い状態では，敗血症や感染性心内膜炎，尿路感染や胆道感染を引き起こすことがある。
- ▶ **治療** VREの治療に関しては，十分な症例数での臨床試験が少ない。また，難治なものが多く現行の抗菌薬では十分な効果が期待できないことから，対処は非常に難しい。

3. 多剤耐性緑膿菌（MDRP）による感染症

Digest

多剤耐性緑膿菌（MDRP）	
概要	●カルバペネム系抗菌薬，アミノグリコシド系抗菌薬，ニューキノロン系抗菌薬の3つすべてに耐性を認める緑膿菌である。
菌が引き起こす疾患	●菌血症，肺炎，腎盂腎炎，褥瘡感染など。
主な治療	●抗菌薬を複数併用する治療やコリスチンを用いた治療を行うほか，デブリードマンやドレナージが重要な役割を果たす。

- ▶ **概要** 緑膿菌は水まわりなどの生活環境に存在するため，"water bug*"とよばれたりもする。院内感染の原因菌の一つであり，ナースステーションの水まわりやトイレなどに多く存在するため，注意が必要である。一般的には健常者には病原性を示さない菌で，免疫の低下した患者での感染が問題となることが多い。緑膿菌は容易に抗菌薬に対する

＊**bug**：ばい菌，ウイルスなどの意。

耐性がつきやすい病原体であるため，感染対策のうえでも重要な病原体の一つである。カルバペネム系抗菌薬，アミノグリコシド系抗菌薬，ニューキノロン系抗菌薬の3つにすべて耐性を認める緑膿菌を，**多剤耐性緑膿菌**（Multiple-drug resistant Pseudomonas aeruginosa：MDRP）とよぶ。

▶ 治療　MDRPに対する治療は非常に限られている。MDRPが検出された場合に大切なことは，単に保菌しているだけなのか，活動性のある感染症をきたしているのかを見きわめることである。治療が必要な場合，抗菌薬治療は多剤併用による治療やコリスチンを用いた治療があるが，抗菌薬治療だけでなく，デブリードマンやドレナージが重要な役割を果たす。

XX 輸入感染症

輸入感染症とは，海外で感染して国内にもち込まれる感染症である。海外旅行の普及や国際化によって，近年増加傾向にある。

1. コレラ

▶ 概要　コレラ菌（Vibrio cholerae）の**経口感染**によって引き起こされる，腸管感染症である。コレラ菌はO抗原*の違いにより200種類以上の血清群に分類されているが，O1血清群およびO139血清群がコレラの原因菌と定義されている。

潜伏期間は数時間から5日ほどで，急性の激しい下痢や脱水を起こす。下痢の性状は灰白色の水様便で**米のとぎ汁様**と形容される。重症例では1日数Lから数十Lもの激しい下痢をきたすことがあり，脱水や電解質異常に注意する必要がある。

▶ 治療　治療は補液が重要である。重症例では，ニューキノロン系抗菌薬やテトラサイクリン，ドキシサイクリンなどの抗菌薬が用いられる。

2. マラリア

▶ 概要　マラリアは蚊のハマダラカによってマラリア原虫が媒介される感染症である。熱帯熱マラリア，三日熱マラリア，卵形マラリア，四日熱マラリアの4つの種類がある。

潜伏期間は約2週間で，発熱，貧血，脾腫が3徴となっている。発熱は，三日熱マラリアと卵形マラリアでは48時間ごと，四日熱マラリアでは72時間ごと，熱帯熱マラリアでは発熱の間隔は不定である。

▶ 診断・治療　診断は，末梢血塗抹ギムザ（Giemsa）染色標本で赤血球中にマラリア原虫を確認することによって行われる。治療は，以前はクロロキンが第1選択薬であった

＊**O抗原**：菌の表面にあるリポ多糖体であり，その違いにより菌が分類されている。

が，近年は耐性株が多く，単独ではあまり用いられない。日本で承認されているマラリア治療薬として，メフロキンや塩酸キニーネ，アトバコン・プログアニル合剤などがある。三日熱マラリアは，虫体の繁殖過程において休眠体を形成するため，再発防止にプリマキンも投与する。

3. デング熱

- ▶ **概要** デング熱はデングウイルスによる感染症で，蚊のネッタイシマカやヒトスジシマカによって媒介される。流行地域からの帰国者が発症する輸入感染症としてよく知られているが，国内発生も報告されており，2014（平成26）年の夏には東京都の代々木公園に端を発して国内で流行した。
- ▶ **症状** 潜伏期間は2～14日である。発熱，発疹のほか，頭痛（眼窩痛），筋肉痛，関節痛を伴うことが多い。駆血帯で3分間圧迫することにより，点状出血が増加することを確認するターニケット（Tourniquet）テストも診断の一助になる。
- ▶ **検査・治療** 血液検査では白血球減少，血小板減少を認める。デングウイルスに対する特異的な治療薬はなく，対症療法が治療の中心となる。蚊媒介感染症に共通していえることだが，予防は蚊に刺されないことが重要で，肌を露出させないことや，適切な虫よけ剤の使用が推奨される。

4. ジカ熱

- ▶ **概要** ジカ熱の原因となるジカウイルスは，デングウイルスと同じフラビウイルス科フラビウイルス属であり，ヤブカ，ネッタイシマカ，ヒトスジシマカが媒介蚊として知られている。
- ▶ **症状** 潜伏期間は2～12日で，発熱，関節痛，筋肉痛，結膜炎・結膜充血，頭痛，悪心・嘔吐などの症状をきたす。病原性は比較的低く，多くは軽症で治癒することが多いが，妊娠中に感染して胎児が感染すると，小頭症や関節拘縮症，視力障害や聴力障害などの先天性障害をきたすことがあるため注意が必要である。

国家試験問題

1 疾患とその原因の組合せで正しいのはどれか。 （99回 AM30）

1. 糸球体腎炎 ―――――― 伝染性紅斑
2. 突発性難聴 ―――――― 中耳炎
3. メラノーマ ―――――― 赤外線
4. 末梢性顔面神経麻痺 ―――――― 帯状疱疹ウイルス

> **2** ヒト免疫不全ウイルス（HIV）の感染経路で正しいのはどれか。2つ選べ。
>
> （105回 AM82）
>
> 1. 感染者の嘔吐物との接触
> 2. 感染者の咳による曝露
> 3. 感染者の糞便との接触
> 4. 感染者からの輸血
> 5. 感染者との性行為
>
> ▶答えは巻末

参考文献

- 岡慎一監，菊池嘉，照屋勝治編：HIV感染症とその合併症 診断と治療ハンドブック，第2版，国立国際医療センター エイズ治療・研究開発センター，2006.
- 特集／輸入感染症 Up To Date，日本内科学会雑誌，105（11）：2120-2125, 2016.
- 日本感染症学会編：感染症専門医テキスト 第Ⅰ部 解説編，南江堂，2017.
- 特集／輸入感染症 Up To Date，日本内科学会雑誌，105（11）：2113-2173, 2016.
- 髙崎智彦：蚊媒介感染症；デング熱，ジカウイルス感染症，チクングニア熱，日本医師会雑誌，146（2）：241-244, 2017.

感染症

第 5 章
感染症の予防

この章では
- 感染症の予防にかかわる法律について理解する。
- 予防接種の基本知識について理解する。

感染症のまん延を防ぐための法律は感染症法から学校保健安全法など多岐にわたっている。これらを理解することは患者への説明を行う際に間違った内容を説明しないためにも重要である。また，ワクチンや予防接種を理解することは，実際の接種を行う看護師の責務である。

I　感染症の予防に関する法律

1. 感染症法（感染症の予防及び感染症の患者に対する医療に関する法律）

▶**目的**　感染症法の目的として，条文内では，以下のように記載されている。

> 　この法律は，感染症の予防及び感染症の患者に対する医療に関し必要な措置を定めることにより，感染症の発生を予防し，及びそのまん延の防止を図り，もって公衆衛生の向上及び増進を図ることを目的とする。（第一条）

▶**変遷**　感染症法は，1897（明治30）年に制定された伝染病予防法がもととなっているが，新たに出現した新興再興感染症の台頭に対処するため1999（平成11）年に制定された。この法律はおよそ5年ごとに見直しが規定されているが，感染症は大きく変化してきており，感染症法もその変化に合わせて対応してきている（表5-1）。

▶**分類および届け出**　感染症法では，危険性や感染力の強さなどから，一類感染症，二類感染症，三類感染症，四類感染症，五類感染症，指定感染症，新感染症，新型インフル

表5-1　わが国における感染症関連法の変遷

1897（明治30）年	伝染病予防法公布
1948（昭和23）年	性病予防法公布
1951（昭和26）年	結核予防法公布
1989（平成元）年	後天性免疫不全症候群の予防に関する法律公布
1999（平成11）年	感染症法の制定 　これにより伝染病予防法，性病予防法，後天性免疫不全症候群の予防に関する法律は廃止
2003（平成15）年	改正感染症法の施行 ・対象疾病の見直し，一類感染症から五類感染症へ変更 ・緊急時における感染症対策の強化，特に国の役割の強化 ・感染症法による動物由来の感染症に対する対策の強化
2007（平成19）年	感染症法の一部改正の施行。結核が二類感染症に編入されたため，結核予防法は廃止。病原体等の管理に関する規定の創設
2008（平成20）年	感染症法及び検疫法の一部を改正する法律を施行。対象疾患の見直し，新型インフルエンザ等感染症の分類の創設。麻疹・風疹が全数報告へ
2016（平成28）年	2008（平成20）年以降，疾病・病原体の分類がなされてきたが，2016（平成28）年4月から感染症に関する情報の収集体制が強化された。 ・侵襲性髄膜炎菌感染症および麻疹の医師による届け出方法が変更された。 ・結核における結核の服用指導の実施が依頼可能となった。

表5-2 感染症法の対象となる感染症

分類	概要	感染症の疾病名等
一類感染症	感染力および罹患した場合の重篤性等に基づいて総合的な観点から極めて危険性が高い感染症	エボラ出血熱，クリミア・コンゴ出血熱，痘そう，南米出血熱，ペスト，マールブルグ病，ラッサ熱
二類感染症	感染力および罹患した場合の重篤性等に基づいて総合的な観点から危険性が高い感染症	急性灰白髄炎，結核，ジフテリア，重症急性呼吸器症候群（SARSコロナウイルスに限る），中東呼吸器症候群（MERSコロナウイルスに限る），鳥インフルエンザ（H5N1），鳥インフルエンザ（H7N9）
三類感染症	感染力および罹患した場合の重篤性等に基づいて総合的な観点からみた危険性は高くはないが，特定の職業への就業によって感染症の集団発生を起こしうる感染症	腸管出血性大腸菌感染症　コレラ，細菌性赤痢，腸チフス，パラチフス
四類感染症	人から人への感染はほとんどないが，動物や物件から感染する可能性があり，消毒等の措置が必要となる感染症	E型肝炎，A型肝炎，黄熱，Q熱，狂犬病，ジカウイルス感染症，炭疽，デング熱，鳥インフルエンザ（鳥インフルエンザ（H5N1およびH7N9）を除く），日本脳炎，ボツリヌス症，マラリア，野兎病，ライム病，レジオネラ症など
五類感染症	国民の健康に影響を与えるおそれがある感染症	アメーバ赤痢，ウイルス性肝炎（E型肝炎およびA型肝炎を除く），カルバペネム耐性腸内細菌科細菌感染症，急性弛緩性麻痺（急性灰白髄炎を除く），急性脳炎（ウエストナイル脳炎，西部ウマ脳炎，ダニ媒介脳炎，東部ウマ脳炎，日本脳炎，ベネズエラウマ脳炎およびリフトバレー熱を除く），クリプトスポリジウム症，クロイツフェルト・ヤコブ病，劇症型溶血性レンサ球菌感染症，後天性免疫不全症候群，ジアルジア症，侵襲性インフルエンザ菌感染症，侵襲性髄膜炎菌感染症，侵襲性肺炎球菌感染症，水痘（入院例に限る），先天性風しん症候群，梅毒，播種性クリプトコックス症，破傷風，バンコマイシン耐性黄色ブドウ球菌感染症，バンコマイシン耐性腸球菌感染症，百日咳，風しん，麻しん，薬剤耐性アシネトバクター感染症など
指定感染症	既知の感染症の中で一類から三類に分類されない感染症において一類から三類に準じた対応の必要が生じた感染症	（現在は該当なし）
新感染症		（現在は該当なし）
新型インフルエンザ等感染症		新型インフルエンザ，再興型インフルエンザ

資料／厚生労働省ホームページ：感染症法に基づく医師の届出のお願い，https://www.mhlw.go.jp/stf/seisakunitsuite/bunya/kenkou_iryou/kenkou/kekkaku-kansenshou/kekkaku-kansenshou11/01.html#list01（最終アクセス日：2018/8/13）

エンザ等感染症に分類されている（表5-2）。また，それぞれの分類において届け出の期間が決まっている（表5-3）。

2. 学校保健安全法（学校保健安全法施行規則）

学校保健安全法では，その施行規則において，学校において予防すべき感染症の種類および出席停止期間の基準が定められている（表5-4）。

表 5-3 感染症法に基づく医師の届出について

対象者	報告までの期間	報告内容
一類感染症の患者	直ちに	・該当者の氏名 ・年齢 ・性別 ・その他厚生労働省令で定める事項
二類感染症，三類感染症または四類感染症の患者または無症状病原体保有者		
厚生労働省令で定める五類感染症または新型インフルエンザ等感染症の患者および新感染症にかかっていると疑われる者		
厚生労働省令で定める五類感染症の患者 （厚生労働省令で定める五類感染症の無症状病原体保有者を含む）	7日以内	・年齢 ・性別 ・その他厚生労働省令で定める事項

資料／感染症の予防及び感染症の患者に対する医療に関する法律（感染症法）第十二条を参考に作成.

表 5-4 学校において予防すべき感染症の種類と出席停止の期間の基準

	学校において予防すべき感染症の種類	出席停止の期間の基準
第一種*	エボラ出血熱，クリミア・コンゴ出血熱，痘そう，南米出血熱，ペスト，マールブルグ病，ラッサ熱，急性灰白髄炎，ジフテリア，重症急性呼吸器症候群（病原体がベータコロナウイルス属 SARS コロナウイルスであるものに限る），中東呼吸器症候群（病原体がベータコロナウイルス属 MERS コロナウイルスであるものに限る）および特定鳥インフルエンザ（感染症の予防及び感染症の患者に対する医療に関する法律（平成十年法律第百十四号）第六条第三項第六号に規定する特定鳥インフルエンザをいう。次号及び第十九条第二号イにおいて同じ）	治癒するまで。
第二種	インフルエンザ（特定鳥インフルエンザを除く）	発症後5日を経過し，かつ解熱した後2日（幼児にあつては，3日）を経過するまで。（特定鳥インフルエンザおよび新型インフルエンザ等感染症を除く）
	百日咳	特有の咳が消失するまでまたは5日間の適正な抗菌性物質製剤による治療が終了するまで。
	麻しん	解熱した後3日を経過するまで。
	流行性耳下腺炎	耳下腺，顎下腺または舌下腺の腫脹が発現した後5日を経過し，かつ，全身状態が良好になるまで。
	風しん	発しんが消失するまで。
	水痘	すべての発しんが痂皮化するまで。
	咽頭結膜熱	主要症状が消退した後2日を経過するまで。 ※病状により学校医その他の医師において感染のおそれがないと認めたときは，この限りでない。
	結核および髄膜炎菌性髄膜炎	病状により学校医その他の医師において感染のおそれがないと認めるまで。
第三種	コレラ，細菌性赤痢，腸管出血性大腸菌感染症，腸チフス，パラチフス，流行性角結膜炎，急性出血性結膜炎その他の感染症	病状により学校医その他の医師において感染のおそれがないと認めるまで。

＊感染症の予防及び感染症の患者に対する医療に関する法律第六条第七項から第九項までに規定する新型インフルエンザ等感染症，指定感染症及び新感染症は，前項の規定にかかわらず，第一種の感染症とみなす。
資料／学校保健安全法施行規則第十八条及び第十九条を参考に作成.

表 5-5 検疫感染症の種類

一類感染症		エボラ出血熱，クリミア・コンゴ出血熱，痘そう，南米出血熱，ペスト，マールブルグ病，ラッサ熱
新型インフルエンザ等感染症		新型インフルエンザ，再興型インフルエンザ
政令で定める感染症	二類感染症	鳥インフルエンザ（H5N1），鳥インフルエンザ（H7N9），中東呼吸器症候群（MERSコロナウイルスによるものに限る）
	四類感染症	デング熱，チクングニア熱，マラリア，ジカウイルス感染症

3. 検疫法

▶ **目的** 検疫法の目的として，条文内では，以下のように記載されている。

> この法律は，国内に常在しない感染症の病原体が船舶又は航空機を介して国内に侵入することを防止するとともに，船舶又は航空機に関してその他の感染症の予防に必要な措置を講ずることを目的とする。（第一条）

▶ **検疫感染症** 検疫感染症は，①感染症法に規定する一類感染症，②感染症法に規定する新型インフルエンザ等感染症，③国内に常在しない感染症のうち病原体が国内に侵入することを防止するため，その病原体の有無に関する検査が必要なものとして政令で定めるものと規定されている。検疫感染症の種類については表5-5にまとめた。

4. 予防接種法

▶ **目的** 予防接種法の目的として，条文内では，以下のように記載されている。

> この法律は，伝染のおそれがある疾病の発生及びまん延を予防するために公衆衛生の見地から予防接種の実施その他必要な措置を講ずることにより，国民の健康の保持に寄与するとともに，予防接種による健康被害の迅速な救済を図ることを目的とする。（第一条）

▶ **分類** 予防接種は定期接種（A類疾病，B類疾病），任意接種に分かれている。A類で定期の予防接種を行う疾病として，ジフテリア，百日咳，急性灰白髄炎，麻疹，風疹，日本脳炎，破傷風，結核，ヒブ（Hib）感染症，肺炎球菌感染症（小児），ヒトパピローマウイルス感染症，水痘，B型肝炎がある。B類ではインフルエンザ，肺炎球菌感染症（高齢者）がある（後出表5-6参照）。予防接種のスケジュールに関しての詳細は，厚生労働省ホームページを参照してほしい。

5. 食品衛生法

▶ **目的** 食品衛生法の目的として，条文内では，以下のように記載されている。

> この法律は，食品の安全性の確保のために公衆衛生の見地から必要な規制その他の措置を講ずることにより，飲食に起因する衛生上の危害の発生を防止し，もつて国民の健康の保護を図ることを目的とする。（第一条）

▶ **届け出**　食品衛生法の届け出においては，食品，添加物，器具もしくは包装容器に起因して中毒となった患者もしくはその疑いのある者を診断し，またはその死体を検案した医師は，直ちに最寄りの保健所所長にその旨の届け出をしなければならないと規定されている。

II　ワクチン接種（予防接種）

1. ワクチンの基礎知識

1　ワクチンとは

　病気を引き起こすある種のウイルスや病原体は，一度その病気にかかると同じ病気にかからない，またはかかりにくいことが知られている。これは，いわゆる免疫作用によるものである。この免疫作用を人工的に利用して病気にかかりにくくするものを**ワクチン**という。

　図 5-1 に示したように，通常の病原体の場合は病原体が人に感染し，感染後に病気を発症する。その後，回復する人，身体障害の残る人，死亡する人などに分かれており，そのなかで回復した人は免疫を獲得する。免疫を獲得すると，同じ病原体からの感染を防ぐことが可能となる。これを人工的に行ったものがワクチンである。

　病原体の代わりに病原体の一部や死んだ病原体をワクチンとして接種し，人工的に免疫反応を引き起こすことにより免疫を獲得する。ワクチンは病原性が低い，もしくはなくしているため，基本的には病気を引き起こすことなく免疫を獲得し，ワクチンを接種した人を病気にかかりにくくすることが可能となる。

2　ワクチンの種類とその製造方法

❶生ワクチン

　生ワクチンとは，弱毒化した病原体そのものを接種するワクチンのことである（図 5-2）。代表的なワクチンには，麻疹，風疹，水痘（すいとう），黄熱病ワクチンなどがある。ウイルスや細菌が病原性をもたない，もしくは病原性が低い状態になるよう，培養条件などをコントロールして精製を行うことを**弱毒化**という。この弱毒化により，通常では病気を引き起こす病原体が，病気を引き起こさずに免疫反応のみを活化させ，免疫のみ獲得することを

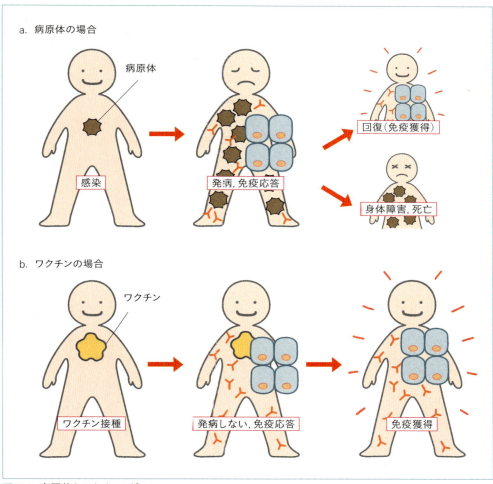

図 5-1 病原体とワクチンの違い

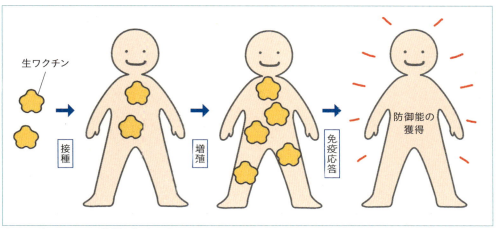

図 5-2 生ワクチンの接種と免疫反応

可能にしている。

　生ワクチンの特徴として，接種される病原体を体内に入れることで，通常の病原体と同様に体内で増殖させることが可能であり，この増殖により強力な免疫能を得ることができる。強力な免疫能があるため、長期にわたる病気の予防やワクチンの接種回数が少なくてすむメリットがある。また，通常の病原体と同様の感染を引き起こすため，感染部位に免疫能が備わることにより感染自体を防ぐことが可能となっている。生ワクチンとして定期接種に含まれるものとして，結核（BCG），麻疹・風疹混合ワクチン（MR），麻疹，風疹，水痘ワクチンがあり，任意接種に含まれるものとしては流行性耳下腺炎，黄熱，ロタウイルスのワクチンがある。

❷ **不活化ワクチン**

　不活化ワクチンは，細菌やウイルスを不活化，もしくは病原体の一部や遺伝子組み換えで作成したたんぱく質を使用するなどして病原性を取り除いたものを使用したワクチンである。ワクチンに活動性はないため，生ワクチンと異なり，ワクチン物質は増殖することはない（図5-3）。そのため，生ワクチンより免疫獲得能は劣る。不活化ワクチンの代表であるインフルエンザワクチンは，感染を防ぐことはできないが重症化を予防するために推奨されている。また，細胞性免疫を得る可能性が低いため，複数回の接種が必要である。一方，体内で増殖する可能性がないため，妊娠中にも使用することが可能である。妊娠中に生ワクチンを接種した場合はウイルスが胎盤を通過し，胎児の成長に影響を与え胎児の奇形を誘発することが知られている。先天性風疹症候群は一例であり，妊娠中に風疹ウイルスに感染することにより胎児奇形が発生するが，生ワクチンである風疹ワクチンも体内で胎児に感染し奇形を起こし得るため，妊婦に生ワクチンは禁忌となっている。

　不活化ワクチンの種類は生ワクチンと比べて多様であり，不活化ワクチンのなかに遺伝子組み換えサブユニットワクチン，トキソイドワクチン，多糖体-たんぱく質結合型ワクチンが含まれている。

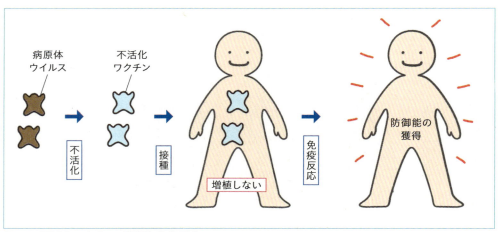

図5-3　不活化ワクチンの接種と免疫反応

2. 定期接種と任意接種

1 定期接種

定期接種は予防接種法に定められており，**A 類疾病**と **B 類疾病**に区分されている（表5-6）。

A 類疾病は社会的な防衛を目的としており，「集団的な防衛」と「重大な社会的損失の防止」の観点から 2 つに区分される。1 つ目は，集団的な防衛を目的とし，集団感染を防ぐために定められている。対象疾患として，ジフテリア，百日咳，急性灰白髄炎（ポリオ），麻疹，風疹，結核，痘瘡，水痘がある。2 つ目は，高い致死率による重大な社会的損失の

表5-6 主な定期予防接種（2018［平成30］年4月現在）

対象疾病またはワクチン			接種回数と標準的な接種年齢	
A 類疾病	ジフテリア 百日咳 ポリオ 破傷風	DPT-IPV 混合ワクチン（初回） DT 混合ワクチン（追加）	不活化ワクチン	初回 3 回	生後 3 か月〜12 か月
				追加 1 回	初回終了後 12 か月〜18 か月
	麻疹 風疹	MR ワクチン（麻疹・風疹混合ワクチン）	生ワクチン	1 期 1 回	生後 1 歳〜2 歳
				2 期 1 回	小学校入学の前 1 年間で 5 歳〜7 歳未満
	日本脳炎		不活化ワクチン	1 期初回 2 回	3 歳
				1 期追加 1 回	4 歳
				2 期 1 回	9 歳〜13 歳未満
	結核（BCG ワクチン）		生ワクチン	生後直後〜1 歳未満	
	ヒブ（インフルエンザ菌 b 型ワクチン）		不活化ワクチン	初回 3 回	生後 2 か月〜7 か月
				追加 1 回	初回終了後 7 か月〜13 か月
	小児用肺炎球菌ワクチン		不活化ワクチン	初回 3 回	生後 2 か月〜11 か月
				追加 1 回	初回終了後 60 日以上で生後 12〜15 か月
	水痘		生ワクチン	1 回目	生後 12〜15 か月
				2 回目	1 回目から 6〜12 か月経過した時期
	B 型肝炎		不活化ワクチン	3 回	生後 2 か月〜12 か月
	ヒトパピローマウイルスワクチン		不活化ワクチン	3 回	小 6〜高 1 相当の女子
B 類疾病	インフルエンザ		不活化ワクチン	毎年 1 回	① 65 歳以上 ② 60 歳以上 65 歳未満で一定の心臓，腎臓もしくは呼吸器の機能またはヒト免疫不全ウイルスによる免疫機能の障害を有する者
	肺炎球菌（23 価肺炎球菌莢膜ポリサッカライドワクチン）		不活化ワクチン	年度内に 65 歳・70 歳・75 歳・80 歳・85 歳・90 歳・95 歳・100 歳になる者	

Ⅱ ワクチン接種（予防接種）

防止を図る目的で定められている。対象疾患として，日本脳炎，破傷風，ヒブ感染症，肺炎球菌感染症（小児のみ），ヒトパピローマウイルス感染症，B型肝炎が含まれる。

B類疾病は個人の予防目的に重点を置き，個人の発症や重症化を予防し，個人の伝播を阻止し，それにより集団的な免疫の取得を目的としている。対象疾患としてインフルエンザ，肺炎球菌感染症（高齢者）がある。

2 任意接種

任意接種は予防接種法に指定されていないワクチンを対象としており，ロタウイルス，おたふくかぜ，A型肝炎，破傷風トキソイド，髄膜炎菌，黄熱，狂犬病，成人用ジフテリアトキソイドが含まれる。

定期接種と任意接種の違いは，予防接種による健康被害に対する救済制度において認められる。A類疾病およびB類疾病の定期の予防接種もしくは臨時の予防接種を受けた際に有害作用が認められた場合には，予防接種健康被害救済制度により保償がされる。任意接種の場合は，医薬品有害作用被害救済制度により保償が行われる。

国家試験問題

1 生ワクチンの定期接種に含まれていないものはどれか。　　　　（予想問題）

1. ロタウイルス
2. 結核
3. 麻疹
4. 風疹

▶答えは巻末

アレルギー・免疫

アレルギー・免疫

第 1 章

免疫とアレルギーの基礎知識

この章では
- 免疫機能を担う細胞と免疫系の特異性について理解する。
- アレルギー反応が免疫反応の結果であることを理解する。

I 免疫とは，アレルギーとは

　免疫は本来，細菌やウイルスなどの感染症からわれわれのからだを守るために備わったものである。これら細菌やウイルスなどの抗原（免疫反応を引き起こす物質）が体内に侵入した後，その抗原が異物であり，排除する必要があることを抗原提示細胞が **T 細胞** に対して示すことから免疫反応はスタートする。免疫の司令塔である T 細胞は時にマクロファージに抗原を貪食するよう指令を出す。あるいは，抗原の種類によっては **B 細胞** に抗体を産生させる指示を出し，この抗体により生体を守る。これらはわれわれのからだにおける通常の反応で，抗原が排除されれば免疫反応は収束し，生体は健康を維持する。

　免疫とは，本来，自己と非自己（異物＝抗原）を認識し，自己を傷つけずに非自己のみを攻撃し排除しようとする機構である。

　しかし，時によって抗原が排除された後でも免疫反応が収束しなかったり，あるいは反応が通常とは異なり生体にとって傷害作用を示すようなこともある。この行き過ぎた有害な反応をアレルギーと定義する。また，アレルギーを引き起こす抗原を **アレルゲン** とよぶ。アレルギーには様々な機序があり，これを理解することが治療上も非常に重要である。

II 免疫反応

　アレルギー とは有害な **免疫反応** であることから，アレルギーを理解するにはまず免疫について復習する必要がある。

　細菌，ウイルス，真菌，原虫およびそのほか様々な感染性微生物がわれわれの周りを取り囲んでいるなか，病気にならず健康に暮らすことができるのは，われわれに備わった **抵抗力** のためである。最も大きな抵抗力はわれわれのからだの表面を覆っている皮膚や粘膜，あるいはその表面にある線毛などである。けがをした場合，そこがすぐに化膿することはだれもが経験していることなので，皮膚の抵抗力の重要性は容易に理解できる。

　しかし，このからだの表面を守る鎧のみでは，感染症を防ぐことはできない。そこで，侵入してきた微生物を無毒化し処理する方法として免疫系が発達した。

A 2つの免疫系

　われわれのからだに備わる免疫系は，生体が生まれながらにもっている **自然免疫** と，生後何らかの原因により獲得された **獲得免疫** の 2 つの種類に大別される（図 1-1，column「免疫の担い手からみた自然免疫と獲得免疫の違い」参照）。

1. 自然免疫

　たとえば細菌が口腔内に入った場合を考えてみよう。唾液中に存在する（そのほか，涙液や粘液中にも多く存在する）リゾチームという酵素は，細菌の細胞壁を消化する作用があることから，細菌を溶解し，感染からわれわれを保護する力がある。リゾチームによる溶解を免れて体内に入ってきた細菌は，**好中球**や**マクロファージ**などの**貪食細胞**により消化されて死滅する。また，リンパ球の一種である **NK（ナチュラルキラー）細胞**は，ウイルスに感染した細胞や腫瘍細胞を非特異的に攻撃し，破壊する。これが自然免疫の働きである。

　自然免疫の特徴は，細菌の攻撃を受けるたびに同じ強さで反撃するところにある。つまり，1回目に「X」という細菌の感染を受け，次に「Y」という細菌の感染を受けた場合でも（あるいは前回と同じ「X」であっても）同じ強さの免疫力しか示さない。

2. 獲得免疫

　一方，獲得免疫*はまったく異なる。病原体の侵入に対し，初動で働くのが自然免疫で，自然免疫の攻撃から逃れた病原体を次の段階で個別に認識し確実に破壊するのが獲得免疫である。

　仮に「X」という抗原をもつ原因微生物の感染を受けた場合，抗原提示細胞である**樹状細胞**は，まず，その情報を司令者である**ヘルパーT細胞**に送る。この情報を得たヘルパーT細胞は，**細胞傷害性T細胞**（キラーT細胞）やマクロファージを活性化して原因微生物を攻撃する（この働きを**細胞性免疫**という）。あるいは，B細胞を刺激することにより**抗体**（免疫グロブリン）を産生させて原因微生物を攻撃する（この働きを**液性免疫**という）。

　この際，抗原「X」に遭遇するのが初めての場合には細胞性免疫も液性免疫もあまり大きな反応にはならないが，再び原因微生物の抗原「X」に遭遇すると，細胞性免疫も液性免疫も1度目とは異なる非常に大きな反応を示す。ただし，2回目の感染が抗原「Y」であれば1回目と同程度の反応しか起こさない。

　このように，抗原が「X」か「Y」かの区別をつけることができること（これを**免疫学的特異性**という）と，それを記憶して2回目の反応が大きくなる（これを**免疫学的記憶**という）という特徴がある。この免疫学的特異性と免疫学的記憶が獲得免疫の最大の特徴である（記憶を保持するのは**記憶T細胞**と**記憶B細胞**）。

　獲得免疫は進化とともに発達してきた免疫系であり，非常に下等な動物には存在しない。

＊ **獲得免疫**：獲得免疫のなかでも，その働きにより**能動免疫**と**受動免疫**とよばれることもある。ワクチン接種によって生体内に抗体産生や細胞性免疫の働きを促すことを能動免疫という。一方，免疫グロブリン製剤の投与や母体から胎児への免疫グロブリンの移行など，完成した抗体を生体内へ入れる場合は受動的なので受動免疫という。

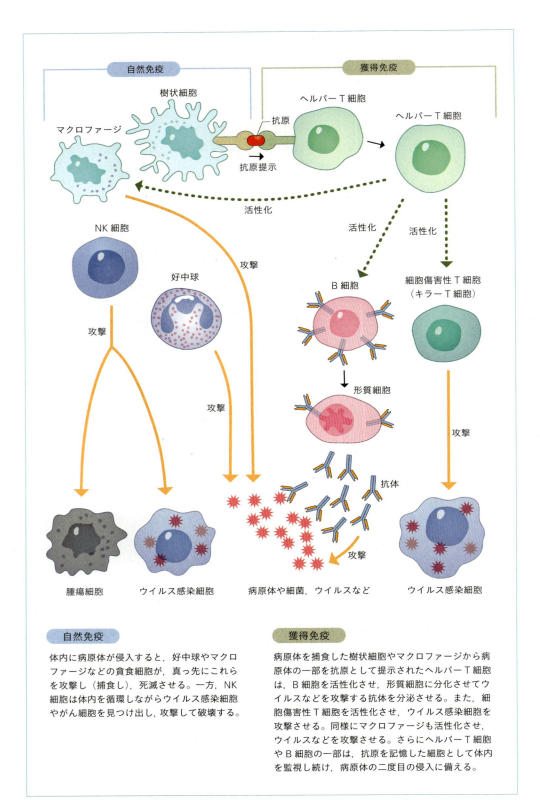

図 1-1 自然免疫と獲得免疫

免疫の担い手からみた自然免疫と獲得免疫の違い

免疫系の担い手を考えてみると，自然免疫と獲得免疫の違いがさらに理解しやすい。採血直後の血液は赤血球が血液のなかにまんべんなく分布しているため赤い。血液を遠心分離してみると黄色の血清部分，赤い赤血球部分，その中間の白い層の3つに分かれる（図）。

血清中には抗体や補体系とよばれる免疫に重要なたんぱく成分が含まれている。抗体は獲得免疫の担い手である。また，補体は免疫機能を補助するたんぱく質の総称である。

白い層には，リンパ球，マクロファージ，好中球などのいわゆる白血球とよばれる細胞が含まれる。リンパ球（T細胞やB細胞）は獲得免疫，マクロファージや好中球は自然免疫の担い手である。

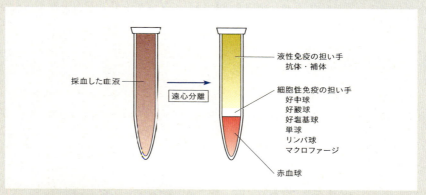

図　血液中の免疫細胞と免疫物質

▶**抗体（免疫グロブリン）**　たんぱく質で，B細胞から分泌される。免疫グロブリン（Ig；immunoglobulin）には，IgM，IgG，IgA，IgD，IgEの5種類がある。
- IgM：病原体に感染したとき，最初につくられる抗体。血液中の抗体全体の約10％を占める。
- IgG：抗体全体の約75％を占め，最も多い。IgMの次につくられ，病原体を攻撃する。
- IgA：抗体全体の約15％を占め，消化管や気道の粘膜，唾液中に存在し，病原体の感染を予防する。
- IgD：血液中に含まれる量は1％以下。その機能はまだよくわかっていない。
- IgE：血液中の量は0.001％以下と最も少ない。アレルギー抗体とよばれ，花粉やダニなどの抗原に結合するとアレルギー反応を引き起こす。

▶**補体**　補体（complement，Cと表記される）は血液中に含まれるたんぱく質の一群で，自然免疫の一部として機能する。抗体と一緒に細菌などに結合して無力化したり，補体だけで病原体に非特異的に結合し，細胞膜に穴を開けて破壊したりする。補体はC1～C9の9成分からなる。

B 免疫機能に重要な細胞

　免疫機能を担う細胞（免疫細胞）は，**骨髄系の細胞**と**リンパ系の細胞**に大別される（図1-2）。両者はともに骨髄の幹細胞が起源である。

1. 骨髄系細胞

　骨髄系の細胞は分化して最終的に好中球，好酸球，好塩基球（これらを顆粒球とよぶ），肥満細胞（マスト細胞），単球（分化してマクロファージ，樹状細胞）などになる。これらは主に**貪食細胞**であり，自然免疫の働きを担う。侵入した細菌や異物を無差別に（すなわち抗原非特異的に）細胞内に取り込み消化（殺菌）することで免疫機能を果たしている。特に好中球は自然免疫の一番の働き手で，細菌などの侵入で炎症が生じると血管内から炎症部位に遊走し，素早く細菌を貪食し顆粒内の消化酵素で消化（殺菌）する。

2. リンパ系細胞

　一方，リンパ系の細胞としてT細胞，B細胞およびNK（ナチュラルキラー）細胞が存在する。T細胞とB細胞は特異性と記憶を有する獲得免疫の主役である。

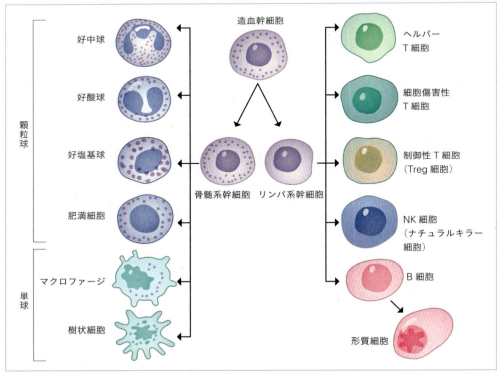

図1-2 免疫機能を担う細胞

T細胞はオーケストラの指揮者のように，あるときは免疫機能を非常に高め，またあるときはこれを抑えるようにも働く。前者は**ヘルパーT細胞**（Th），後者は**制御性T細胞**（Treg細胞）とよばれる。このほかに，**細胞傷害性T細胞**（キラーT細胞）があり，ウイルス感染細胞や腫瘍細胞を攻撃する。

B細胞は，ヘルパーT細胞からの刺激や抗原刺激を受けて分化・増殖し，形質細胞となってその抗原を攻撃する抗体を産生する。

また，NK細胞は自然免疫の担い手として，ウイルス感染初期にウイルス感染細胞を非特異的に攻撃し破壊する。

T細胞の機能不全時には，ウイルス，真菌，原虫，結核菌などに対して感染しやすくなり，B細胞の機能不全時には一般細菌に感染しやすくなる。

C 免疫系活性化の機序

1. 樹状細胞，マクロファージの役割

ある細菌にわれわれが感染した場合に，免疫系はどのように活性化されるか考えてみよう。まず，自然免疫系に属する貪食細胞である樹状細胞やマクロファージによって細菌は貪食される。侵入した細菌がごく少数であればこれだけで感染を収束させることができるが，非常に多数の場合には貪食細胞による貪食だけでは追いつかない。こうした場合に備え，樹状細胞やマクロファージに貪食以上に重要な機能をもっている。貪食した細菌を小さな分子（抗原）にまで分解し，それによってヘルパーT細胞を刺激し，獲得免疫系を活性化させることである。つまり，自然免疫と獲得免疫の橋渡しをする（図1-3）。その際重要なことは，抗原が樹状細胞上の**主要組織適合抗原**（major histocompatibility complex；MHC）

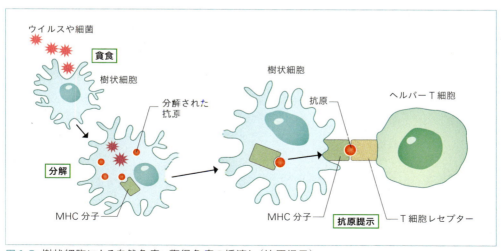

図1-3 樹状細胞による自然免疫と獲得免疫の橋渡し（抗原提示）

と合体して，**抗原＋MHC** 全体がヘルパーT細胞の受容体に反応することである．1個のT細胞は1種類の**抗原受容体**しか有しないが，T細胞には非常に多くの種類が存在し，それぞれの抗原受容体が特定の抗原＋MHCと反応する．このことが獲得免疫の特異性の理由である．

2. サイトカインの分泌

樹状細胞やマクロファージによって刺激されたT細胞は，いろいろな**サイトカイン**を分泌することにより周りの免疫細胞に影響を与える．サイトカインとは，リンパ球が免疫刺激やそのほかの方法で活性化されると分泌される生理活性を有するたんぱく質の総称である．ヘルパーT細胞は免疫を強くし，細胞傷害性T細胞は腫瘍細胞やウイルス感染細胞を傷害する作用をもっている．この違いはリンパ球から産生されるサイトカインによる影響が大きい．ヘルパーT細胞（Th）は分泌するサイトカインの種類によってさらに3種類（Th1，Th2，Th17）に区別される．

Th1細胞はIL（インターロイキン）-2やIFN（インターフェロン）-γを分泌するのに対して，**Th2細胞**はIL-4，IL-5，IL-10を産生する．前者は細胞傷害性T細胞の活性化，マクロファージの貪食機能を亢進させるなど，**細胞性免疫**を活性化する．後者はB細胞による抗体産生を亢進させるなど，**液性免疫**を活性化する（図1-4）．Th2細胞はアレルギーの主役をなすIgE抗体の産生を高めることから，アレルギーの理解に重要である．

また，最近になって第3のヘルパーT細胞，**Th17細胞**が注目されている．これはインターロイキンの一種であるIL-17を産生し，好中球による炎症を引き起こしたり，自己免疫疾患において中心的役割を果たすことが重要視されている．

3. ケモカインの分泌

ケモカインとは単球およびマクロファージ，あるいはそのほかの細胞から分泌されるサイトカインの一種で，ほかの白血球に対して**走化性**を有するものをいう．走化性とは，ケモカインの濃度勾配によって細胞を引きつけることをいう．ケモカインに対する受容体は特定の細胞に発現しているため，これを発現している細胞はケモカインが産生されている場所に集まってくる．たとえば，好酸球（アレルギーに関与する）はエオタキシン（ケモカインの一種）に対する受容体であるCCR3を発現しており，エオタキシンが増加したアレルギー炎症の場に吸い寄せられることになる．50種類以上のケモカインと20種類以上の受容体があるといわれている．

4. 化学伝達物質（ケミカルメディエーター）

化学伝達物質（ケミカルメディエーター）とは，一般的には細胞間の様々な情報伝達を仲介する物質のことを指すが，アレルギーにおいては肥満細胞や好塩基球などのアレルギー炎症に関連する細胞から分泌され，アレルギー炎症に深く関連する物質のことをいう．

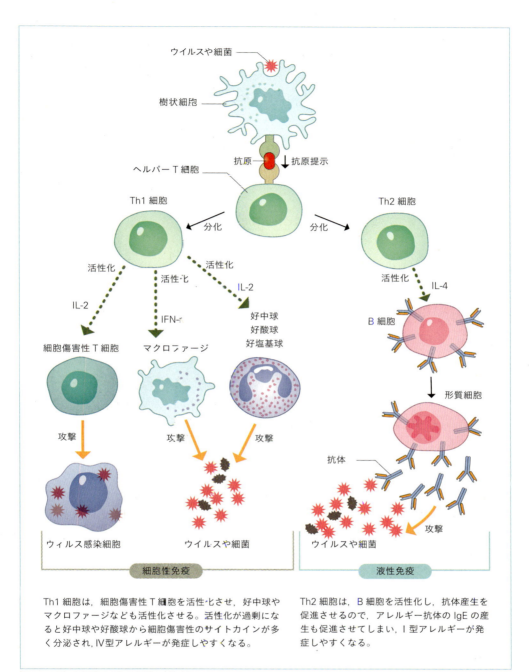

図 1-4 Th1 細胞と Th2 細胞の役割

　好塩基球の内部には顆粒の1つである**ヒスタミン**がすでに貯蔵されている。好塩基球表面の IgE 受容体に結合している IgE にアレルギー抗原が結合すると、細胞が活性化され、ヒスタミンが即時に放出されアレルギー炎症を引き起こす。このためこれを**即時型アレルギー**（第2章-I「I型アレルギー」参照）とよんでいる。すでに産生され貯蔵されているケミ

カルメディエーターを1次性ケミカルメディエーターとよぶこともある。

一方，アレルギー抗原が結合した後に新たに産生され周囲に分泌されるものもあり，これを2次性ケミカルメディエーターとよぶこともある。その代表は，**ロイコトリエン，トロンボキサン，プロスタグランジン**あるいは**血小板活性化因子**（PAF）などである。

III アレルギー反応に関係する因子

1. アレルギー抗体IgEの役割と意義

IgE（immunoglobulin E）とは，免疫グロブリンの一種であり，抗体のことである。抗体には5種類あり，そのうちのIgG，IgA，IgM，IgDなどと異なり，このIgEは組織中の**肥満細胞**や血液中の**好塩基球**の表面上に存在する受容体に強固に結合している（図2-1参照）。IgEの産生が多い体質を**アトピー**とよぶが，これには前述したTh2細胞が大いに関係している。Th2細胞から産生されるサイトカインIL-4がIgEの産生には不可欠だからである。

IgEはアレルギー，すなわち有害反応を引き起こす免疫グロブリンであるので，存在しないほうがよいのかというと，そうではない。人類は様々な感染症と闘いながら進化してきた。IgEのもつ本来の意義は，寄生虫（たとえば住血吸虫）に対する防御機構である。寄生虫に感染するとこれを撃退するための免疫機構としてIL-4によるIgE産生とIL-5による好酸球の増加が起こる。

肥満細胞や好酸球は寄生虫を非常に有効に退治するための物質を含んでいるため，Th2反応を増大させることによって人類は寄生虫による感染に立ち向かってきた。アレルギー反応は，感染防御という，より大きな使命に対する副次反応とも考えられる。

2. アレルゲンの特徴

花粉症を想像すれば特徴は理解しやすいと思うが，少量のたんぱく質が，繰り返し経粘膜的に感作される場合にアレルゲンとなりやすい。生体への侵入経路により大きく表1-1のように分類される。

表1-1 代表的なアレルゲン

生体への侵入経路	アレルゲン
吸入性アレルゲン	ダニ，ハウスダスト，カビ，動物の表皮や毛，花粉など
食物アレルゲン	卵白，牛乳，大豆，小麦，マグロ，サバ，エビ，カニ，そばなど
感染性アレルゲン	ウイルス，マイコプラズマ，細菌（ブドウ球菌，レンサ球菌，ナイセリア，インフルエンザ桿菌など）
接触性アレルゲン	薬物，化学物質，化粧品など
薬物アレルゲン	ペニシリンなど様々（多くは血清中のたんぱくと結合してアレルゲンとなる）

3. 遺伝因子，環境因子

　アトピーには**遺伝因子**と**環境因子**の双方の関与が考えられる。第5染色体や第11染色体上の遺伝子と関連することが明らかとされているが，ここにはTh2細胞への誘導をもたらすサイトカインの遺伝子が多く含まれる。また，特定のHLA-クラスⅡ遺伝子（MHCの一つ）をもつ人ではIgEの産生がより高いことも知られている。

　環境因子として考えられているものとしては，アレルゲンの量の増加，大気汚染，食習慣の変化などであるが，確固たる証拠があるわけではない。感染症が減少したことが，アトピーの頻度の増加と関連するという意見もある。感染症が発症するとTh1細胞が活性化されることが多く，そのことによりTh2細胞が抑制されていると思われる。

国家試験問題

1　ウイルス感染で最初に産生される抗体はどれか。　　　　　　（予想問題）

1. IgA
2. IgE
3. IgG
4. IgM

2　抗原特異的な免疫反応に関連する細胞はどれか。　　　　　　（予想問題）

1. 好中球
2. 好酸球
3. 好塩基球
4. T細胞

3　IgEが結合できる細胞はどれか。　　　　　　（予想問題）

1. 好中球
2. 好酸球
3. B細胞
4. 肥満細胞

▶答えは巻末

アレルギー・免疫

第 2 章

アレルギー反応の
しくみと分類

この章では

- アレルギー反応にかかわる抗体，細胞および化学伝達物質の作用を理解する。
- Ⅰ～Ⅳ型アレルギー反応によって起こる症状を学ぶ。

免疫系が関与するアレルギー反応を，クームス（Coombs）とゲル（Gell）はⅠ～Ⅳ型という4つの型に分類した（表2-1）。

Ⅰ～Ⅲ型は抗体が関与し，Ⅳ型は抗体は関与せず細胞性免疫が病変をつくり出す。Ⅱ型，Ⅲ型は，アレルギー疾患への関与よりも膠原病の発症機序としての役割のほうが重要である。また，Ⅱ型の亜型としてⅤ型が定義されることもある。

Ⅰ Ⅰ型アレルギー

1. Ⅰ型アレルギーの機序

Ⅰ型アレルギー反応では，免疫グロブリン（Ig：immunoglobulin）のうち，血液中にごく微量（200 ng/mL）しか存在しない**IgE抗体**が重要である。IgEは組織中の肥満細胞（マスト細胞）や血液中の好塩基球の細胞表面に結合する。Ⅰ型アレルギー疾患（アトピー性気管支喘息，花粉症，アレルギー性鼻炎，アトピー性皮膚炎およびアナフィラキシーなど）では，ダニ抗原，花粉抗原および食物のたんぱく質に結合する特異性をもったIgE（**抗原特異的IgE**）が生体内に存在する。生体にアレルゲン（抗原）が侵入すると，肥満細胞や好塩基球の表面の抗原特異的IgEと結合し，その刺激により細胞内から**化学伝達物質**（ケミカルメディエーター）が放出される。ケミカルメディエーターは，**血管透過性亢進，平滑筋収縮，粘液分泌亢進**および**各種白血球の遊走と組織浸潤**を招いて，Ⅰ型アレルギー反応が引き起こされる（図2-1）。

2. Ⅰ型アレルギー反応にかかわる化学伝達物質

Ⅰ型アレルギー反応にかかわる化学伝達物質（ケミカルメディエーター）は，大きく2つに分けられる。細胞が刺激を受ける前から顆粒内に貯蔵されているものと，刺激を受けてから初めて産生され遊離されるものである。前者の代表が**ヒスタミン**であり，後者の代表が

表2-1 アレルギー反応の分類（クームス-ゲル分類）

型	名称	関与する抗体・細胞	主なアレルギー疾患
Ⅰ型	即時型・アナフィラキシー型	IgE	気管支喘息，アレルギー性鼻炎，アトピー性皮膚炎，蕁麻疹，食物アレルギー，薬剤アレルギー，アナフィラキシー
Ⅱ型	細胞融解型・細胞傷害型	IgG，IgM	自己免疫性溶血性貧血，免疫性血小板減少性紫斑病，グッドパスチャー症候群（抗GBM病），血液型不適合輸血，Ⅴ型アレルギーとしてバセドウ病
Ⅲ型	アルサス型・免疫複合体型	抗原・抗体（IgG）・補体からなる免疫複合体	糸球体腎炎，血清病，過敏性肺炎，全身性エリテマトーデス（SLE），アレルギー性気管支肺アスペルギルス症（Ⅰ＋Ⅲ＋Ⅳ型）
Ⅳ型	遅延型・細胞性免疫型（ツベルクリン反応型）	感作ヘルパーT細胞	接触皮膚炎，金属アレルギー，同種移植片拒絶反応

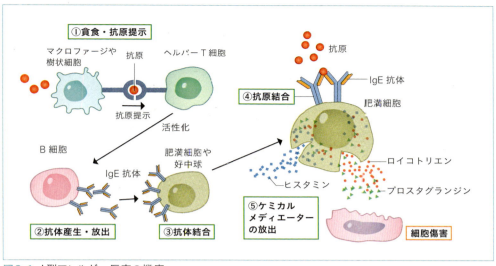

図 2-1 I型アレルギー反応の機序

ロイコトリエン C_4, D_4, E_4 やプロスタグランジン D_2 である。後者は細胞膜の成分であるリン脂質（または摂取されたリノール酸）が代謝され，アラキドン酸を経て生じる。

3. 代表的疾患

　化学伝達物質の作用と代表的なI型アレルギー疾患の症状発現について図 2-2 にまとめた。たとえば気管支喘息においては，アレルゲン曝露後わずか数分〜十数分で気管支平滑筋収縮が引き起こされ，喘息発作が誘発される。アレルギー反応が速やかに発現するため，I型アレルギーは別名，**即時型アレルギー**ともいわれる。

　こうしたI型アレルギーのなかで最も重篤な全身症状をきたす病態がアナフィラキシーである。ハチに刺されたり，薬物（ペニシリンなど）を投与した場合に，過敏性をもつ人では，全身の肥満細胞や好塩基球が一気に活性化されて化学伝達物質が大量に遊離する。その結果，血圧低下，頻脈および意識消失などをきたし，症状が強い場合には死に至ることもある。ただし，ハチアレルギーでは特異的IgE抗体が関与するが，薬物アレルギーには特異的IgE抗体が関与しないこともある。そのため抗体検査だけでは発症するかどうかわからないので，薬物使用時には注意が必要である。

4. I型アレルギー反応の即時相と遅発相

　気管支喘息や鼻アレルギー（アレルギー性鼻炎）などのI型アレルギー疾患の症状は，アレルゲンとIgEとの反応後，数分で現れる。これを**即時相**という。その症状が治まった後，数時間後に再び症状が現れ，その後，数時間〜数日にわたり症状が持続することがあり，これを**遅発相**あるいは**遅発アレルギー反応**とよぶ（IV型アレルギーにみられる遅延型反応とは異なるので注意する）。

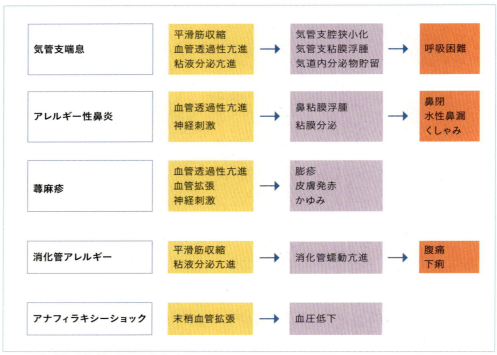

図 2-2 化学伝達物質の作用と症状発現

II　II 型アレルギー

1. II 型アレルギーの機序

　II 型アレルギーは，細胞や組織の抗原成分と IgG または IgM 抗体が反応し，そこに正常な血清中に存在する酵素様物質である**補体**が結合して活性化することにより細胞傷害を起こす（**細胞傷害型**，**細胞融解型**）。

　II 型アレルギーに関与する化学伝達物質としては，補体の各成分があるが，そのほか，好中球からのたんぱく質分解酵素，リンパ球からの各種サイトカインがある。

　細胞傷害の標的になるのは，赤血球，白血球および血小板などの血液細胞が多い。赤血球が傷害されるのが自己免疫性溶血性貧血で，クームス試験*で診断できる。また腎臓や皮膚組織の基底膜抗原が標的になる場合もある（図 2-3）。

＊ **クームス試験**：赤血球の細胞膜に結合する自己抗体の存在を調べる検査。患者の血液に赤血球に結合した自己抗体がある場合，その抗体に結合する抗体をさらに加えると，赤血球同士がつながり凝集するため，判定できる。

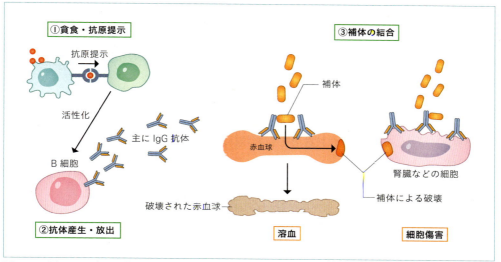

図2-3 Ⅱ型アレルギー反応の機序

2. 代表的疾患

Ⅱ型アレルギーの代表的疾患としては，不適合輸血による溶血性貧血，自己免疫性溶血性貧血，免疫性血小板減少性紫斑病，グッドパスチャー（Goodpasture）症候群（抗GBM病：腎糸球体基底膜に対する抗体が検出される）などがある。

3. 組織傷害をきたさないⅤ型アレルギー

Ⅱ型アレルギーのなかで，補体が活性化されないために組織傷害を直接きたさない疾患群がある。代表的な疾患は，甲状腺機能亢進症の原因となるバセドウ病（グレーブス病ともいう）である。これは，甲状腺刺激ホルモン（thyroid-stimulating hormone：TSH）受容体を抗原として認識する自己抗体が発症に関与する。

この抗体は甲状腺細胞にTSH受容体を介して結合し，細胞を破壊するのではなく，あたかもTSHが結合しているかのような刺激を細胞に与え，甲状腺ホルモンの分泌を常に亢進状態にさせることで疾患を引き起こすのである。

補体が関与せず，細胞傷害も起こさないため**Ⅴ型アレルギー**（抗受容体型アレルギー）として分類されることもあるが，抗原抗体反応の面からはⅡ型と同じような反応であり，Ⅱ型に含める場合が多い。

Ⅲ Ⅲ型アレルギー

1. Ⅲ型アレルギーの機序

Ⅲ型アレルギーは，**免疫複合体型**または**アルサス型**ともよばれ，可溶性抗原（体液に溶けている物質）とIgGまたはIgM抗体との抗原抗体結合物（**免疫複合体**）による組織傷害である。皮膚反応では，皮内注射後3〜8時間で最大となる紅斑・浮腫を特徴とする炎症反応を呈する。

Ⅲ型アレルギー反応の主役となる抗体は，IgG抗体である。Ⅲ型アレルギーに関与する化学伝達物質は，Ⅱ型アレルギーと同様で補体各成分のほか，好中球からのたんぱく質分解酵素，リンパ球からの各種サイトカインなどである。

生体内で産生された免疫複合体は，**補体**を活性化することにより，補体成分 C3a，C5a を産生する。この補体成分はアナフィラトキシン（anaphylatoxin）として肥満細胞や好塩基球から化学伝達物質を遊離させ，血管透過性の亢進，平滑筋収縮などのⅠ型アレルギーに似た反応を引き起こす。また C3a，C5a は**好中球遊走因子**として好中球を組織局所に集め，その好中球が免疫複合体を貪食することによりたんぱく質分解酵素の分泌，活性酸素の放出をもたらし，組織傷害性の炎症を引き起こす（図 2-4）。

免疫複合体の存在を調べるには，血清沈降抗体検査などがある。患者の血清（抗原を含む）に抗体を加えることで，免疫複合体ができるかどうかがわかる。

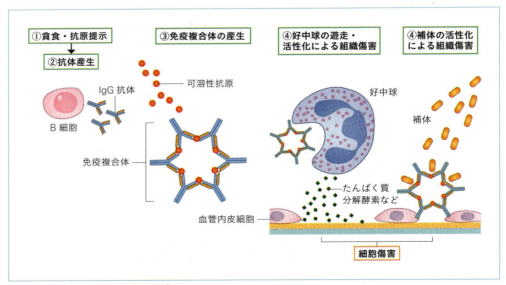

図 2-4 Ⅲ型アレルギー反応の機序

2. 代表的疾患

Ⅲ型アレルギーの代表疾患としては，血清病，膠原病（全身性エリテマトーデス，関節リウマチなど），急性糸球体腎炎，過敏性肺炎（Ⅲ＋Ⅳ型アレルギー），さらにアレルギー性気管支肺アスペルギルス症（Ⅰ＋Ⅲ＋Ⅳ型アレルギー）などがあげられる。

Ⅳ　Ⅳ型アレルギー

1. Ⅳ型アレルギーの機序

Ⅳ型アレルギーは，**遅延型アレルギー**，**細胞性免疫型**，**ツベルクリン型**ともよばれる。皮膚反応では，抗原皮内注射24〜72時間後に紅斑，硬結を特徴とする炎症反応を示す。このアレルギー反応は，Ⅰ〜Ⅲ型のような抗体によって引き起こされる反応（液性免疫）とは異なり，リンパ球，特に**ヘルパーT細胞**が重要な役割を果たしている（細胞性免疫）。抗原に特異的に反応したヘルパーT細胞が分泌するサイトカインがマクロファージや好中球を活性化し，炎症を引き起こす化学伝達物質を分泌させる（図2-5）。

2. 代表的疾患

Ⅳ型アレルギーを引き起こす抗原としては，結核菌，サルモネラなどの細菌，ウイルス，カンジダなどの真菌のほか，様々な化学物質があげられる。

代表的疾患としては，結核感染時の肉芽腫形成や接触皮膚炎（特定の物質に直接触れると皮

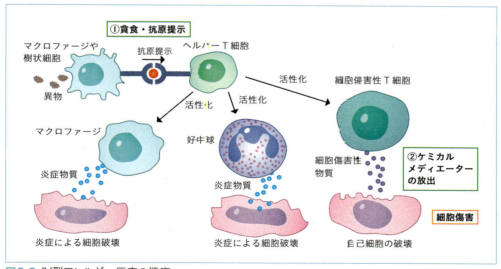

図2-5　Ⅳ型アレルギー反応の機序

膚が炎症を起こす，かぶれのこと）が典型的である。

またⅣ型アレルギー反応として代表的な**ツベルクリン反応**では，結核菌由来の抗原の皮内注射後，抗原特異的なヘルパーT細胞，特にTh1細胞が注射部位で活性化されて種々のサイトカインを放出し，局所へ好中球などの顆粒球やマクロファージなどの炎症細胞を集積させる。

国家試験問題

1 肥満細胞から遊離する化学伝達物質の作用に**含まれない**のはどれか。

（予想問題）

1. 平滑筋収縮
2. 白血球遊走
3. 粘液分泌抑制
4. 血管透過性亢進

2 アレルギー反応と疾患の組合せで正しいのはどれか。

（予想問題）

1. Ⅰ型 ──────── 過敏性肺炎
2. Ⅱ型 ──────── アトピー性皮膚炎
3. Ⅲ型 ──────── 免疫性血小板減少性紫斑病
4. Ⅳ型 ──────── 接触皮膚炎

答えは巻末

アレルギー・免疫

第3章

アレルギー疾患にかかわる診察・検査・治療

この章では

- アレルギー疾患の病歴聴取の手順と診察の進め方について学ぶ。
- アレルギー疾患の検査法を学ぶ。
- 免疫療法（減感作療法）について理解する。
- 薬物療法で使用される薬物の種類とそれらの作用・有害反応を理解する。

本章では主にⅠ型アレルギー疾患の診断のための診察や検査法について述べる。気管支喘息では喘鳴や呼吸困難，アレルギー性鼻炎ではくしゃみ，水性鼻漏（鼻汁），鼻閉といった鼻症状や眼のかゆみなどの結膜炎症状，アトピー性皮膚炎や蕁麻疹では湿疹，膨疹，かゆみなどを訴えて受診する。このような患者がⅠ型アレルギー疾患であるかどうかを診断するための手順を概説する。図3-1に診断の流れを示す。

Ⅰ アレルギー疾患の診察

A 医療面接

Ⅰ型アレルギー疾患の診断上，病歴の聴取は最初に行うべきことで，これのみでアレルゲンが推定できることがある。

1 家族歴

家族や近親者にⅠ型アレルギー疾患に罹患している者がいないかどうかを確認する。アトピー遺伝子の候補遺伝子として，IgE産生を増加させるサイトカインであるIL-4とIL-13遺伝子の役割が注目されている。

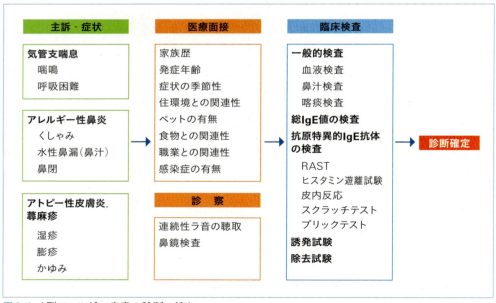

図3-1 Ⅰ型アレルギー疾患の診断の流れ

2　発症年齢

　Ⅰ型アレルギー疾患は，小児期に発症することが多い。アレルギー症状を年齢的に観察すると，消化器症状，皮膚症状，呼吸器症状などが互いに関連しながら年齢とともに表現型を変えて出現する。この現象は**アレルギーマーチ**（アレルギーの行進）とよばれている。乳児期にはアトピー性皮膚炎，幼児期になると気管支喘息，やや遅れてアレルギー性鼻炎やアレルギー性結膜炎の症状が明らかとなり，一般に皮膚症状から気道症状に進展していくことが多い。

　なお，スギ花粉症は成人以降に発症することが多い。

3　症状の季節性

　花粉シーズンと症状との発現が一致するときは，アレルゲンが推定可能である。これには地域ごとの花粉カレンダーが参考になる。花粉などによる**季節性アレルギー**に対して，**非季節性アレルギー**あるいは**通年性アレルギー**といわれるものもある。たとえば，通年性アレルギー性鼻炎のアレルゲンは室内塵（ハウスダスト）やそのなかのダニやカビであることが多い。

4　住環境との関連性

　室内にいるときに症状が増悪するのか，屋外にいるときに増悪するのかを確認する。アレルゲンとして頻度の最も高いダニによるアレルギー疾患は，室内でダニを吸入することで発症する。

　また，近年注目されている**シックハウス症候群**とは，たとえば住宅建築材料である木材や合板，接着剤などから発生する室内空気汚染物質（**ホルムアルデヒド**や**揮発性有機化合物**など）が原因で健康障害が引き起こされるものと定義されている。Ⅰ型アレルギー疾患を悪化または誘発することがあるので注意すべきである。

5　ペットの有無

　イヌやネコの上皮や毛，小鳥の羽毛などがアレルゲンになることがあるので，ペットの有無を確認する。

6　食物との関連性

　特定の食物の摂取が症状の発現と関係するか否かを確認する。食物アレルギーは近年，子どもだけでなく，大人にも増加している。アレルゲンとなる食物は，乳幼児では，3大アレルゲンとされる**卵**，**牛乳**，**小麦**のほか**甲殻類**（エビ，カニなど），**そば**が多い。成人では小麦などの穀類，魚類，甲殻類などが多い。成人の食物アレルギーは，特殊型である口腔アレルギー症候群や食物依存性運動誘発アナフィラキシーの症例が多い。

Ⅰ　アレルギー疾患の診察

7 職業との関連性

職業と関連するアレルギー疾患で代表的なものは，木工業者の米杉喘息，カキ（貝）につくホヤの体液によるカキの打ち子喘息（ホヤ喘息），小麦粉によるパン製造業者の喘息，養鶏業者のニワトリの羽毛喘息，ウレタン製造・自動車塗装に使うTDI（toluene diisocyanate）による喘息などである。

近年注目されている**ラテックスアレルギー**は，医師や看護師などの医療従事者に発症することが多く，そのため医療現場ではラテックスを使っていないゴム手袋が使用されることが多くなっている。また，ラテックスは果物（バナナ，スイカ，リンゴなど）と交差反応性を有し，果物アレルギーを起こすことがあり，**ラテックス・フルーツ症候群**とよばれている。

8 感染症の有無

感染症はアレルギー疾患と似た症状を示すことがあるので，感染の有無を確認する必要がある。アレルギー疾患では，一般に発熱はみられない。また，鼻汁や喀痰は無色透明であるため，膿性である場合は感染症が存在すると考えられる。臨床的には，感染症が引き金となってアレルギー症状が増悪し受診する患者もあるので注意を要する。たとえば気管支喘息はウイルス感染を契機に増悪することが多い。

B 身体診察

1 診察時の留意事項

気管支喘息においては，軽症の患者では寛解期には異常を呈さないので注意を要する。一般に夜間から早朝にかけて症状が悪化し，時間の経過により軽快するため，通常の外来診察時間では無症状であることも多い。

2 診察の進め方

気管支喘息の症状を有するときには連続性ラ音が聴取できる。軽度であれば強制呼気時にのみ聴取でき，重症になるにしたがい通常の呼気時にも聴取できるようになる。さらに，吸気時にも聴取でき，最終的には呼吸音そのものの減弱という変化を示す。呼気相の延長も観察される。気管支喘息が重症になれば，会話，動作が困難となり，チアノーゼ，意識障害をも呈する。

アレルギー性鼻炎，花粉症ではくしゃみ，水性鼻漏（鼻汁）および鼻閉といった鼻症状や眼のかゆみなどの結膜炎症状を示し，重症例では頭重感や全身倦怠感があり，鼻鏡検査では蒼白に腫脹した鼻粘膜が観察される。

アトピー性皮膚炎や蕁麻疹では，特徴的な湿疹や膨疹があり，後者では人工蕁麻疹＊を認めることが多い。

II アレルギー疾患の検査

医療面接，身体診察の結果を踏まえて種々の臨床検査を行い，最終的な診断を行う。検査の種類は図 3-1（前出）を参照のこと。

A 一般的検査

血液検査では**好酸球増加**（白血球分類では 5% 以上）を示すことが多い。好酸球の基準値は 1 ～ 5% である。一般的には，症状が重いほど好酸球が増加する傾向にある。鼻汁や喀痰中に好酸球を認める場合は，鼻腔や気道の好酸球性炎症の存在を示唆する。

血算以外では，特に気管支喘息の患者には検尿，血液生化学的検査，胸部 X 線撮影，心電図，呼吸機能検査も必要である。胸部 X 線写真では気管支喘息特有の所見はないが，喘息発作時や慢性重症例ではふだんから過膨張所見がみられる。

気道内異物や気道を閉塞するような腫瘍などによる呼吸困難の鑑別も重要である。呼吸機能では閉塞性障害（**1 秒量の低下**）を示すが，軽症例の寛解期では正常である。気管支喘息だけでは，慢性閉塞性肺疾患でみられる拡散障害は認められない。

B 総 IgE 値の検査

IgE 量は，国際単位（IU）として求められる。1 IU はおよそ 2.4 ng である。健常者は通常 100 IU/mL（240 ng/mL）以下であり，200 IU/mL 以上を増加とする。近年のより鋭敏な検査システムでは 1 IU/mL 以下でも測定可能で，臍帯血中の IgE の上昇からアトピー素因を推定できる。

総 IgE 値はあくまでも IgE の総量であって，特定の抗原に対する特異的な IgE の抗体価を反映するものではない。したがって，高値であれば I 型アレルギーの関与，アトピー体質の存在が示唆される。高 IgE 値を呈する疾患には **I 型アレルギー疾患**（**アトピー型気管支喘息，アレルギー性鼻炎，アトピー性皮膚炎**など）と寄生虫感染症などがある（IgE の本来の標的は病原性微生物である）。

ただし，正常もしくは低値であっても I 型アレルギーを否定できない。特に，成人気管支喘息に多い非アトピー型（感染型）の患者の場合には，IgE 値は正常範囲であることが多

＊**人工蕁麻疹**：dermographia。掻くことなど機械的刺激によって生じる膨疹。皮膚描記症ともいう。

い。正常範囲であっても抗原特異的 IgE が検出されることもまれではない。アトピー性皮膚炎では異常高値を示すことがある。アレルギー性鼻炎では，特に花粉症のように季節性の症状のみを示すような患者では正常範囲のことが多い。

C 抗原特異的 IgE 抗体の検査

　抗原特異的 IgE 抗体の検査とは，**Ⅰ型アレルギー疾患**の原因となる抗原（アレルゲン）の同定につながる検査であり，血液や鼻汁などの試験管内での検査と生体での反応をみる検査とがある。

1. 試験管内での検査法

1 RAST

　ラジオアレルゴソルベント法（radioallergosorbent test：**RAST**）は，血清あるいはほかの体液中に存在するきわめて微量の抗体を測定するために開発された。主として抗原特異的 IgE 抗体を測定するために用いられる検査法である。

2 ヒスタミン遊離試験

　ヒスタミン遊離試験（histamine releasing test）は，アレルゲン添加による，患者の好塩基球からのヒスタミン遊離を測定するもので，単に抗原特異的 IgE の存在を反映するだけでなく，よりⅠ型アレルギー反応に近い試験と理解されている。陽性であれば原因アレルゲンである可能性が高い。

2. スキンテスト（生体での検査法）

　皮膚を用いたスキンテスト（皮膚反応試験）が行われる。皮膚に少量のアレルゲンを注射あるいは接触させて，局所のアレルギー反応の発現をみる検査法である。未治療の患者では，試験管内の検査よりも感度がよく短時間で結果が出る点で優れているが，抗アレルギー薬（本章-Ⅲ-B「薬物療法」参照）が投与されている場合には，反応が抑制される可能性があるので注意を要する。また，皮膚反応が強く出ると，瘙痒感や発赤で不快感が強く，時に全身症状につながるおそれもあることが欠点である。生体での検査法として，そのほかに誘発試験がある。

1 皮内反応

▶ **概念**　皮内反応（intracutaneous test）は，皮内に少量のアレルゲン抽出液を注射して 10 〜 15 分後の膨疹・発赤反応により判定する。IgE 抗体（Ⅰ型アレルギー，即時型）の存在を確認するものである。また，数時間後のアルサス型反応（Ⅲ型アレルギー）による IgG 抗体，

表3-1 皮内反応, 搔皮反応（単刺反応）の判定基準

	反応		膨疹		発赤
皮内反応	陰性	−	0〜5 mm	または	0〜9 mm
	偽陽性	±	6〜8 mm	または	10〜19 mm
	陽性	＋	9〜15 mm	または	20〜40 mm
	強陽性	＋＋	15 mm 以上	または	40 mm 以上（偽足形成）
搔皮反応（単刺反応）	陰性		膨疹, 発赤が対照（50％グリセリン液）と差異のないもの		
	陽性		膨疹径が5 mm以上, あるいは対照の2倍以上, または発赤径が15 mm以上を陽性とする		

24〜72時間後の遅延型反応（ツベルクリン反応など）による細胞性免疫（Ⅳ型アレルギー）を知ることもできるが，一般に皮内反応はⅠ型アレルギーの存在を確認する検査である。

▶**方法** ツベルクリン用の注射器を用い前腕内側に正確に0.02 mLの皮内注射をする。注射後15〜20分に膨疹と発赤の直交する直径を測定し，その平均値を求める。偽足形成，かゆみがあればその旨を記録する。

以上の即時型反応のほかに，5〜6時間後に発赤を伴うび漫性の腫脹として観察されるアルサス型反応，24〜72時間後の発赤を伴う硬結を示す遅延型反応がみられることがある。

▶**判定** 発赤径20 mm以上，または膨疹径9 mm以上のとき，即時型反応陽性とする。偽足形成があるときは強い反応を意味している。表3-1に反応の判定基準を示す。

▶**臨床的意義** 即時型アレルギー反応陽性は，その抗原に対するIgE抗体の存在を示す。

2 搔皮反応（スクラッチテスト）と単刺反応（プリックテスト）

▶**概念** 搔皮反応（**スクラッチテスト**；scratch test）は，皮膚にアレルゲンエキスを滴下し，

Column 貼付試験（パッチテスト）

スキンテストの一つで，Ⅳ型アレルギーの検査法として用いられる。

▶**概念** 一般にアレルギー性接触皮膚炎の病因抗原の決定に用いられる。抗原液を滴下した検査用絆創膏を皮膚に貼布して局所に皮膚炎を起こさせるもので，一種の誘発試験である。T細胞を介するⅣ型アレルギー反応の検査であるため，48時間後に判定する。薬物アレルギー，そのほかの単純化合物によるアレルギーの抗原検索にも用いられる。

▶**判定** 貼布した絆創膏を48時間後に剥がして抗原を取り除き，1時間後と24時間後に局所の紅斑，浮腫，小水疱などの皮膚炎症状をみて判定する。

▶**臨床的意義** 病変部位に妾触した物質が陽性反応を示せば，接触皮膚炎の原因物質と考えられる。

そこを針で引っ掻く方法。単刺反応（**プリックテスト**，prick test）は，針をわずかに刺して皮膚に傷をつけてアレルゲンを皮内に入れ，アレルゲンを確認する方法である。15〜20分後に発赤・膨疹反応をみるもので，皮内反応と同様の意義をもつ。皮内反応に比べて操作が簡単で多数のアレルゲンについて同時に検査ができる，またショックの頻度がきわめて低いなどの利点をもつ。

▶ 判定基準　表 3-1 に示す。膨疹径 5 mm 以上，または発赤径 15 mm 以上を陽性と判定する。

D 誘発試験・除去試験

スキンテストで陽性であっても，必ずしもそれが原因アレルゲンであるとは限らない。病歴から強く疑われ，しかも皮膚試験が陽性であれば原因アレルゲンと考えられるが（たとえば花粉の季節に一致してアレルギー症状が出現し，その花粉に対する皮膚試験が陽性である場合，またはペットを抱くとアレルギー症状が出現し，そのペットに対する皮膚試験が陽性である場合など），確実に原因アレルゲンと同定するには，誘発試験が必要である場合が少なくない。気管支喘息では**吸入誘発試験**，アレルギー性鼻炎では**鼻粘膜誘発試験**，アレルギー性結膜炎では**眼粘膜反応**，食物アレルギーでは**食物経口負荷試験**（**除去試験**）が行われる。

1 吸入誘発試験

アレルゲンを低濃度から吸入させて，呼吸機能検査で1秒量の変化を測定する。陰性であれば順次高濃度に移行する。10〜20分後に1秒量が20%以上低下すれば陽性と判定する。さらに無処置で観察を続けると，4〜6時間後から始まり8〜12時間後にピークに達する遅発型喘息反応が出現する可能性がある。即時型喘息反応のみの検査で終了する際，帰宅後の大発作に結びつくことがあり，注意を要する。

2 鼻粘膜誘発試験

アレルゲンを染み込ませて乾燥させたろ紙を鼻粘膜上（下鼻甲介前端）に置いて，10〜15分後の反応をみる。くしゃみ・鼻瘙痒感，粘膜の腫脹，蒼白および水性鼻漏の3項目のうち2項目がみられれば陽性と判定する。

3 眼粘膜反応

アレルゲン液を下眼瞼に滴下し，5〜15分後に反応をみる。瘙痒感，充血，浮腫，流涙がみられれば陽性と判定するが，瘙痒感のみのときは，疑陽性とする。吸入誘発試験結果との一致率が高く，吸入誘発試験よりも患者の負担が少ないので，気管支喘息のアレルゲン同定検査としても施行される。

4 食物経口負荷試験（除去試験）

アレルゲンと考えられる食物およびそれを含むすべての食品を除去した食事を数日から数週間続けて，症状が改善するかどうかを調べる。

III アレルギー疾患の治療

いずれのアレルギー疾患においても，治療の第一歩は診断にある。確定診断がつけば，診断の過程で同定された原因抗原を回避することが治療上の原則である。しかし，アレルゲンが避け難い場合は**免疫療法（減感作療法）**が適応になることもある。そのほかには抗アレルギー薬などの薬物療法，精神的な因子に着目した心理療法など，表3-2 に示す治療法がある。患者の病態に応じてこれらの治療法を組み合わせて行う。

ここではアレルギー疾患の主な治療法について概説し，疾患ごとの治療を理解するための基本事項を概説する。

特異的療法，根本的療法

1. 抗原の回避

アレルギー疾患は，原因物質（**アレルゲン**）が，からだの上皮や粘膜に接触するか，体内に侵入しなければ発症しない。つまりアレルゲンへの曝露を避けることが，アレルギー疾

表3-2 アレルギー疾患の治療法

特異的療法，根本的療法 （免疫学的療法）	❶抗原の回避 ❷免疫療法（減感作療法）
薬物療法 （対症療法，予防療法）	❶副腎皮質ステロイド 　・全身作用性 　・局所作用性：吸入副腎皮質ステロイドなど ❷抗アレルギー薬 　・化学伝達物質遊離抑制薬 　・抗ヒスタミン薬（ヒスタミンH_1拮抗薬） 　・トロンボキサン阻害薬 　・ロイコトリエン受容体拮抗薬 　・Th2サイトカイン阻害薬 ❸β_2刺激薬 ❹テオフィリン（キサンチン誘導体） ❺抗コリン作用薬 ❺生物学的製剤 　・抗IgE抗体製剤 　・抗IL-5抗体製剤
心理療法，訓練療法	

表3-3 ヒョウヒダニの除去法，花粉症の対策（例）

ヒョウヒダニの除去法	花粉症対策
❶ 寝室，居間にダニ取り用掃除機をかける ❷ ふとんにもダニ取り用掃除機をかける ❸ ふとんの丸洗い，打ち直し ❹ いわゆる殺虫剤は無効である ❺ じゅうたんはなるべく使用しない ❻ ぬいぐるみは置かない ❼ 室内換気を頻回にする	❶ 花粉の多い場所には立ち入らない，近づかない ❷ 窓にはフィルターを設置し花粉を室内に入れないようにする（可能ならばエアクリーナーを取り付ける） ❸ 花粉シーズンには，外出の際に必ずマスクや眼鏡を着用する。衣類にも花粉が付着しやすいので，帰宅時には外で花粉をよく落としてから家に入る。外出後はうがいと洗顔を必ず行う ❹ 鉢植えは室内に絶対入れない，置かない（花や葉に付着した花粉を持ち込まない）

患の治療の基本である。これまでに種々のアレルゲンの関与が確認されているが，空気中に飛散し，気道から体内に入る吸入性抗原としては，室内塵（ハウスダスト）の主成分である**ダニ抗原**，特に**ヒョウヒダニ**が重要である。気管支喘息やアレルギー性鼻炎，さらにアトピー性皮膚炎にも関与するといわれている。また，スギ花粉をアレルゲンとする花粉症が急増し，一種の社会問題にまで発展している。さらに薬物，動植物，微生物，食物などがいろいろな形で抗原として関与している。

これらの抗原のなかで，たとえば薬物や食物，さらにペットに起因するアレルギーは，それらのアレルゲンを回避することで発症を未然に防ぐことが可能である。一方，ダニや花粉，真菌などの抗原から完全に逃避することは困難であるが，積極的に抗原を除去するように環境整備も含めた対策をとることが必要である。例としてヒョウヒダニの駆除法と，花粉症対策の一例を表3-3に示す。

2. 免疫療法（減感作療法）

免疫療法（減感作療法）とは，病因となっているアレルゲンに対する生体の反応を減弱させる治療法である。極微量のアレルゲンを皮下注射し，徐々に増量して維持量まで達したところで維持量を間隔を空けながら注射する。全体で3～4年継続する。その機序については様々な説があるが，正確なところはわかっていない。近年，スギ花粉症またはダニアレルギー性鼻炎に対する**舌下免疫療法**が登場し，自宅で服用できるようになった。

吸入抗原のように，完全に回避することができないアレルゲンが関与するアレルギー疾患が適応となり，**アレルギー性鼻炎**，**ハチアレルギー**，**気管支喘息**などが対象疾患である。回避可能な食物アレルゲン，また，極微量のアレルゲンでも発病してしまう危険性のある真菌アレルゲンによる免疫療法は一般に行われない。

免疫療法の施行上の注意としては，確実に同定されたアレルゲンを選んで施行すること，全身反応を引き起こすことがあるためアナフィラキシーに対処できる施設で行うこと，注射後少なくとも30分は監視下に置くこと，体調が悪いときには施行しないこと，などがあげられる。

B 薬物療法

1. 副腎皮質ステロイド

　副腎皮質ステロイドは，強力な抗炎症作用，抗アレルギー作用および免疫抑制作用をもち，多くのアレルギー疾患の治療に用いられている。気管支喘息やアレルギー性鼻炎などに対する副腎皮質ステロイドの効果発現には表3-4のような機序が推定されているが，いまだ不明な点も多い。

　しかしながら，副腎皮質ステロイドには全身的（内服や静注で使用）長期投与で，消化性潰瘍，感染症，糖尿病，高血圧および骨粗鬆症などの有害反応が出現するという問題がある。1日使用量がプレドニゾロン換算で2.5mg以下であると有害反応は少ないが，1日10mg以上内服すると有害反応の頻度が高くなる。

　近年，肝臓で容易に代謝される**吸入副腎皮質ステロイド**が出現し，全身性の有害反応が最小限となり，**気管支喘息**や**アレルギー性鼻炎**の治療に大きな変革をもたらしている。わが国の気管支喘息の治療ガイドラインでは，軽症から重症例のすべてに吸入副腎皮質ステロイドの使用が予防維持薬として推奨されている。重症例や急性発作時では経口薬や経静脈投与も行われる。

　アレルギー性鼻炎については中等症以上に対して局所副腎皮質ステロイドを使用すべきとされ，抗ヒスタミン薬ほどの即効性はないが，満足な効果が得られている。また，重症例では経口副腎皮質ステロイドが短期間（1週間程度）のみ使用されることがある。

　一方，アトピー性皮膚炎においては**副腎皮質ステロイド外用薬**による局所療法が中心となり，重症度に応じた使い分けが必要である。

2. 抗アレルギー薬

　Ⅰ型アレルギー反応に関与する化学伝達物質の遊離，ならびに作用を調節するすべての薬物，およびTh2サイトカイン阻害薬を一括して，**抗アレルギー薬**とよぶ。抗アレルギー薬はその作用機序によって，化学伝達物質遊離抑制薬，ヒスタミンH_1拮抗薬（抗ヒスタミン薬），トロンボキサンA_2合成阻害薬／受容体拮抗薬，ロイコトリエン受容体拮抗薬，

表3-4　副腎皮質ステロイドの抗炎症・抗アレルギー作用

- 炎症細胞の肺・気道内への浸潤を抑制，炎症細胞の遊走，活性化を抑制
- 血管透過性の抑制
- 気道分泌の抑制
- 気道過敏性の抑制
- サイトカイン産生の抑制
- $β_2$刺激薬の作用亢進
- アラキドン酸の代謝を阻害し，ロイコトリエン，プロスタグランジン産生の抑制

Th2 サイトカイン阻害薬に分類される。

基本的にアレルギー症状の**予防維持薬**であり，急性期（喘息発作時など）の治療としては用いられない。ヒスタミン H_1 拮抗薬は主にアレルギー性鼻炎やアトピー性皮膚炎に対して，トロンボキサン A_2 合成阻害薬／受容体拮抗薬，ロイコトリエン受容体拮抗薬は気管支喘息に対して効果が認められている。なお，原則として妊婦には投与しない。

3. IgE 産生抑制薬

抗アレルギー薬の一つに分類される Th2 サイトカイン阻害薬は，Th2 細胞からの IL-4 の産生抑制作用により，IgE 抗体の産生を抑制する。気管支喘息やアトピー性皮膚炎に使用される。

4. 気管支拡張薬

気管支喘息の治療に欠かせない気管支拡張薬としては，β_2 刺激薬，テオフィリン薬，抗コリン薬，抗 IgE 抗体製剤，抗 IL-5 抗体製剤などが用いられる（詳しくは第4章「アレルギー疾患と診療」参照）。

C 心理療法，訓練療法

アレルギー疾患の発症や経過には心理的因子が関与している。薬物療法と併せて心理療法を行う。心理療法として，面接，自律訓練法，行動療法，家族療法などがある。また排痰法や水泳，乾布摩擦などの身体訓練も行われる。

国家試験問題

1 アレルギー反応とその検査法の組合せで正しいのはどれか。　　　（予想問題）

1. Ⅰ型 ──────── 掻皮反応（スクラッチテスト）
2. Ⅱ型 ──────── 血清沈降抗体
3. Ⅲ型 ──────── クームス（Coombs）試験
4. Ⅳ型 ──────── ヒスタミン遊離試験

2 免疫療法で使用されるアレルゲンでないものはどれか。　　　（予想問題）

1. ハチ毒
2. ダニ
3. 花粉
4. 真菌

▶答えは巻末

アレルギー・免疫

第 **4** 章

アレルギー疾患と診療

この章では

● アレルギー・免疫疾患の原因・症状・治療について理解する。

国家試験出題基準掲載疾患

アレルギー性鼻炎 | 蕁麻疹 | 接触皮膚炎 | アナフィラキシー

I 気管支喘息

1 気管支喘息とは

▶ **定義** 気管支喘息は気道の慢性炎症性疾患で，気道過敏性を伴う疾患である。種々の刺激に過敏に反応して，気管支平滑筋収縮，気道粘膜の浮腫および気道分泌の亢進などにより気道閉塞が起こる。気道には，好酸球，T細胞（Th2），肥満細胞が浸潤し，気道上皮の損傷・剝離がしばしば観察される。

▶ **分類** 気管支喘息は，アレルゲンに対する特異的IgE抗体が検出される**アトピー型**と，検出されない**非アトピー型**とに分類される。小児発症型はアトピー型が多く，成人発症型は非アトピー型が多い。アトピー型ではヒョウヒダニに対するIgE抗体を原因とするものが多い。

▶ **疫学** わが国を含む世界各国で患者数は増加しており，わが国では成人の3〜4%，小児ではさらに多い。気管支喘息による死亡数は人口10万人当たり2人以下で，高齢者ほど高率である。

▶ **病態** 気管支喘息は種々の因子（アレルゲン，気道刺激物）で気道に炎症を起こし，そのほかに運動，薬物（特にアスピリンなどの非ステロイド性抗炎症薬），心理的ストレスなどで発作を誘発する。

2 診断

気管支喘息診断の目安を以下に示す。

①発作性の呼吸困難，喘鳴，咳の反復

症状は，発作性の呼吸困難，喘鳴，咳，胸苦しさおよび体動時の息切れなどで，夜間から早朝にかけて起こることが多い。気道閉塞が高度になると横になって寝ることができず**起座呼吸**となり，会話困難，意識障害を起こし，まれに死に至ることもある。

②部分的にみられる可逆性の気流制限

発作時の喘鳴，呼吸困難は，可逆性の気道狭窄によって起こる。増悪期と寛解期でピークフロー，1秒率は大きく変化する。日内変動またはβ_2刺激薬（気管支拡張薬）吸入により20%以上の変動または改善があれば，可逆性ありと判断する。しかし，長期罹患した慢性喘息患者では，気道のリモデリング（気道壁の器質的な肥厚などの器質的変化や再構築）により気道狭窄が固定化してもとに戻りにくい例もあり，注意を要する。

③気道過敏性の存在

健常者が反応しないレベルの非特異的な刺激によっても，気管支喘息患者は気道収縮反応を起こす。この非特異的な刺激に対する気道過敏性を客観的に証明する方法として，アセチルコリン，ヒスタミンおよびメサコリンなどの気管支収縮物質が用いられる。

④アトピー素因の存在

　種々の環境アレルゲンに対する IgE 抗体の存在は，**アトピー素因**の存在を示す。特定の環境アレルゲンに対する即時型皮膚反応陽性，RAST 陽性または吸入誘発試験陽性であれば，**アトピー型気管支喘息**と考えられる。

3 治療

　気管支喘息を管理するうえで目標になるのは，発作のない状態を維持することであるが，発作が起こってしまえば，なるべく速やかに寛解させることが目標となる。前者は気管支喘息の長期管理，後者は急性増悪の管理が治療目標となる。

　結果として喘息死をなくし喘息の予後を改善させること，喘息患者の生活の質（quality of life；QOL）を改善させることが重要である。この目的を達成するためには，原因の回避を含む生活環境や習慣の改善と，薬物療法からなる包括的な治療を実践しなければならない。気管支喘息の治療薬は，気道の閉塞を寛解させる薬物である**対症救急薬**（リリーバー）と，長期的に慢性の気道炎症を含めて気管支喘息を制御する薬物である**長期管理薬**（コントローラー）の 2 種類に分類されている（表 4-1）。

　治療法については，わが国の成人の気管支喘息診療ガイドラインに沿って説明する。

❶ 急性発作時の治療

　急性発作時の治療について，表 4-2，表 4-3 に示す。

（1）自宅での発作時の対応

　気管支喘息の発作は夜間に出現することが多いので，家庭での対応をふだんから指導し

表 4-1　気管支喘息治療薬の分類

分類	治療の目的	治療薬	備考
対症救急薬 （リリーバー）	気道の閉塞を寛解	・β_2 刺激薬 ・テオフィリン薬 ・抗コリン薬	・β_2 刺激薬は，気道平滑筋の β_2 受容体に結合して，強力な気管支拡張作用を発揮する。 ・テオフィリン薬は，アルカロイドの一種で，気管支拡張作用を示す。細胞内の cyclic AMP を増加させると考えられていたが，詳細は不明。 ・抗コリン薬は，迷走神経刺激によるアセチルコリンを介する気管支収縮を抑制することで気管支拡張作用を現す。
長期管理薬 （コントローラー）	気道の炎症を制御	・副腎皮質ステロイド ・長時間作用型 β_2 刺激薬 ・抗アレルギー薬 ・徐放性テオフィリン薬 ・抗 IgE 抗体製剤 ・抗 IL-5 抗体製剤	・抗 IgE 抗体製剤（一般名オマリズマブ）は，ヒト化抗 IgE モノクローナル抗体で，遊離 IgE に結合する抗体薬。Ⅰ型アレルギーの引き金となる肥満細胞上の IgE 受容体へ IgE が結合するのを阻害する。重症持続性喘息に適応。 ・抗 IL-5 抗体製剤（一般名メポリズマブ）は，ヒト化抗 IL-5 モノクローナル抗体である。炎症性サイトカイン IL-5 に結合してその作用を抑制する。難治性の気管支喘息に適応。

表 4-2 喘息発作の強度と目安となる発作治療ステップ

PEF 値は，予測値または自己最良値との割合を示す。

発作強度*	呼吸困難	動作	検査値の目安				発作治療ステップ
			PEF	SpO₂	PaO₂	PaCO₂	
喘鳴／胸苦しい	急ぐと苦しい 動くと苦しい	ほぼ普通	80%以上	96%以上	正常	45mmHg未満	発作治療ステップ1
軽度（小発作）	苦しいが横になれる	やや困難					
中等度（中発作）	苦しくて横になれない	かなり困難 かろうじて歩ける	60〜80%	91〜95%	60mmHg超	45mmHg未満	発作治療ステップ2
高度（大発作）	苦しくて動けない	歩行不能 会話困難	60%未満	90%以下	60mmHg以下	45mmHg以上	発作治療ステップ3
重篤	呼吸衰弱 チアノーゼ 呼吸停止	会話不能 体動不能 錯乱 意識障害 失禁	測定不能	90%以下	60mmHg以下	45mmHg以上	発作治療ステップ4

*発作強度はおもに呼吸困難の程度で判定する（ほかの項目は参考事項とする）。異なる発作強度の症状が混在する場合は強いほうをとる。
出典／日本アレルギー学会喘息ガイドライン専門部会監：喘息予防・管理ガイドライン 2018，協和企画，2018．

ておくことが重要である（**Column**「気管支喘息患者への対応」参照）。

発作が中等度までは，まず β_2 刺激薬を定量噴霧吸入器（metered-dose inhaler；MDI）で吸入する。また，テオフィリン薬の経口薬を併用することもある。症状が寛解し，その効果が3〜4時間持続するときはそのまま自宅治療とし，症状が改善しないときは救急外

Column 気管支喘息患者への対応

▶ **体位の工夫** 喘息発作が起こったときは，少しでも楽に呼吸できるように起座位かファーラー位（半座位）をとるとよい。具体的には，オーバーテーブルの高さを調節して前かがみにもたれやすくすることや，起座位をとる場合はギャッチベッドを利用し，からだの両側に寝具を置くことなどにより，座位保持を援助する。

▶ **腹式呼吸の励行（主に小発作に対して）** 喘息発作時は気道が狭窄し呼気時間が延長するため，二酸化炭素が蓄積しやすくなる。これを改善し，効率よく酸素を取り入れるために，さらに腹筋の筋力増強のためにも，日頃より腹式呼吸を行うよう促すことが大切である。

▶ **排痰の促進** 痰をやわらかくするために，水分を補給し，ネブライザーを使用する。

表4-3 喘息の発作治療ステップ

- 治療目標：呼吸困難の消失，体動，睡眠正常 日常生活正常，PEF値（ピークフロー値）が予測値または自己最良値の80％以上，酸素飽和度＞95％，平常服薬，吸入で喘息症状の悪化なし。
- ステップアップの目安：治療目標が1時間以内に達成されなければステップアップを考慮する。

	治療	自宅治療可，救急外来，ICU管理[*1]
発作治療ステップ1	短時間作用性β₂刺激薬吸入[*2] ブデソニド／ホルモテロール吸入薬追加 （SMART療法施行時）	医師による指導のもとで自宅治療可
発作治療ステップ2	短時間作用性β₂刺激薬ネブライザー吸入反復[*3] 酸素吸入（SpO₂95％前後を目標） ステロイド薬全身投与[*5] アミノフィリン点滴静注併用可[*4] 0.1％アドレナリン（ボスミン®）皮下注[*6]使用可	救急外来 ・2〜4時間で反応不十分 ─┐ ・1〜2時間で反応なし ───┴─入院治療 入院治療：高度喘息症状として発作治療ステップ3を施行
発作治療ステップ3	短時間作用性β₂刺激薬ネブライザー吸入反復[*3] 酸素吸入（SpO₂95％前後を目標） ステロイド薬全身投与の反復[*5] アミノフィリン点滴静注（持続）[*7] 0.1％アドレナリン（ボスミン®）皮下注[*6]使用可 吸入短時間作用性抗コリン薬併用可	救急外来 1時間以内に反応なければ入院治療 悪化すれば重篤症状の治療へ
発作治療ステップ4	上記治療継続 症状，呼吸機能悪化で挿管[*1] 酸素吸入にもかかわらずPaO₂50mmHg以下および／または意識障害を伴う急激なPaCO₂の上昇 人工呼吸[*1]，気管支洗浄を考慮 全身麻酔（イソフルラン，セボフルランなどによる）を考慮	直ちに入院，ICU管理[*1]

[*1]：ICUまたは，気管内挿管，補助呼吸などの処置ができ，血圧，心電図，パルスオキシメーターによる継続的モニターが可能な病室。気管内挿管，人工呼吸装置の装着は，緊急処置としてやむを得ない場合以外は複数の経験のある専門医により行われることが望ましい。
[*2]：短時間作用性β₂刺激薬pMDIの場合：1〜2パフ，20分おき2回反復可。
[*3]：短時間作用性β₂刺激薬ネブライザー吸入：20〜30分おきに反復する。脈拍は130/分以下に保つようにモニターする。
[*4]：アミノフィリン125〜250mgを補液薬200〜250mLに入れ，1時間程度で点滴投与する。副作用（頭痛，吐き気，動悸，期外収縮など）の出現で中止。発作前にテオフィリン薬が投与されている場合は，半量もしくはそれ以下に減量する。可能な限り血中濃度を測定しながら投与する。
[*5]：ステロイド薬点滴静注：ベタメタゾン4〜8mgあるいはデキサメタゾン6.6〜9.9mgを必要に応じて6時間ごとに点滴静注。アスピリン喘息（NSAIDs過敏喘息）の可能性がないことが判明している場合，ヒドロコルチゾン200〜500mg，メチルプレドニゾロン40〜125mgを点滴静注してもよい。以後ヒドロコルチゾン100〜200mgまたはメチルプレドニゾロン40〜80mgを必要に応じて4〜6時間ごとに，またはプレドニゾロン0.5mg/kg/日，経口。
[*6]：0.1％アドレナリン（ボスミン®）：0.1〜0.3mL皮下注射，20〜30分間隔で反復可。原則として脈拍は130/分以下に保つようにモニターすることが望ましい。虚血性心疾患，緑内障（開放隅角［単性］緑内障は可），甲状腺機能亢進症では禁忌，高血圧の存在下では血圧，心電図モニターが必要。
[*7]：アミノフィリンの持続点滴時は，最初の点滴（*4参照）後の持続点滴はアミノフィリン125〜250mgを5〜7時間で点滴し，血中テオフィリン濃度が8〜20μg/mLになるように血中濃度をモニターして中毒症状の発現で中止する。

出典／日本アレルギー学会喘息ガイドライン専門部会監：喘息予防・管理ガイドライン2018，協和企画，2018，一部改変．

来受診とする。

ただし，以下の場合にはただちに副腎皮質ステロイド（プレドニゾロン15〜30mg/日）を内服して救急外来を受診する。すなわち，①高度以上の喘息症状，②気管支拡張薬で3時間以内に軽快しない，③β_2刺激薬を1〜2時間ごとに必要とする，④症状が悪化していく，⑤現在の発作は中等度でもハイリスクグループに該当する意識喪失を伴う発作の既往のある者，または副腎皮質ステロイド依存性患者などの場合である。

(2) 救急外来での段階的治療 （表4-2）

▶ **喘鳴／胸苦しい，軽度症状（小発作）**　苦しいが横になれる状態である。β_2刺激薬をMDIかネブライザーで反復吸入する。テオフィリン薬の経口投与も有効である。

▶ **中等度症状あるいは軽度症状の維持（中発作）**　苦しくて横になれず起座呼吸の状態，および軽度症状の非寛解例の治療である。発作が未治療の場合は，ネブライザーでβ_2刺激薬を反復吸入する。1時間以内に症状が改善しない場合やβ_2刺激薬をすでに吸入している場合には，直ちにテオフィリン薬の点滴注射，副腎皮質ステロイドの全身投与，アドレナリンの皮下注射などを施行する。またSpO_2 95%（PaO_2 80 Torr）以下では酸素投与も併用する。

▶ **高度症状（大発作）あるいは中等度症状の持続**　身動きできず話せない状態，および中等度症状の非寛解例である。中等度症状で列挙した治療をすべて開始し，継続する。脱水があれば補液が重要である。酸素投与はSpO_2 95%（PaO_2 80 Torr）前後を目標とするが，COPD合併例ではCO_2ナルコーシス（血中のCO_2分圧の上昇によって意識障害などの精神神経症状をきたした状態）に注意する。

▶ **重篤喘息症状・エマージェンシー（重篤発作）**　来院時に呼吸停止している場合や，最大限の薬物療法と酸素投与でもSpO_2 85%（PaO_2 50 Torr）未満で$PaCO_2$が急激に増加し，意識障害の出現などがみられる場合である。気管挿管し，人工呼吸管理を施行する。さらに，追加治療として全身麻酔も有効である。

❷ 喘息の長期管理における段階的治療

表4-4に，喘息の長期管理における重症度に対応した段階的治療の実際を示す。

▶ **重症度分類**　重症度は症状と呼吸機能検査値を指標に判定し，ステップ1（軽症間欠型），ステップ2（軽症持続型），ステップ3（中等症持続型），ステップ4（重症持続型）に分類する。喘息の長期管理においては，炎症を含めた喘息の基本的病態を制御するコントローラーとともに，喘息症状を寛解させるリリーバーに分類される薬物も投与される。

▶ **吸入副腎皮質ステロイド**　コントローラーのなかで，気道炎症に対する抑制効果が最も強い薬物は副腎皮質ステロイドであり，長期管理では**吸入副腎皮質ステロイド**（以下，吸入ステロイド）の使用がすべてのステップで推奨されている。炎症のコントロールの悪い状態が続けば，気道壁の肥厚化などのリモデリング（再構築，器質的変化）をきたし，難治化の原因になると考えられる。この気道リモデリングが気管支喘息の病態に重要な役割を果たしていることが明らかにされたことから，早期の治療介入（early intervention）

表4-4 喘息治療ステップ（喘息の長期管理における重症度に対応した段階的薬物療法）

		治療ステップ1	治療ステップ2	治療ステップ3	治療ステップ4
長期管理薬	基本治療	ICS（低用量）	ICS（低〜中用量）	ICS（中〜高用量）	ICS（高用量）
		上記が使用できない場合，以下のいずれかを用いる	上記で不十分な場合に以下のいずれか1剤を併用	上記に下記のいずれか1剤，あるいは複数を併用	上記に下記の複数を併用
			LABA（配合剤の使用可）*5 LAMA*5	LABA（配合剤の使用可）*5 LAMA*6	LABA（配合剤の使用可） LAMA*6 LTRA テオフィリン徐放製剤 抗IgE抗体*2,7 抗IL-5抗体*7,8 抗IL-5Rα抗体*7 経口ステロイド薬*3,7 気管支熱形成術*7,9
		LTRA テオフィリン徐放製剤 ※症状が稀なら必要なし	LTRA テオフィリン徐放製剤	LTRA テオフィリン徐放製剤	
	追加治療	LTRA以外の抗アレルギー薬*1			
発作治療*4		SABA	SABA*5	SABA*5	SABA

ICS：吸入ステロイド薬，LABA：長時間作用性β₂刺激薬，LAMA：長時間作用性抗コリン薬，LTRA：ロイコトリエン受容体拮抗薬，SABA：短時間作用性吸入β₂刺激薬，抗IL-5Rα抗体：抗IL-5受容体α鎖抗体

*1：抗アレルギー薬とは次を指す．メディエーター遊離抑制薬，ヒスタミンH₁受容体拮抗薬，トロンボキサンA₂阻害薬，Th2サイトカイン阻害薬
*2：通年性吸入アレルゲンに対して陽性かつ血清総IgE値が30〜1,500 IU/mLの場合に適用となる．
*3：経口ステロイド薬は短期間の間欠的投与を原則とする．短期間の間欠投与でもコントロールが得られない場合は，必要最小量を維持量とする．
*4：軽度発作までの対応を示す．
*5：ブデソニド／ホルモテロール配合剤で長期管理を行っている場合は同剤を発作治療にも用いることができる．長期管理と発作治療を合わせて1日8吸入までとするが，一時的に1日合計12吸入まで増量可能である．ただし，1日8吸入を超える場合は速やかに医療機関を受診するよう患者に説明する．
*6：チオトロピウム臭化物水和物のソフトミスト製剤．
*7：LABA，LTRAなどをICSに加えてもコントロール不良の場合に用いる．
*8：成人および12歳以上の小児に適応がある．
*9：対象は18歳以上の重症喘息患者であり，適応患者の選定は日本呼吸器学会専門医あるいは日本アレルギー学会専門医が行い，手技は日本呼吸器内視鏡学会気管支鏡専門医の指導の下で入院治療において行う．
出典／日本アレルギー学会喘息ガイドライン専門部会監：喘息予防・管理ガイドライン2018，協和企画，2018，一部を改変．

が注目され検討されている．長期的な治療としては，吸入ステロイドを中心に抗アレルギー薬，徐放性テオフィリン薬，長時間作用性β₂刺激薬，抗コリン薬を長期管理の目的で使用する．現在は，強い抗炎症作用を有し肺局所に有効に作用して全身への影響の少ない吸入ステロイドが治療の中心となっている．しかしながら，小児科領域における吸入ステロイドの役割は，効果においては十分であるが，その副作用発現を極力抑えたいという気持ちが強く，ほかの治療法を十分に行ったうえでコントロールが困難な例に用いられることが多い．成人のように，ほぼ第1選択薬というわけではない．

4 予防

気管支喘息の予防を考える場合には，喘息発症の予防と，すでに喘息に罹患している患者の増悪（発作）の予防に分けて考える必要がある．

喘息発症にかかわる因子としては，①アトピー素因，②アレルゲン，職業性感作物質や

食品添加物など，③喫煙，大気汚染などの因子がある。このうち遺伝子を介する素因については現時点では予防ができないので，環境の整備に重点を置いた予防策が重要である。

▶ **発症予防**　発症予防の具体策を示す。
①室内塵，ダニ曝露の抑制。
②喫煙，特に妊娠中および子どもの近くでの喫煙を避ける。
③職場で適切な衛生対策を講じる。
④母体のケアを改善し，良好な栄養状態を保つことで，早産や出生児低体重の原因を回避する。

▶ **増悪（発作）予防**　発作を引き起こす環境因子，すなわちアレルゲン，大気汚染物質，呼吸器感染症や薬物，食品添加物，職業性感作物質など，さらに運動，過換気，気象変化，強い情緒負荷などが増悪因子としてあげられる。これら各種増悪因子の回避・コントロールが薬物療法とともに大切である。

5　NSAIDs過敏喘息

　NSAIDs過敏喘息とは，ピリン，非ピリンにかかわらず，すべての**非ステロイド性抗炎症薬**（non-steroidal anti-inflammatory drugs；**NSAIDs**）で発作が誘発される気管支喘息のグループを指す。世界的にアスピリン喘息とよばれているため，わが国でもアスピリン喘息と称されていたが，本来は**NSAIDs過敏喘息**とよぶべきものである。

　小児にはまれであるが，成人喘息の約10％を占め，決して少なくない。NSAIDsの使用直後か1時間後までに喘息発作を起こす。時に発作は致死的な大発作となるので，注意を要する。30〜40歳代に発症することが多く，慢性副鼻腔炎や鼻茸を合併しやすい。NSAIDs以外にもコハク酸エステルステロイド，食品・医薬品添加物（パラベン，サルファイト，安息香酸ナトリウムなど），サリチル酸化合物（各種香辛料），香料（ミントなど）に対する過敏症をもつことがある。

　発症機序は，Ⅰ型アレルギーに基づく症状ではなく，NSAIDsの薬理作用であるサイクロオキシゲナーゼ阻害によるロイコトリエン系の過剰産生と推定されているが，本当の機序はわかっていない。

Ⅱ　アレルギー性鼻炎

アレルギー性鼻炎	
概要	・鼻粘膜に起こるⅠ型アレルギー疾患。 ・通年性アレルギー性鼻炎と季節性アレルギー性鼻炎に分類される。

原因	・ダニ，花粉抗原，ペット皮屑，カビなど。
症状	・くしゃみ，水性鼻漏，鼻閉を3主徴とする。
検査・診断	・ほかのアレルギー疾患の既往，家族歴 ・鼻鏡検査，鼻汁中好酸球検査，皮内テスト，特異的IgE抗体定量検査，鼻粘膜抗原誘発試験
主な治療	・抗原の除去・回避 ・抗ヒスタミン薬を中心とした薬物療法 ・アレルゲン免疫療法（減感作療法）

1 アレルギー性鼻炎とは

▶ **定義** アレルギー性鼻炎は鼻粘膜に起こるⅠ型アレルギー疾患で，原則的には発作性反復性のくしゃみ，水性鼻漏，鼻閉を3主徴とする。通年性のものと季節性のものに分けられ，花粉症は原因アレルゲンが花粉抗原に特定された呼称で，季節性のアレルギー性鼻炎である。

▶ **疫学** アレルギー性鼻炎のわが国での有症（病）率は，報告者によりまちまちであるが，通年性アレルギー性鼻炎が18％程度，スギ花粉症が13～16％，スギ以外の花粉症が10％程度と推定されている。

2 原因／病態／分類／症状

▶ **原因** ダニ，花粉抗原，ペット皮屑，カビなど，大部分が吸入性アレルゲンによって起こり，食物アレルゲンはまれである。

▶ **病態** 発症機序を図4-1に示す。アレルギー性鼻炎はⅠ型アレルギーであり，IgE－肥満細胞反応を引き金とするアレルギー炎症である。

▶ **分類** アレルギー性鼻炎は，通年性アレルギー性鼻炎と季節性アレルギー性鼻炎に分類される。通年性アレルギー性鼻炎のアレルゲンで最も多いのはハウスダスト（ダニ）で，ほかにカビなど，常に身の回りに存在するものであり，症状は季節に関係なく出現する。一方，スギ，ブタクサ，イネ科などの花粉のように，アレルゲンの発生がある季節に限定される場合は，症状が現れる時期も限られる。近年，患者数が急増している花粉症は季節性アレルギー性鼻炎の典型例である。

▶ **症状** アレルギー性鼻炎の主症状は，**くしゃみ**，**水性鼻漏**，**鼻閉**であり，花粉症ではこれに加えて眼瘙痒感，眼球結膜の充血，流涙，皮膚・耳・のどのかゆみ，時に眠気，めまいおよび頭痛など多様な症状が出現する。

　花粉症の場合，いわゆる鼻かぜとの鑑別が問題となる。鑑別点は，花粉症の場合，くしゃみや鼻の瘙痒感が強く，また眼にも瘙痒感が強く現れる。全身倦怠感，発熱および咽頭痛を伴えば，むしろかぜの可能性があり，これらに黄色味を帯びた膿汁色の鼻汁があればかぜの可能性が強い。

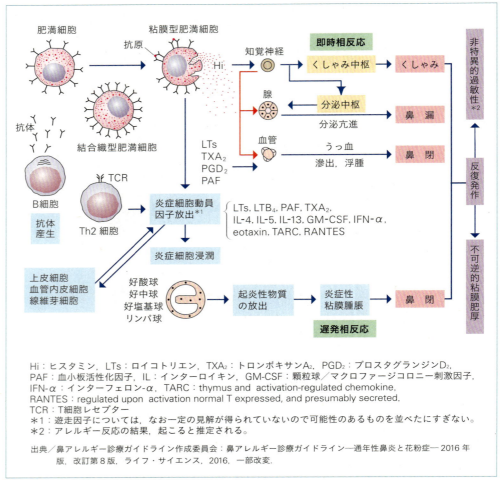

図4-1 アレルギー性鼻炎発症のメカニズム

3 検査／診断

▶ **検査** アレルギー性鼻炎の検査では，以下の4つが重要である。
① 鼻鏡(びきょう)検査
② 鼻汁中好酸球(こうさんきゅう)検査
③ 抗原を用いた皮内テスト，あるいは血清中の特異的IgE抗体の定量検査
④ 鼻粘膜抗原誘発試験

　鼻鏡検査では下鼻甲介粘膜の蒼白(そうはく)，水性鼻漏がアレルギー性鼻炎の特徴である。医療面接および鼻鏡検査でアレルギー性鼻炎が疑われた場合は②～④の検査を行うが，④は必須ではない。重症例には施行が困難である。実地診断上，「原則として有症者で，鼻汁中好酸球検査，皮内テストあるいは血清中の特異的IgE抗体の定量検査，誘発試験のうち2つ以上陽性」を確定診断とする。

▶**診断** 医療面接のポイントを以下に示す。

① ほかのアレルギー疾患（気管支喘息，アトピー性皮膚炎など）の既往や合併，家族歴の有無
② 発症時期，きっかけはあるか（たとえば引っ越し，転職など）
③ 季節性か通年性か。季節性の場合はその時期（表4-5）
④ 3主徴（くしゃみ，水性鼻漏，鼻閉）の存在と程度
⑤ それぞれの症状の程度および日常生活への影響
⑥ 症状の起こる場所は家庭か職場（学校）か，そのきっかけ
⑦ 職業と生活環境
⑧ いままで受けていた治療，その継続期間など
⑨ 定期的通院が可能か否か
⑩ 治療に対する患者の希望

表4-5 花粉の種類とおもな季節

- 2～4月：スギ
- 3～4月：ヒノキ
- 4～6月：シラカンバ（北海道，東北）
- 5～6月：イネ科
- 8～9月：ブタクサ属
- 9月：ヨモギ
- 9～10月：カナムグラ

表4-6 アレルギー性鼻炎の治療法

❶ 患者とのコミュニケーション
❷ 抗原の除去と回避
　　ダニ：清掃，除湿，防ダニフトンカバーなど
　　花粉：マスク，メガネなど
❸ 薬物療法
　　ケミカルメディエーター受容体拮抗薬（抗ヒスタミン薬，抗ロイコトリエン薬，抗プロスタグランジン D_2・トロンボキサン A_2 薬）（鼻噴霧用，経口）
　　ケミカルメディエーター遊離抑制薬（鼻噴霧用，経口）
　　Th2 サイトカイン阻害薬（経口）
　　ステロイド薬（鼻噴霧用，経口）
　　点鼻用血管収縮薬（α交感神経刺激薬）
　　その他
❹ アレルゲン免疫療法（皮下：通常法，急速法，舌下）
❺ 手術療法
　　凝固壊死法（高周波電気凝固法，レーザー法，トリクロール酢酸法など）
　　切除（鼻腔整復術，下鼻甲介粘膜広範切除術など）
　　ビディアン（Vidian）神経切断術，後鼻神経切断術

出典／鼻アレルギー診療ガイドライン作成委員会：鼻アレルギー診療ガイドライン―通年性鼻炎と花粉症― 2016年版，改訂第8版，ライフ・サイエンス，2016．

4 治療

　アレルギー性鼻炎の治療においては，抗原の除去と回避，個体の免疫応答性をコントロールするアレルゲン免疫療法（減感作療法），薬物療法の3つの戦略が主軸となる。さらに，鼻の通気度や水性鼻漏の改善のために外科治療が行われることがある（表4-6）。

▶ **患者とのコミュニケーション**　アレルギー日記の利用が有用である。

▶ **抗原の除去と回避**　抗原の除去と回避は，治療だけでなく，予防策の第一にあげられる。

▶ **薬物療法**　鼻アレルギー診療ガイドライン（表4-7）に沿って解説する。通年性アレルギー性鼻炎に関しては，軽症のくしゃみ・鼻漏型の患者には抗アレルギー薬のなかで**第2世代抗ヒスタミン薬**が有効である。鼻閉も訴える患者には**化学伝達物質遊離抑制薬**が奏効することがある。中等症の患者には第2世代抗ヒスタミン薬や化学伝達物質遊離抑制薬も有効であるが，鼻閉型には**局所用ステロイド**が適応であり，トロンボキサン阻害薬やロイコトリエン受容体拮抗薬も有効である。また鼻閉に対して鼻粘膜血管収縮作用を

表4-7　通年性アレルギー性鼻炎の治療

重症度	軽症	中等症		重症	
病型		くしゃみ・鼻漏型	鼻閉型または鼻閉を主とする充全型	くしゃみ・鼻漏型	鼻閉型または鼻閉を主とする充全型
治療	❶第2世代抗ヒスタミン薬 ❷遊離抑制薬 ❸Th2サイトカイン阻害薬 ❹鼻噴霧用ステロイド薬 ❶，❷，❸，❹のいずれか1つ。	❶第2世代抗ヒスタミン薬 ❷遊離抑制薬 ❸鼻噴霧用ステロイド薬 ❶，❷，❸のいずれか1つ。必要に応じて❶または❷に❸を併用する。	❶抗LTs薬 ❷抗PGD_2・TXA_2薬 ❸Th2サイトカイン阻害薬 ❹第2世代抗ヒスタミン薬・血管収縮薬配合剤 ❺鼻噴霧用ステロイド薬 ❶，❷，❸，❹，❺のいずれか1つ。必要に応じて❶，❷，❸に❺を併用する。	鼻噴霧用ステロイド薬 ＋ 第2世代抗ヒスタミン薬	鼻噴霧用ステロイド薬 ＋ 抗LTs薬または抗PGD_2・TXA_2薬 もしくは 第2世代抗ヒスタミン薬・血管収縮薬配合剤 必要に応じて点鼻用血管収縮薬を治療開始時の1～2週間に限って用いる。
			鼻閉型で鼻腔形態異常を伴う症例では手術		
	アレルゲン免疫療法				
	抗原除去・回避				

- 症状が改善してもすぐには投薬を中止せず，数か月の安定を確かめて，ステップダウンしていく。
- 遊離抑制薬：ケミカルメディエーター遊離抑制薬。
- 抗LTs薬：抗ロイコトリエン薬。
- 抗PGD_2・TXA_2薬：抗プロスタグランジンD_2・トロンボキサンA_2薬。

出典／鼻アレルギー診療ガイドライン作成委員会：鼻アレルギー診療ガイドライン―通年性鼻炎と花粉症― 2016年版，改訂第8版，ライフ・サイエンス，2016.

もつα交感神経刺激薬も使用されるが，リバウンドによる血管拡張があり，繁用すると薬剤刺激性鼻炎を誘発するので注意が必要である。

　重症例に対しては局所用副腎皮質ステロイドを第一選択とする。効果が不十分であれば，第 2 世代抗ヒスタミン薬または化学伝達物質遊離抑制薬を併用する。

　花粉症に関しても同様の方針で治療する。季節前の初期治療には原則として化学伝達物質遊離抑制薬，第 2 世代抗ヒスタミン薬を花粉飛散の 1 〜 2 週前から投与するが，大量の花粉飛散が予想される場合には局所用副腎皮質ステロイドを飛散前から開始することもある。飛散中は抗ヒスタミン薬や化学伝達物質遊離抑制薬と局所用副腎皮質ステロイドとを適宜併用する。

▶**アレルゲン免疫療法（減感作療法）**　免疫療法は，花粉症，ハチ毒，ダニなどの IgE 抗体を介した I 型アレルギー（通年性アレルギー性鼻炎を含めて）に対しての有効性が確立している。しかし，副作用として蕁麻疹，気管支喘息，まれに全身性アナフィラキシーの誘発があり，救急対応の準備下での治療が要求されるために，一般診療での実施に抑制がかかっている。近年，スギ花粉症またはダニアレルギー性鼻炎に対する**舌下免疫療法**が登場し，自宅で服用できるようになった。

▶**手術療法**　鼻粘膜の本来もつ生体防御機能を犠牲にするような広範囲の手術療法は行うべきではない。慢性化したアレルギー炎症の結果，粘膜組織の肥厚，線維化により不可逆的な変化が生じ，鼻腔通気障害が高度になったとき粘膜組織の減荷手術や鼻腔整復が行われる。鼻漏の改善にはビディアン（Vidian）神経切断・ブロックなども行われる。

▶**日常生活の管理**　以下の点を中心に患者に説明する。
①アレルギー性鼻炎は，慢性疾患であり長期の治療が必要である（妊婦については**Column**「アレルギー性鼻炎の妊婦に対する治療法」参照）。
②治療は，抗原の除去と回避，薬物療法，免疫療法が主体となるが，高度鼻閉の場合には手術療法も考慮する。

アレルギー性鼻炎の妊婦に対する治療法

妊娠 4 か月以前の妊婦に対する薬物投与は原則として避けるべきである。しかし，薬物を使用しなければ症状のコントロールができない場合には，内服は避け，局所治療薬を用いることがある。鼻閉には温熱療法，蒸しタオル，マスクなどで対処できることがある。

III アトピー性皮膚炎

1 アトピー性皮膚炎とは

▶**定義** アトピー性皮膚炎は、「増悪・寛解を繰り返す、瘙痒感のある湿疹を主病変とする疾患であり、患者の多くはアトピー素因をもつ」と定義される（日本皮膚科学会）。

▶**頻度・好発年齢** わが国におけるアトピー性皮膚炎の罹患率は、全人口の約3～10％を占める。5歳までに患者の約80％が発症する。生下時に発症することはまれで、通常、生後1～2か月頃から発疹を認めるようになる。年長になるにしたがい軽快・治癒することが多いが、なかには重症化して成人に至る場合もあり、個人差が大きい。

2 病態／症状

▶**病態** 血清IgE値の上昇はアトピー性皮膚炎患者の約80％に認められる。また、皮内反応やRASTなどでダニや食物アレルゲンに対する特異的IgE抗体が検出され、I型アレルギーの関与が考えられている。

さらにアトピー性皮膚炎では、I型アレルギー反応だけでなく、**皮膚の易刺激性**（皮膚のバリア機能の低下など）という因子も病態形成に重要である。

湿疹のある皮膚には、肥満細胞、脱顆粒した好酸球、CD4陽性のヘルパーT細胞が多数観察される。皮膚に侵入したダニなどのアレルゲンは、肥満細胞上のIgEの2つに橋を架けるように結合し（架橋し）、化学伝達物質やサイトカインを遊離させ、血管の透過性を亢進させたり、白血球の遊走を促進する。

一方、表皮に存在する抗原提示細胞であるランゲルハンス細胞は、高親和性IgEレセプターを介してIgEを結合することができる。したがって、アレルゲンはランゲルハンス細胞に取り込まれ、ヘルパーT細胞に抗原提示され、**IV型アレルギー反応**を成立させる過程も考えられる。

▶**臨床症状** アトピー性皮膚炎の特徴に瘙痒感があげられる。かゆみが強く、搔破を繰り返す。年齢に応じ皮膚症状に変化がみられるのが特徴である。

▶**新生児期、乳児期** 湿潤傾向の強い皮疹が主体である。生後2～3か月から頭部、顔面に紅斑、びらん、痂皮を生じ、さらに体幹、四肢にも紅斑、紅色丘疹が出現する。関節屈曲部ではびらんが強い。

▶**幼小児期、学童期** 湿潤傾向が次第に減少し、乾燥傾向が出てくる。皮膚全体が乾燥してカサカサし、四肢近位、体幹では毛孔に一致する角化性の丘疹が多発し、落屑も強くなり、いわゆるアトピー皮膚という状態になる。肘、膝の内側、腋窩、首などに湿疹が強く、搔破のために表皮が肥厚し、苔癬化を示す。

▶**思春期、成人期** 多くの患者は、皮脂の分泌が盛んになる思春期から成人期にかけて皮

膚症状は軽快するが，改善しない場合は乾燥化，苔癬化がいっそう強くなる。皮疹は顔面，首，胸背部などの上半身で強く認められる。顔面に皮疹の強い重症患者では，白内障，網膜剥離などの眼症状を生じやすい。

3 検査／診断

▶ **検査所見** アトピー性皮膚炎の検査では，末梢血好酸球増加（約70％），血清ECP（好酸球塩基性たんぱく）上昇，血清LD（LDH）上昇がみられ，これらは皮疹の重症度と相関することが多い。血清総IgEの上昇は約80％の患者に認められ，長期的な重症度と相関する。アレルゲンに関しては，コナヒョウヒダニ，ヤケヒョウヒダニおよびハウスダストに対する特異的IgE抗体の検出率が高い。

▶ **診断** 日本皮膚科学会によるアトピー性皮膚炎の定義と診断基準による。

4 治療

日本皮膚科学会「アトピー性皮膚炎診療ガイドライン」の治療の手順（図4-2）を参考に解説する。

❶原因・悪化因子の検索と対策

原因・悪化因子としては食物，発汗，搔破を含む物理的刺激，環境因子，細菌・真菌，接触抗原およびストレスなどがあげられる。

❷スキンケア

ドライスキンに対しては，低下している皮膚の保湿性を補うために，保湿性の高い親水軟膏や吸水軟膏を外用する（**Column**「アトピー性皮膚炎患者の処置と日常生活指導」参照）。

皮膚の清潔は入浴・シャワーを励行する。

❸薬物療法

薬物療法の基本は，下記のとおりである。

①外用薬の種類，強度，剤形は重症度に加え，個々の皮疹の部位と性状および年齢に応じて選択する。

②顔面には副腎皮質ステロイド外用薬（以下，ステロイド外用薬）はなるべく使用しない。用いる場合は，可能な限り弱いものを短期間にとどめる。

③症状の程度を評価して，適宜，副腎皮質ステロイドを含まない外用薬を使用する。タクロリムス軟膏は使用法に従う。

④1～2週間をめどに重症度の評価を行い，治療薬の変更を検討する。

⑤必要に応じて抗ヒスタミン薬，抗アレルギー薬を使用する。

（1）外用療法

▶ **副腎皮質ステロイド外用薬** 副腎皮質ステロイド外用薬は皮膚の炎症症状の抑制には不可欠であり，有害作用に注意しながら使用すれば現在でも非常に有用な治療法である。副腎皮質ステロイド外用薬は，抗炎症作用の強さにより，Ⅰ群（ストロンゲスト：最強），

Ⅱ群（ベリーストロング：非常に強い），Ⅲ群（ストロング：強い），Ⅳ群（マイルド：中程度），Ⅴ群（ウィーク：弱い）の5群に分類されている。アトピー性皮膚炎は長期にわたる経過をとるため，ステロイド外用薬の使用に際しては，局所，全身の有害作用に注意する必

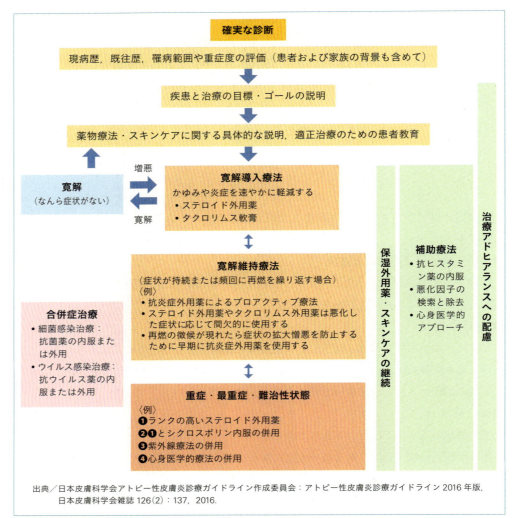

図4-2 アトピー性皮膚炎の治療の手順

Column アトピー性皮膚炎患者の処置と日常生活指導

- 外用薬を塗布する際には，手のひらを使って伸ばすように行う。処置を実施する人の手に創がある場合は，使い捨ての手袋を使用する。
- 入院して外用療法を開始すると，短期間で急速に改善する例が多くみられる。退院してすぐに悪化するような場合は，日常生活の悪化要因の追求が必要となる。

要がある．選択には，症状，部位，範囲，年齢を考慮する．顔面，頸部，腋窩，陰股部，肛門周囲ではステロイド外用薬の吸収率が高く，皮膚萎縮などの有害作用が起こりやすいので，これらの部位では原則としてⅢ～Ⅴ群のステロイド外用薬を使用する．

　副腎皮質ステロイド外用薬は基剤により，軟膏，クリーム，ローション，テープなどがある．アトピー性皮膚炎に最も頻用されるのは軟膏である．軟膏は基剤が白色ワセリンなどを主体としており，塗るとのびがよく，刺激も少ないが，外用後の皮膚のべたつき感があるため夏季にはクリームが使用しやすい．ローションは被髪頭部に用いられる．また，テープは乾燥した苔癬化病変，痒疹に用いられる．

▶ **保湿性外用薬**　アトピー性皮膚炎患者では，皮疹部だけでなく，無疹部でも角質のバリア機能が低下している．保湿性外用薬は湿疹病変に先行する乾燥皮膚や湿疹病変が軽快した後の**維持療法**に用いられる．保湿性外用薬としては，尿素軟膏，白色ワセリン，ヘパリン類似物質含有軟膏などが使用される．

▶ **タクロリムス軟膏**　免疫抑制薬タクロリムス（FK506）は，主にT細胞の活性化初期段階に作用し，免疫応答に重要なIL-2などのサイトカイン遺伝子の発現を阻害することにより免疫抑制効果を示す．特に顔面，頸部皮疹に著効を示す．

（2）内服療法

▶ **抗アレルギー薬**　掻破により皮疹が増悪するので，瘙痒感を軽減させる止痒効果のあるヒスタミンH₁拮抗作用を有する抗アレルギー薬が使用される．

▶ **副腎皮質ステロイド**　通常，アトピー性皮膚炎には適応とならないが，劇症の場合には短期間内服させることがある．

Ⅳ　蕁麻疹

Digest

蕁麻疹	
概要	・Ⅰ型アレルギーの代表疾患の一つで，かゆみを伴う皮疹（膨疹）が病的に出没する．
原因	・多くが特発性（原因不明）． ・刺激誘発性のものは，原因により機械性，コリン性，アレルギー性などに分類される．
症状	・かゆみを伴う膨疹が皮膚に突如出現する． ・膨疹は境界明瞭で1～2 mmから手掌大まで，円形，環状または地図状など様々な形状を示す．
検査・診断	・病歴に応じて，病型診断・Ⅰ型アレルギーに必要な検査（誘発試験，皮膚テスト，抗原特異的IgE検出など），そのほか身体所見から想定される原因・誘因に関連する検査． ・かゆみを伴う膨疹の24時間以内の出没を確認することで診断できる．
主な治療	・薬物療法：抗ヒスタミン薬，抗アレルギー薬など． ・生命に危機が及ぶ症状がある場合には，アナフィラキシーに対する処置．

1 蕁麻疹とは

- ▶ **定義** 紅斑を伴う一過性，限局性の皮膚の浮腫，すなわち膨疹が病的に出没する疾患であり，多くは瘙痒（かゆみ）を伴う。個々の膨疹が突然に出現し，24時間以内に跡形もなく消える。
- ▶ **疫学** 全人口の1/5～1/4が生涯に一度は何らかの蕁麻疹を経験すると報告されている。医療機関を受診する蕁麻疹患者の多くは慢性蕁麻疹であり，次いで機械性蕁麻疹，コリン性蕁麻疹の順である。Ⅰ型アレルギーに基づく蕁麻疹は約5％である。
- ▶ **原因** 原因不明の特発性が最も多い。次いで機械性，コリン性，アレルギー性などが原因とされる。

2 病態／分類／症状

- ▶ **病態** 何らかの理由で皮膚の肥満細胞が脱顆粒し，ヒスタミンなどの化学伝達物質が組織内に放出されることによる。IgE抗体を介したⅠ型アレルギー以外にも種々の因子が蕁麻疹の病態に関連している（物理的刺激，発汗刺激，食物，薬物，運動など）。
- ▶ **分類** ①特発性（急性，慢性），②刺激誘発性（アレルギー性，食物，薬物，物理性，コリン性，接触など）に分類される。

    物理性蕁麻疹は，機械性（着衣をベルトやゴムで締め付ける，など），寒冷，日光などの刺激により誘発される。

    コリン性蕁麻疹は，入浴，運動，精神的緊張など，発汗を促す刺激が加わったときに生じる。アセチルコリンが関与していると考えられる。
- ▶ **症状** 境界明瞭の様々な形のわずかに隆起した膨疹が，皮膚に突如出現する。形は，1～2 mmから手掌大まで大小の円形，環状または地図状などの膨疹を示す。強い瘙痒を伴う。四肢，体幹など全身どこにでも出現する。通常は数時間で跡形もなく消失するが，場所が移動したり，新しい蕁麻疹が出現して全身に拡大することがある。ただし，24時間以上同じ場所に持続することはない。一度発症するとその後，再発を繰り返すこともある。

3 検査／診断

- ▶ **検査** 病歴と身体所見から病型を決めて，原因や誘因が想定されれば，それに関連する検査を進めていく。
- ▶ **診断** 蕁麻疹の特徴は個々の膨疹の一過性にあるため，かゆみを伴う紅斑（膨疹）が24時間以内に出没することが確認できれば，ほぼ診断できる。また**赤色皮膚描記症**という症状があり，皮膚を擦過すると赤く膨隆する。アトピー性皮膚炎では白色になる（**白色皮膚描記症**）ので対照的である。

4 治療

膨疹に加えてショック症状や気道閉塞などの生命に危機が及ぶ症状がある場合には，気道確保，昇圧薬（アドレナリンなど）投与，静脈ライン確保などのアナフィラキシーに対する処置を実施する。

緊急性のない場合には，膨疹の程度により薬物療法の必要性を判定する。膨疹が全身性にみられ患者の苦痛が強い場合には，抗ヒスタミン薬（ヒスタミンH_1受容体拮抗薬）の内服，注射，必要であれば副腎皮質ステロイドの全身投与を行う。

V 接触皮膚炎

Digest

接触皮膚炎

概要	・原因となる物質に直接接触することにより引き起こされる皮膚の炎症反応で，いわゆる「かぶれ」とよばれる。 ・アレルギー性接触皮膚炎と刺激性接触皮膚炎とに分類される。
原因	・植物（ウルシなど），金属類，化粧品，洗剤，化学薬品など。
症状	・比較的境界鮮明な浮腫性紅斑，小丘疹，湿潤，痂皮など。 ・かゆみを伴う。 ・アレルゲンが接触した部位に一致して認められる。
検査・診断	・パッチテスト（原因となるアレルゲンの検索） ・アレルゲンの除去（除去により症状が改善すれば確定診断）。
主な治療	・アレルゲンの除去。 ・限局性の場合は，副腎皮質ステロイド外用薬が第1選択。

1 接触皮膚炎とは

▶**定義** 経皮的に侵入した分子量1000以下の低分子化学物質により引き起こされる表皮，真皮上層を中心とした炎症反応である。病変形成にIV型アレルギーが関与するか否かで，**アレルギー性接触皮膚炎**（いわゆる**かぶれ**）と**刺激性接触皮膚炎**とに分類される。

▶**疫学** 皮膚科外来患者の4〜30％を占める一般的な皮膚疾患の一つである。

▶**原因** 化粧品，洗剤，化学薬品，植物（ウルシなど）など，職場・家庭環境下のほとんどのすべての物質が原因アレルゲンとなる。

2 病態／分類／症状

▶**病態** アレルギー性接触皮膚炎は典型的なIV型アレルギー反応に基づく。

▶**分類** 大きく刺激性接触皮膚炎とアレルギー性接触皮膚炎とに分類される。さらに，光線の関与したタイプを加えて，刺激性接触皮膚炎，アレルギー性接触皮膚炎，光接触皮

膚炎*（光毒性接触皮膚炎，光アレルギー性接触皮膚炎），全身性接触皮膚炎，接触皮膚炎症候群，接触蕁麻疹に分類できる。

▶ **症状** アレルゲンが接触した部位に一致して認められる比較的境界鮮明な浮腫性紅斑，小丘疹，湿潤および痂皮などからなり，瘙痒を伴う。また，刺激が繰り返し加えられると，皮膚の肥厚・苔癬化をきたし，慢性湿疹に至る。

3 検査／診断

▶ **検査** 原因となるアレルゲンの検索にはパッチテスト（貼付試験）が最も有用である。パッチテストで明らかになったアレルゲンを除去し，難治性・再発性のかぶれの根治が可能となる。

▶ **診断** 境界の比較的明瞭な湿疹病変，慢性的で遷延している湿疹病変の場合には接触皮膚炎を強く疑う。手背や前腕などの露出部に難治性の慢性化した湿疹病変があるときには職業性接触皮膚炎を疑う。時間的経過が急であればエピソード重視，慢性的であれば生活重視で医療面接を進める。接触皮膚炎を診断するためにはパッチテストで原因となるアレルゲンを特定する必要がある。パッチテスト陽性のものに関して，それを除去す

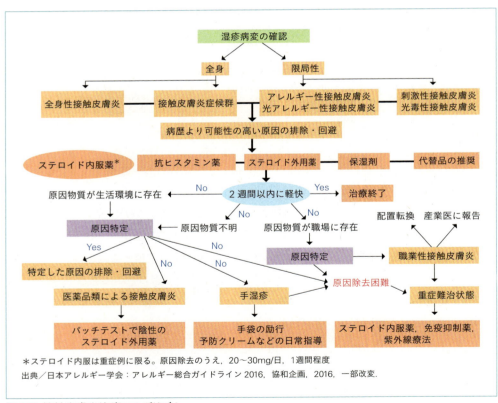

＊ステロイド内服は重症例に限る。原因除去のうえ，20〜30mg/日，1週間程度
出典／日本アレルギー学会：アレルギー総合ガイドライン2016，協和企画，2016，一部改変．

図4-3 接触皮膚炎治療アルゴリズム

＊ **光接触皮膚炎**：原因となる物質に触れた後，日光（紫外線）にあたることで生じる。

ると症状が改善するかどうかで診断を確定することができる。

4 治療

図4-3に接触皮膚炎の治療アルゴリズムを示す．治療では，原因アレルゲンの除去が最も重要である．限局性の接触皮膚炎の第1選択薬は副腎皮質ステロイド外用薬である．

VI 薬物アレルギー

1 薬物アレルギーとは

ある限られた薬物にのみ反応する細胞，抗体により生じる免疫反応（Ⅰ〜Ⅳ型アレルギー反応）で，自らを傷つけるような過度な反応である．薬物アレルギーの病変は皮膚だけでなく，肝，肺，腎などにもみられるが，圧倒的に皮膚に認めることが多く，それをアレルギー性薬疹（あるいは単に薬疹）とよぶ．

2 病態／症状

▶ 病態　Ⅳ型アレルギー反応に基づく例が多いが，すべてのⅠ〜Ⅳ型アレルギー反応で引き起こされる．

▶ 症状　薬疹は，表4-8に示すように様々な臨床型をとるが，蕁麻疹型など一部の例外を除きほとんどの例で認めるのは，リンパ球が表皮を傷害する結果として生じる皮膚病変である．その表皮傷害の軽度の例が播種状紅斑丘疹型である．傷害が進むと多形紅斑型となり，重症型がスティーブンス・ジョンソン（Stevens-Johnson）症候群（SJS）／中毒性表皮壊死症（TEN）である．特殊型として薬剤性過敏症症候群（DIHS）があり，ヒト6型ヘルペスウイルスとの関連が明らかになった薬疹である．

表4-8 薬疹の臨床型

• 播種状紅斑丘疹型（麻疹・中毒疹型）	• 紅皮症型
• 多形紅斑型	• 紫斑型
• （扁平）苔癬型	• 湿疹型
• 固定薬疹	• 光線過敏型
• 蕁麻疹型	• 結節性紅斑型
• スティーブンス・ジョンソン症候群（SJS）	• 痤瘡型
• 中毒性表皮壊死症（TEN）	• 血管炎型
• 薬剤性過敏症症候群（DIHS）	• エリテマトーデス型
• 急性汎発性発疹性膿疱症（AGEP）	• 水疱型

3 診断

❶ スティーブンス-ジョンソン（Stevens-Johnson）症候群（SJS）

発熱を伴い，皮膚粘膜移行部における重篤な粘膜疹と皮膚の紅斑を呈し，しばしば表皮の壊死性障害を認める疾患である．主要な所見は，①皮膚粘膜移行部の重篤な粘膜病変，②体表面積の10％未満に認められるびらんや水疱，③38℃以上の発熱，である．粘膜病変では，眼病変として結膜充血，眼脂および偽膜形成などがある．両側性の急性角結膜炎の所見はSJSの診断価値が高い．

❷ 中毒性表皮壊死症（toxic epidermal necrolysis：TEN）

広範囲な紅斑と体表面積の10％を超える水疱，表皮剥離およびびらんなどの顕著な表皮の壊死性障害を認め，高熱と粘膜疹とを伴う疾患である．SJSとは一連の病態であり，TENはその最重症型ととらえられる．正常にみえる皮膚を指で擦ると表皮が剥離する現象（Nikolsky現象）が認められる．

❸ 薬剤性過敏症症候群（drug-induced hypersensitivity syndrome：DIHS）

DIHSは比較的限られた薬物を長期（2〜6週間）に内服することで引き起こされる，ヒトヘルペスウイルス6型（HHV-6）の再活性化を伴う重症の薬疹である．

初期に認められる皮疹は麻疹・風疹様の紅斑，あるいは多形紅斑であり，進行すると紅皮症様となる．しばしば原因薬を中止すると顔面の浮腫が著明に増悪する．頸部のリンパ節腫大も認められる．血液検査で，白血球増多，異型リンパ球の出現，好酸球増多などの血液学異常やAST，ALT上昇などの肝機能障害が認められる．

DIHSの最大の特徴は，発症2〜3週間後にHHV-6の再活性化が認められることである．HHV-6は突発性発疹の原因ウイルスであり，成人では既感染し潜伏している．DIHSにおけるHHV-6の再活性化を証明するには，全血中のHHV-6 DNAの検出や抗HHV-6 IgG抗体価による検索を行う．後者の検査は発症後14日以内と28日以降の2回測定し，4倍以上の差がみられれば証明できる．

4 治療

❶ スティーブンス-ジョンソン症候群（SJS）と中毒性表皮壊死症（TEN）

最初に被疑薬を中止し，副腎皮質ステロイドを第1選択として加療する．重症例では発症早期にステロイドパルス療法を含む高用量の副腎皮質ステロイドを全身投与することが推奨されている．副腎皮質ステロイドで効果がみられない場合には，免疫グロブリン療法や血漿交換療法を併用する．

❷ 薬剤性過敏症症候群（DIHS）

最初に被疑薬を中止する．治療として確立されたものはないが，副腎皮質ステロイドの全身投与が推奨されている．

VII 食物アレルギー

1 食物アレルギーとは

食物アレルギーとは，食物によって引き起こされる抗原特異的な免疫学的機序を介して生体にとって不利益な症状が引き起こされる現象である。

2 病態／分類／症状

▶ **病態** IgE依存性反応（I型アレルギー反応）と非IgE依存性反応とに分類される。
▶ **臨床型分類** 食物アレルギーは小児から成人まで様々なタイプが存在する。詳しくは，表4-9に示す。新生児・乳児消化管アレルギーは生後1週間以内に生じる下痢，血便などの消化器症状を中心とした食物アレルギーで近年，増加している。ほとんどが人工栄養による牛乳アレルギーである。

　小児期の食物アレルギーの多くは乳児アトピー性皮膚炎に合併して発症する。原因食物として卵，牛乳，小麦の順に多く認められる。最初は顔面・頭皮のかゆみを伴う湿疹として発症する例が多い。乳児期発症の食物アレルギーは3歳までに約50％，6歳までに約90％が自然に寛解する。

　即時型症状のなかには2つの特殊型が存在し，食物依存型運動誘発アナフィラキシー

表4-9 食物アレルギーの臨床型分類

臨床型		発症年齢	頻度の高い食物	耐性の獲得※（寛解）	アナフィラキシーショックの可能性	食物アレルギーの機序
新生児・乳児消化管アレルギー		新生児期 乳児期	牛乳（乳児用調整粉乳）	多くは寛解	（±）	おもに非IgE依存性
食物アレルギーの関与する乳児アトピー性皮膚炎		乳児期	鶏卵，牛乳，小麦，大豆など	多くは寛解	（+）	おもにIgE依存性
即時型症状（蕁麻疹，アナフィラキシーなど）		乳児期〜成人期	〈乳児〜幼児〉鶏卵，牛乳，小麦，そば，魚類，ピーナッツなど 〈学童〜成人〉甲殻類，魚類，小麦，果物類，そば，ピーナッツなど	鶏卵，牛乳，小麦，大豆などは寛解しやすい。その他は寛解しにくい	（++）	IgE依存性
特殊型	食物依存性運動誘発アナフィラキシー（FDEIA）	学童期〜成人期	小麦，エビ，果物など	寛解しにくい	（+++）	IgE依存性
	口腔アレルギー症候群（OAS）	幼児期〜成人期	果物，野菜など	寛解しにくい	（±）	IgE依存性

※成長に伴う消化管機能と免疫学的機能の成熟により，食物アレルギー症状を呈さなくなること。
出典／「食物アレルギーの診療の手引き2017」検討委員会：AMED研究班による食物アレルギーの診療の手引き2017，2018．

表4-10 食物アレルギーの症状

皮膚症状		紅斑，蕁麻疹，血管性浮腫，瘙痒，灼熱感，湿疹
粘膜症状	眼症状	結膜充血・浮腫，瘙痒感，流涙，眼瞼浮腫
	鼻症状	水性鼻漏（鼻汁），鼻閉，くしゃみ
	口腔咽頭症状	口腔・咽頭・口唇・舌の違和感・腫脹
呼吸器症状		喉頭違和感・瘙痒感・絞扼感，嗄声，嚥下困難，咳嗽，喘鳴，陥没呼吸，胸部圧迫感，呼吸困難，チアノーゼ
消化器症状		悪心，嘔吐，腹痛，下痢，血便
神経症状		頭痛，活気の低下，不穏，意識障害，失禁
循環器症状		血圧低下，頻脈，徐脈，不整脈，四肢冷感，蒼白（末梢循環不全）

出典／「食物アレルギーの診療の手引2017」検討委員会：AMED研究班による食物アレルギーの診療の手引2017，2018，一部改変．

と口腔アレルギー症候群とがある。食物依存型運動誘発アナフィラキシーは食物単独，運動単独ではアレルギー症状を起こさず，食物を摂った後に運動をして初めてアレルギー症状が出現するタイプである。わが国では小麦，エビ・カニなどの報告例が多い。

口腔アレルギー症候群は果物や野菜などによる口腔内の症状を主体とするタイプで，若年成人に多い。最初にシラカンバやハンノキの花粉に対してIgE抗体が作られ，それらの花粉と類似する構造をした果物（主にバラ科のリンゴ，ナシ，モモなど）や野菜などに反応して症状が出現する。ラテックス（ゴム）アレルギー患者でもバナナアレルギーが同様の発症機序で起こることがある（ラテックス-フルーツ症候群）。

▶**症状**　症状は多彩で表4-10に示すように，皮膚・粘膜症状，消化器症状，呼吸器症状，全身性症状（アナフィラキシー）に分類される。皮膚・粘膜症状は全体の症例の約90％で観察される。呼吸器症状の出現はアナフィラキシーへの進展の危険因子である。

3　検査／診断

▶**検査**　特定の食品摂取に伴う誘発症状の出現と，その機序として特異的IgE抗体の関与を証明することで診断が確定する。詳しくは，表4-11に示す。そのなかで食物経口負荷試験は原則として専門医が行う。

表4-11 食物アレルギーの検査

❶特定の食物摂取後に症状が誘発されること
　・誘発症状の病歴
　・食物経口負荷試験
❷特異的IgE抗体など免疫学的機序の証明
　・抗原特異的IgE抗体の検査
　・プリックテスト
　・ヒスタミン遊離試験

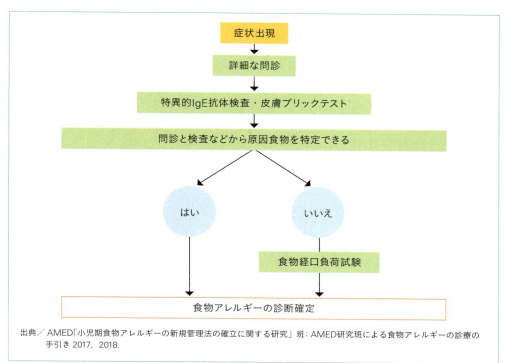

図4-4 食物アレルギーの診断フローチャート(即時型症状)

▶**診断** 食物アレルギーの診断フローチャートを図4-4に示す。

4 治療

原因療法としての症状の発現回避のために行う食事療法(食材として用いない,調理による低アレルゲン化,低アレルゲン化食品の利用など)と,出現した症状に対する対症療法からなる。

食物アレルギーによる症状を予防ないし軽減する薬物としては,経口クロモグリク酸ナトリウム(DSCG)が食物アレルギーの関与するアトピー性皮膚炎に対して唯一,適応が認められている。発現した軽度の症状に対しては,まずヒスタミン H_1 受容体拮抗薬(抗ヒスタミン薬)が用いられる。

VIII アナフィラキシー

アナフィラキシー	
概要	・医薬品,食物,ハチ毒などに対する急性・全身性のアレルギー反応(I型アレルギー反応が主体)。 ・重症例では通常5〜30分以内に死に至る。

原因	・薬物：抗菌薬，非ステロイド性抗炎症薬，抗てんかん薬など。 ・食物：鶏卵，牛乳，小麦，そば，ピーナッツ，エビ，カニなど。 ・ハチ毒：スズメバチ，アシナガバチなどのハチの毒液。
症状	・初期に，皮膚症状（瘙痒感，蕁麻疹など），消化器症状（腹痛，悪心・嘔吐など），呼吸器症状（鼻閉塞，嗄声など）。 ・進展して，呼吸困難，喘鳴，動悸，頻脈，血圧低下，意識障害など。
検査・診断	・薬物投与や食物の摂取状況，臨床経過と症候などから臨床的に診断。 ・プリックテスト，皮内試験。
主な治療	・薬剤が原因の場合，投与中止。 ・アナフィラキシーショックへの対応（気道確保，酸素投与，血圧維持，薬剤［アドレナリン］投与など）。 ・抗ヒスタミン薬，気管支拡張薬の投与を考慮

1 アナフィラキシーとは

アナフィラキシーとは，医薬品，食物およびハチ毒などに対する急性の過敏反応（Ⅰ型アレルギー反応が主体）が全身性に起こり，重症例では通常5～30分以内に死に至る。特徴的症状として，急速に悪化する致命的な気道，呼吸，または循環の異常があり，通常は皮膚と粘膜変化を伴う。蕁麻疹などの皮膚症状，消化器症状，呼吸困難などの呼吸器症状が，同時または引き続いて複数臓器に現れる。

さらに，血圧低下が急激に起こり，意識障害などを呈することをアナフィラキシーショックとよぶ。

2 原因

▶ **食物** 鶏卵，牛乳，小麦，そば，ピーナッツ，エビ，カニなど，特定の食べ物を食べたときに起こる。子どもから大人まで幅広い世代でみられるが，特に乳幼児に多くみられる。特殊型として食物依存性運動誘発アナフィラキシーがある。

▶ **ハチ毒** スズメバチ，アシナガバチなどのハチの毒液によるアレルギー反応。日本ではハチ刺されによるアナフィラキシーショックで年間20人ほどが死亡している。

▶ **薬物** ペニシリンなどの抗菌薬，アスピリンなどの非ステロイド性抗炎症薬，抗てんかん薬の頻度が多く，また，検査に使われる造影剤，そのほかに，ワクチンや麻酔薬，輸血なども原因となる。

▶ **ラテックス** ラテックスはゴムノキの樹液に含まれる成分である。天然ゴム製品に触れてアナフィラキシー反応が起こる場合がある。ラテックスは医療用手袋やカテーテルなどに使用されているほか，風船や避妊具，ゴム靴，ゴム草履などの日用品に使われている場合もある。また，ラテックスアレルギーがあると，バナナ，アボカド，キウイなどにもアレルギーを起こす**ラテックス-フルーツ症候群**が知られている。

▶ **運動** まれに運動中，もしくは運動直後にアナフィラキシーを起こす場合があり，運動誘発性アナフィラキシーとよばれる。運動を中止することで症状が治まることが多い。

3 病態／分類／症状

▶ **病状**　IgE依存性反応（Ⅰ型アレルギー反応）と非IgE依存性反応とに分類される。

▶ **重症度分類**　アナフィラキシーの重症度分類は，大きく3段階に分けて考えることができる。重症度「グレード1」は，症状は部分的で軽症の段階で，「グレード2」に進むと広範囲に症状が広がり，「グレード3」ではアナフィラキシーショックや重篤な症状が示唆される。この重症度に応じた速やかな対応が必要となる。特に重症度グレード2から3にかけては，状態に応じて応急処置薬のアドレナリン自己注射薬を使用するタイミングとなる（表4-12）。

▶ **自覚症状**　瘙痒感，蕁麻疹および全身の紅潮などの皮膚症状が初めにみられることが多い。皮膚症状に続き，腹痛，悪心，嘔吐および下痢などの消化器症状がしばしばみられる。呼吸器症状として鼻閉塞，くしゃみ，嗄声，咽喉などの瘙痒感，胸部の絞扼感などは比較的早期からみられる。進展すると咳嗽，呼吸困難および喘鳴などがみられる。やがて動悸，頻脈などの循環器症状や，不安，恐怖感，意識の混濁などの神経関連症状がみられる。

表4-12 アナフィラキシーの重症度分類

		1（軽症）	2（中等症）	3（重症）
皮膚・粘膜症状	紅斑・蕁麻疹・膨疹	部分的	全身性	同左
	瘙痒	軽い瘙痒（自制内）	強い瘙痒（自制外）	同左
	口唇，眼瞼腫脹	部分的	顔全体の腫れ	同左
消化器症状	口腔内，咽頭違和感	口，のどのかゆみ，違和感	咽頭痛	同左
	腹痛	弱い腹痛	強い腹痛（自制内）	持続する強い腹痛（自制外）
	嘔吐・下痢	悪心，単回の嘔吐・下痢	複数回の嘔吐・下痢	繰り返す嘔吐・便失禁
呼吸器症状	咳嗽，水性鼻漏，鼻閉，くしゃみ	間欠的な咳嗽，鼻汁，鼻閉，くしゃみ	断続的な咳嗽	持続する強い咳き込み，犬吠様咳嗽
	喘鳴，呼吸困難	—	聴診上の喘鳴，軽い息苦しさ	明らかな喘鳴，呼吸困難，チアノーゼ，呼吸停止，$SpO_2 \leq 92\%$，締めつけられる感覚，嗄声，嚥下困難
循環器症状	脈拍，血圧	—	頻脈（+15回/分），血圧軽度低下，蒼白	不整脈，血圧低下，重度徐脈，心停止
神経症状	意識状態	元気がない	眠気，軽度頭痛，恐怖感	ぐったり，不穏，失禁，意識消失

血圧低下：1歳未満＜70mmHg，1～10歳＜（70mmHg＋［2×年齢］），11歳～成人＜90mmHg。
血圧軽度低下：1歳未満＜80mmHg，1～10歳＜（80mmHg＋［2×年齢］），11歳～成人＜100mmHg。
出典／柳田紀之ほか：日本小児アレルギー学会誌，28；201-210，2014，一部改変．

▶ **他覚所見** 蕁麻疹や紅斑などの皮膚所見がまずみられることが多い。呼吸器所見として嗄声，犬吠様咳嗽，喘鳴，呼気延長，連続性ラ音の聴取，また重篤化した場合にはチアノーゼがみられる。頻脈，不整脈がみられ，ショックへ進展すれば血圧の低下，また意識の混濁などを呈する。

4 検査／診断

▶ **検査** アナフィラキシーの現場では一刻一秒を争うことが多いので，医薬品投与や食物の摂取状況と上記の臨床経過と症候で臨床的に診断することが多い。後日プリックテストや皮内試験を行う。

▶ **診断** 日本アレルギー学会によるアナフィラキシーの診断基準を表 4-13 示す。

5 治療

① 原因の可能性がある医薬品の投与中であれば，早期に中止する。
② 直ちに血圧測定を行い，可能であればパルスオキシメーターによる動脈血酸素分圧濃度測定を行う。
③ 犬吠様咳嗽，呼吸困難，喘鳴，チアノーゼなどの呼吸器症状がみられれば，アドレナリンの筋肉内注射またはアドレナリン自己注射用製剤を投与する。アドレナリン自己注射薬（商品名エピペン®）を医療機関外で用いた場合は必ず，直ちに医療機関を受診するよう指導する。なお α 遮断薬投与中では，アドレナリンの β_2 作用による血管拡張を介して血圧低下を助長する可能性があり，注意を要する。β 遮断薬投与中の患者ではアドレナリンの効果は期待できないのでグルカゴンを投与する。
④ 血管を確保し，ショック症状の出現や収縮期血圧の 20 mmHg 以上の低下または 90 mmHg 以下のショックの場合は，最初の 5 分間で生理食塩水を急速輸液する。改善がなければリンゲル液などに変更して輸液を継続する。さらに改善がなければドパミンの投与を行う。気管支喘息や遷延または遅発型薬物アレルギーの既往のある場合，またショックの場合には副腎皮質ステロイドを点滴静脈注射する。心電図モニター装着，経時的な血圧および可能であればパルスオキシメーターによる動脈血酸素分圧濃度を測定し，同時に酸素投与，気道確保の準備を行う。

表 4-13 アナフィラキシーの診断基準（日本アレルギー学会，2014）

> 次の3項目のうち，いずれかに該当すればアナフィラキシーと診断する。
> ❶ 皮膚症状（全身の発疹，瘙痒または紅潮），または粘膜症状（口唇・舌・口蓋垂の腫脹など）のいずれかが存在し，急速に（数分～数時間以内）発現する症状で，かつ呼吸器症状（呼吸困難，気道狭窄，喘鳴，低炭素血症）または循環器症状（血圧低下，意識障害）の少なくとも1つを伴う。
> ❷ アレルゲンへの曝露の後，皮膚・粘膜症状（全身の発疹，瘙痒，紅潮，浮腫），呼吸器症状（呼吸困難，気道狭窄，喘鳴，低酸素血症），循環器症状（血圧低下，意識障害），持続する消化器症状（腹部疝痛，嘔吐）のうち，2つ以上が急速に（数分～数時間以内）発現する。
> ❸ アレルゲンへの曝露後の急速な（数分～数時間以内）血圧低下。

⑤応援医師や看護師を要請する。
⑥抗ヒスタミン薬，気管支拡張薬の投与を考慮する。
⑦再発予防が極めて重要である。特に重篤なショックに至った例や，再発しているケースでは，可能な限りの原因検索と，第三者に明確にするために原因医薬品や食物の名刺，カードなどによる明記のほか，アナフィラキシーの患者教育，アドレナリン自己注射システムの導入・教育を検討する。

国家試験問題

1 気管支喘息の発作時の治療としてまず行うのはどれか。 （予想問題）

1. 吸入 β_2 刺激薬
2. 吸入副腎皮質ステロイド
3. アミノフィリン点滴静注
4. 副腎皮質ステロイド点滴静注

2 抗IgE抗体製剤が適応になる疾患はどれか。 （予想問題）

1. 蕁麻疹
2. 気管支喘息
3. アトピー性皮膚炎
4. アレルギー性鼻炎

3 通年性アレルギー性鼻炎のアレルゲンで最も頻度の高いのはどれか。 （予想問題）

1. ダニ
2. スギ
3. カビ
4. ブタクサ

4 アトピー性皮膚炎について正しいのはどれか。 （予想問題）

1. 皮疹は肘や膝の伸側に多い。
2. Ⅱ型アレルギー反応に基づく。
3. 軽症の段階から抗ヒスタミン薬を使用する。
4. 顔面の皮疹には強力な副腎皮質ステロイド外用薬を使用する。

5 蕁麻疹の原因として最も頻度の高いのはどれか。 （予想問題）

1. 特発性
2. 物理性
3. コリン性
4. アレルギー性

6 接触皮膚炎の診断に有用な検査はどれか。　　　　　　　　　　（予想問題）

1. プリックテスト
2. スクラッチテスト
3. 皮内試験
4. パッチテスト（貼付試験）

7 Stevens-Johnson 症候群について正しいのはどれか。　　　　（予想問題）

1. 粘膜疹がみられる。
2. Ⅰ型アレルギー反応に基づく。
3. ヒトヘルペスウイルス 6 型の再活性化を認める。
4. 体表面積の 10％を超える水疱，表皮剝離およびびらんを認める。

8 食物依存性運動誘発アナフィラキシーの原因食物として最も多いのはどれか。
　　　　　　　　　　　　　　　　　　　　　　　　　　　　　（予想問題）

1. 小　麦
2. 牛　乳
3. 鶏　卵
4. そ　ば

9 アナフィラキシーショックに対する第一選択薬はどれか。　　（予想問題）

1. ドパミン
2. グルカゴン
3. アドレナリン
4. ノルアドレナリン

▶答えは巻末

膠原病

膠原病

第 1 章

膠原病の基礎知識

この章では
- 膠原病，膠原病類縁疾患，自己免疫性疾患，リウマチ性疾患の意味を理解する。
- 免疫応答のしくみを理解し，膠原病〔自己免疫性疾患〕発症のメカニズムを学ぶ。

I 膠原病とは

A 膠原病，結合組織病，リウマチ性疾患，自己免疫性疾患の意味

　古くは紀元前から関節の変形，痛みと全身の炎症反応を伴う疾患が知られていたが，関節リウマチという病気の概念が確立したのは1800年代のことである。そして1942年に病理学者ポール・クレンペラー（Paul Klemperer）は，全身の**結合組織**や血管壁の**膠原線維**（図1-1．Column「結合組織，膠原線維とは」参照）に**フィブリノイド変性**（図1-2）という炎症性変化がみられる疾患をまとめて**膠原病**（collagen disease）と報告した。クレンペラーが当初提案した古典的膠原病は，①**関節リウマチ**，②**全身性エリテマトーデス**，③**強皮症**，④**皮膚筋炎**，⑤**結節性多発動脈炎**，⑥**リウマチ熱**の6疾患であり，その後リウマチ熱以外の疾患には自己免疫の異常を伴うことがわかった（リウマチ熱は溶レン菌感染症であることがわかり，現在は感染症に分類される）。**リウマチ**という言葉はギリシャ語由来で，関節・骨・筋肉の症

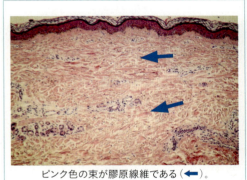

ピンク色の束が膠原線維である（）。

図1-1　膠原線維

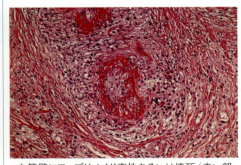

血管壁にフィブリノイド変性あるいは壊死（赤い部分）を認める。

図1-2　フィブリノイド変性

Column 結合組織，膠原線維とは

　ヒトのからだは心臓，肺，消化器，皮膚などの臓器からなるが，その隙間を埋めてからだの構造を形作る部分を**結合組織**といい，顕微鏡で観察すると細胞成分と線維の束から成っている（図1-1参照）。この線維の束を**膠原線維**といい，**コラーゲン**というたんぱく質が主な成分である。"膠原"という言葉は外来語"コラーゲン"の当て字とされている。膠原線維は組織の形を維持し，弾力性を保つ役割がある。

状を呈する病気を意味し，膠原病はいずれもこの**リウマチ症状**を伴う点が共通した特徴である。

もともと膠原病とは上記の6疾患（現在は5疾患）を指したが，シェーグレン（Sjögren）症候群，ベーチェット（Behçet）病，抗リン脂質抗体症候群，成人スティル（Still）病など膠原病と類似あるいは関連した疾患があり，それらを**膠原病類縁疾患**とよぶ。自己免疫の異常という観点からは**自己免疫性疾患**という呼び名もあるが，リウマチ症状を呈する疾患はほかにも様々な疾患があることがわかり，現在ではそれらを包括する**リウマチ性疾患**という表現が用いられることが多い。

B リウマチ専門医，リウマチ科，診療ガイドライン

膠原病は，以前は様々な科で診療されてきた。しかし膠原病の理解と治療が進むと高度の専門知識が必要とされるようになり，日本リウマチ学会は膠原病診療に関する専門的知識と経験をもつ医師を**リウマチ認定医**（現在は専門医）として認定する制度を導入した。1996（平成8）年には厚生省（現厚生労働省）が**リウマチ科**を標榜科＊として認定した。現在ではリウマチ専門医数は4000人を超え，5000以上の病院，診療所でリウマチ科が標榜されており，患者が受診する際の目安となっている。また，膠原病治療を標準化するために科学的根拠（エビデンス）に基づいた「関節リウマチの診療ガイドライン」「メトトレキサート診療ガイドライン」「皮膚筋炎・多発性筋炎診療ガイドライン」など，多くのガイドラインが現在までに発表され，膠原病診療の指針となっている。

II 膠原病の原因・分類

A 膠原病の原因

古典的な膠原病の原因は完全に解明されているわけではないが，膠原病を発症する原因には**遺伝的要因，環境要因**があることがわかっている。遺伝的要因には遺伝子多型（遺伝子配列の違い）や遺伝子発現の違い，また環境要因には感染症，喫煙，妊娠，ストレス，紫外線，薬剤などがある。膠原病の原因は単一の要因で説明できるものではなく，複数の要因が重なった結果，発症すると考えられている。

＊ **標榜科**：病院での診療科として名乗ることができる科名。

B 膠原病の分類

現在使われている膠原病という言葉は，クレンペラーが提唱した**古典的膠原病の5疾患**に加え，症状・病態が膠原病と類似した疾患（**膠原病類縁疾患**）を含む広い疾患を意味することが多い。関節・骨・筋肉のリウマチ症状を呈する疾患にはそのほかにも代謝性，感染症，加齢によるものなど様々な疾患があり，それらを包括した**リウマチ性疾患**という表現が用いられることが多い（表1-1）。自己免疫異常を伴う疾患は**自己免疫性疾患**とよばれる。

1 古典的膠原病

もともと膠原病とはクレンペラーが報告した6つの膠原病を指した。ただしリウマチ熱は溶レン菌感染症であることがわかり，現在は感染症に分類される。膠原病のなかでは関節リウマチが最も頻度が高い。膠原病の共通点は関節・骨・筋の**リウマチ症状**と**自己免疫異常**を伴うことにある。

2 膠原病類縁疾患

膠原病と似た疾患，膠原病に合併しやすい疾患にシェーグレン症候群，抗リン脂質抗体症候群，ベーチェット病，成人スティル病などがある。また，結節性多発動脈炎と似た血管炎には顕微鏡的多発血管炎，多発血管炎性肉芽腫症（旧名ウェゲナー肉芽腫症），好酸球性多発血管炎性肉芽腫症（旧名アレルギー性肉芽腫性血管炎），巨細胞性動脈炎，大動脈炎症候群など様々な疾患があり，血管炎症候群とよばれる。以上の疾患はリウマチ症状をもち，自己免疫異常を伴うことも多く，**膠原病類縁疾患**とよばれる。

表1-1 代表的なリウマチ性疾患

分類	代表的疾患
膠原病	関節リウマチ，全身性エリテマトーデス，強皮症，筋炎，結節性多発動脈炎
膠原病類縁疾患	成人スティル病，リウマチ性多発筋痛症，シェーグレン症候群，ベーチェット病，抗リン脂質抗体症候群，混合性結合組織病，IgG4関連疾患，血管炎症候群
代謝疾患	痛風，偽痛風（ピロリン酸カルシウム沈着症）
変性疾患	変形性関節症
脊椎関節症	強直性脊椎炎，反応性関節炎，乾癬性関節炎
感染症	化膿性関節炎
自己炎症症候群	家族性地中海熱
先天性結合組織疾患	マルファン（Marfan）症候群，エーラスダンロス（Ehlers-Danlos）症候群
骨関連	骨粗鬆症，骨壊死
そのほか	再発性多発軟骨炎

3 リウマチ性疾患

リウマチという言葉は関節・骨・筋肉の痛みを呈する病気を意味する。膠原病，膠原病類縁疾患ではほぼすべての例でリウマチ症状を認める。しかし，自己免疫の異常は認めないがリウマチ症状を呈する疾患には，加齢による変形性関節症，細菌感染による感染性関節炎，痛風などの結晶誘発関節炎，家族性地中海熱，そのほか様々な疾患がある。**リウマチ性疾患**とは以上の関節・骨・筋肉の痛みやこわばりなどの症状を示す疾患を包括した呼び名である。

4 自己免疫性疾患

自己免疫性疾患とは本来は細菌やウイルスなどから身を守るはずの免疫システムが自分のからだの成分を異物と認識した反応（自己免疫という），すなわち**自己抗体**あるいは自己反応性リンパ球が陽性となる疾患である。自己免疫性疾患には膠原病，膠原病類縁疾患の一部の全身性疾患と，バセドウ（Basedow）病の甲状腺など単一の臓器が標的となる疾患がある（表 1-2）。

表 1-2 自己免疫性疾患の分類と出現する自己抗体

自己免疫性疾患	自己抗体
臓器特異的自己免疫性疾患	**臓器特異的自己抗体**
橋本病	抗サイログロブリン抗体
バセドウ病	抗 TSH レセプター抗体
悪性貧血	抗内因子抗体
I 型糖尿病	抗 GAD 抗体，抗 IA-2 抗体
グッドパスチャー（Goodpasture）症候群	抗基底膜抗体
重症筋無力症	抗アセチルコリンレセプター抗体
特発性血小板減少性紫斑病	血小板関連 IgG（PAIgG）
自己免疫性溶血性貧血	抗赤血球抗体
全身性（臓器非特異的）自己免疫性疾患	**全身性（臓器非特異的）自己抗体**
全身性エリテマトーデス	抗 DNA 抗体，抗 Sm 抗体
関節リウマチ	リウマトイド因子，抗 CCP 抗体
強皮症	抗 Scl-70 抗体，抗セントロメア抗体
多発性筋炎，皮膚筋炎	抗 RNA ポリメラーゼ III 抗体
混合性結合組織病	抗 ARS 抗体，抗 MDA-5 抗体
シェーグレン症候群	抗 TIF1-γ 抗体，抗 Mi-2 抗体
顕微鏡的多発血管炎，多発血管炎性肉芽腫症	抗 RNP 抗体
好酸球性多発血管炎性肉芽腫症	抗 SS-A 抗体，抗 SS-B 抗体
	抗好中球細胞質抗体（ANCA）

III 膠原病（自己免疫性疾患）発症のしくみ

　古典的膠原病，そのほか膠原病類縁疾患の一部では自己免疫の異常が認められる。これらの疾患の発症のメカニズムを理解するには，免疫系のしくみを知る必要がある。

A 免疫と免疫応答のしくみ

1. 免疫とは

　免疫とは"疫（病気）を免れる"しくみを意味する。たとえば，麻疹（はしか）に一度かかった人は，その後は麻疹にはかからない。これは麻疹に感染すると麻疹ウイルスに反応する**抗体**が免疫細胞（**B細胞**）によって産生されるからである。抗体は**免疫グロブリン**（図1-3）というたんぱく質であり，次に麻疹ウイルスが侵入しても，速やかに同じ抗体が産生されてウイルスを排除することができる。病原体の特徴を免疫細胞が覚えているので，このようなしくみは**免疫記憶**とよばれる。

抗体（免疫グロブリン）には，IgG，IgA，IgM，IgD，IgEの5種類がある。

IgG
Fv（可変部）　L鎖
Fc（不変部）　H鎖

血液中の抗体全体の約75％を占め，最も多い。感染初期に働くIgMの次につくられ，病原体を攻撃する。

IgA

抗体全体の約15％を占め，消化管や気道の粘膜，唾液中に存在し，病原体の感染を予防する。

IgM

病原体に感染したとき，最初につくられる抗体。血液中の抗体全体の約10％を占める。

IgD

血液中に含まれる量は1％以下。その機能はまだよくわかっていない。

IgE

血液中の量は0.001％以下と最も少ない。アレルギー抗体とよばれ，花粉やダニなどの抗原に結合するとアレルギー反応を引き起こす。本来は寄生虫などを攻撃する抗体。

図1-3 抗体（免疫グロブリン）の構造と種類

2. 免疫応答が起こるしくみ

　麻疹ウイルスを排除する反応は**抗原抗体反応**による。ウイルスの特徴を示す抗原のみを認識して，特異的に攻撃する免疫応答で，特に**獲得免疫**とよばれる。獲得免疫では**貪食細胞**，**リンパ球**などの免疫細胞が働く。正常な免疫応答の流れに以下のとおりである（図1-4）。

①ウイルス，細菌などの病原体が感染するとマクロファージ，樹状細胞などの貪食細胞が病原体を"食べて"細胞内に取り込む。

②取り込まれた病原体は細胞の中で消化される。

③消化されてできた病原体の断片（**抗原**）は **HLA**（Column「HLA とは」参照）に乗せられて細胞の表面に出て，抗原に反応する **T 細胞**を刺激する（抗原提示）。

④刺激された T 細胞は活発に増殖し，ほかの細胞を刺激する**サイトカイン**（Column「サイトカインとは」参照）を分泌する。T 細胞は抗原と反応する **B 細胞**を刺激する。

⑤B 細胞は抗原に対する**抗体**を大量に産生する**形質細胞**に分化・増殖する。

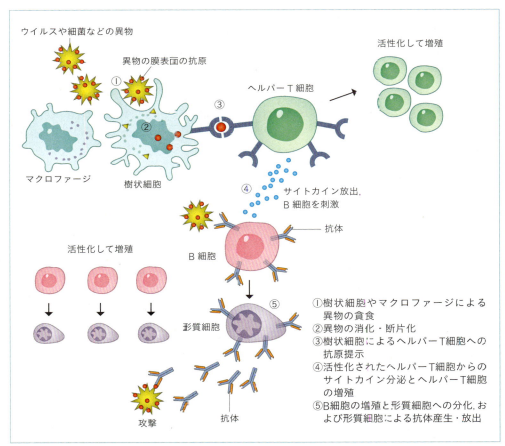

図1-4　免疫応答のしくみ

Ⅲ　膠原病（自己免疫性疾患）発症のしくみ

このような過程で病原体に反応する抗体が大量に産生され，病原体は排除される．T細胞は細胞表面に発現している分子の種類から，**CD4陽性T細胞**，**CD8陽性T細胞**に分類される．前述のB細胞の抗体産生を助けるのはCD4陽性T細胞で，その機能から**ヘルパーT細胞**とよばれる．CD8陽性T細胞は**細胞傷害性T細胞**ともよばれ，ウイルスに感染した細胞やがん細胞を破壊する．

活性化したリンパ球の一部はメモリー細胞となって体内に残り（免疫記憶），次に同じウイルスあるいは細菌が侵入してきた際にはすばやく反応し，ウイルスや細菌を排除する．

免疫には**細胞性免疫**，**液性免疫**があり，前者はヘルパーT細胞と細胞傷害性T細胞のように，細胞によって病原体を排除する免疫，後者はB細胞から産生される抗体による免疫を指す．

B 免疫寛容（トレランス）

多彩な病原体に反応するために，T細胞やB細胞にはそれぞれいろいろな種類のT細胞レセプター（受容体），抗体（B細胞レセプター）が必要となる．そのためにリンパ球は，

Column　HLAとは

HLA（human leukocyte antigen）とは**ヒト白血球抗原**という白血球表面の分子で，赤血球のABO型のような"白血球の型"と考えられていた．当初は白血球のみに発現していると考えられたが，その後すべての細胞に発現していることがわかり，ヒト以外の動物でも臓器移植の拒絶反応を起こす分子（主要組織適合抗原［major histocompatibility complex：MHC］）をもつことが明らかになっている．

HLAは免疫反応にかかわる分子で，異物を排除する際に働く．クラスⅠとクラスⅡがあり，クラスⅠにはA，B，Cの3種類，クラスⅡにはDR，DQ，DPの3種類があり，それぞれ多くの型があり個人により組み合わせが異なる．免疫系の疾患の一部は特定のHLAと関連する．たとえばベーチェット病ではHLA-B51，強直性脊椎炎ではHLA-B27の陽性頻度が高く，HLAによる免疫応答の違いが発症に関係していると想定されている．

Column　サイトカインとは

サイトカインは，細胞間で情報をやりとりするたんぱく質の総称である．主に免疫系細胞が産生し，細胞表面の受容体に結合し作用する．炎症を調節する**インターロイキン**，ウイルス増殖を抑える**インターフェロン**，白血球の遊走を起こすケモカインなど，そのほか，現在までに数百種類のサイトカインが発見されている．膠原病ではサイトカインの高値がみられ，その病態にかかわっていると考えられる．

遺伝子組換えにより無数のT細胞レセプター，抗体をつくり，どのような病原体にも対応できるように備えている。しかし，T細胞やB細胞の種類が膨大になれば，自分のからだの細胞に対して反応してしまうT細胞やB細胞もできてしまう。正常なヒトではそのようなリンパ球を除去して，免疫が自分自身を攻撃しないようにするしくみがあり，これを**免疫寛容**（**自己免疫寛容**，**トレランス**）という。

C 自己免疫寛容の破綻

通常は，自分のからだに反応するリンパ球は除去されるが，自己免疫性疾患では自分のからだの細胞成分に反応する抗体（**自己抗体**）や，**自己反応性リンパ球**が存在する。自己免疫性疾患の発症には**遺伝的要因**と**環境要因**の2つの要素があり，自己に対する免疫寛容が破綻するメカニズムは以下のように考えられている。

❶ 遺伝子多型，遺伝子発現の違い

自己免疫性疾患では血縁者に同じ疾患の発症率が高く，膠原病の発症には遺伝的背景の影響があることが以前より想定されていた。近年の遺伝学的解析の結果，たとえば関節リウマチの患者は健常人と比べると免疫系に関する分子の遺伝子に異なる配列（**遺伝子多型**）をもつ頻度が高いことが示された。遺伝子配列の違いにより免疫系に何らかの狂いが生じ自己免疫性疾患を発症すると想定されている。また，最近では遺伝子の発現の違いも報告されている。

❷ 自己抗原の修飾

遺伝的要因だけではなく環境要因も自己免疫性疾患の発症に関与すると推測されている。たとえば全身性エリテマトーデスは強い紫外線の曝露の後に発症することがある。関節リウマチの発症と喫煙の関連も報告されている。このような環境要因も膠原病の発症に関与していると考えられている。

❸ そのほか

加齢，腸内細菌，隔絶抗原（例：水晶体起因性眼内炎），感染微生物との分子相同性（病原体と自己の成分が似ているために自己免疫が誘発される）も正常免疫機構の破綻に関与していると想定されている。

D 膠原病（自己免疫性疾患）における臓器障害を生じるしくみ

自己免疫性疾患では皮膚，関節，腎臓，そのほか全身のあらゆる臓器に障害を生じうる。その機序には**自己抗体**（液性免疫），**細胞傷害性T細胞**（細胞性免疫）によるものがある。

1. 自己抗体（液性免疫）による臓器障害の発症機序

自己抗体による臓器障害発症のメカニズムでは，①自己抗体が細胞表面やそのほかの成

分と反応し組織傷害を起こす機序（Ⅱ型アレルギー），②自己抗体が血中の成分と免疫複合体を形成し組織傷害を起こす機序（Ⅲ型アレルギー）がある。これらには**補体**（complement）という抗体の作用を補助するたんぱく質も関与する。

①の例には自己免疫性溶血性貧血，抗基底膜抗体症候群がある。自己免疫性溶血性貧血では赤血球に対する自己抗体が赤血球膜上の成分に反応し，補体の働きも加わり赤血球が破壊（溶血）される（図1-5①）。抗基底膜抗体症候群では，抗体が肺，腎臓にある基底膜と反応，基底膜を破壊し，肺胞出血，腎炎などをきたす。

②の免疫複合体による臓器障害の例としては，全身性エリテマトーデスのループス腎炎がある。抗DNA抗体などの自己抗体が血中の抗原と反応して**免疫複合体**を形成し，免疫

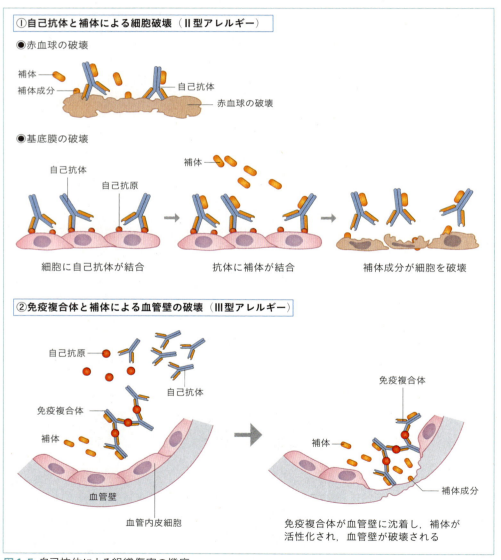

図1-5 自己抗体による組織傷害の機序

複合体は腎臓の糸球体に沈着し，補体の作用も加わり腎障害を起こす（図1-5 ②）。

2. 細胞傷害性T細胞による臓器障害の発症機序

　細胞傷害性T細胞が自己細胞を攻撃するという，細胞性免疫による臓器障害発症の例には多発性筋炎がある。多発性筋炎では筋生検を行うとCD8陽性の細胞傷害性T細胞が筋細胞を取り囲み，傷害している所見を認める（図1-6）。

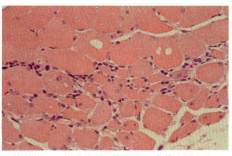

筋組織への細胞浸潤と筋細胞の変性を認める。

図1-6　多発性筋炎の例

国家試験問題

1　膠原病について**誤っている**のはどれか。　　　（84回 AM108 改変）

1. 結合組織にフィブリノイド変性がみられる。
2. 血液中に自己免疫抗体が認められる。
3. 免疫複合体が赤血球に結合し，障害を起こす
4. 治療に副腎皮質ステロイドが用いられる。

▶答えは巻末

膠原病

第 2 章

膠原病の症状と病態生理

この章では
- 膠原病でみられる症状(全身症状,リウマチ症状,皮膚・粘膜症状,内臓病変)を理解する。
- 膠原病の症状にはそれぞれの膠原病に特有の症状と膠原病に共通する非特異的な症状があることを理解する。

膠原病の症状は，①**全身症状**，②**リウマチ症状**（関節の痛みなど），③**皮膚・粘膜症状**，④**内臓病変**の4つに分けると理解しやすい。このうちリウマチ症状はすべての膠原病でみられる。以上の症状は，時間の経過とともに順次出現することも多い。

膠原病の症状には，共通する症状とそれぞれに特有の症状がある。共通する症状は，関節炎・関節痛，手のこわばり，筋痛などのリウマチ症状のほか，レイノー（Raynaud）現象，発熱など。一方，各膠原病に特有の症状には，全身性エリテマトーデスの**蝶形紅斑**，皮膚筋炎の**ゴットロン**（Gottron）**徴候**や**ヘリオトロープ疹**がある。

また，膠原病の特徴として1人の患者が複数の膠原病の症状を併せ持つことがある。2つ以上の膠原病の症状を完全に併せ持つ場合は，**重複（オーバーラップ）症候群**とよばれる。

I 全身症状

膠原病では発熱をはじめ，倦怠感，易疲労感，体重減少など炎症による症状がみられる。発熱は免疫系の炎症細胞から分泌されるIL（interleukin，インターロイキン）-1，IL-6，TNF（tumor necrosis factor，腫瘍壊死因子）-αなどの**炎症性サイトカイン**が脳の視床下部で**プロスタグランジンE2**を産生し体温調整中枢に作用することによる。

炎症性サイトカインは肝臓では急性炎症たんぱくの産生亢進をきたすように作用する。

炎症が持続すると全身が消耗し，食欲や体重が減少し，長期にわたると低栄養，筋肉の萎縮，骨粗鬆症をきたす。

A 発熱

膠原病では特徴的な熱型を示すことがある。たとえば成人スティル（Still）病では急な38℃以上の体温上昇後に平熱に戻る**スパイク熱**を呈し，発熱時に**サーモンピンク疹**（図2-4参照）とよばれる特徴的な皮疹が出現する。**熱型**とそれに伴う症状を観察することも診断を行ううえで重要である。38℃未満の微熱は膠原病でしばしばみられる。

一般的に発熱の原因は**感染症**が最も多く，次いで**膠原病**，**悪性腫瘍**が続き，診断が確定しないこと（**不明熱**：原因が明らかにできない発熱）もある。

副腎皮質ステロイドや免疫抑制薬を使用中には免疫力が低下し，**日和見感染症**（免疫不全者に発症する感染症）を合併する危険性が高い。経過中に発熱した場合には膠原病以外にも感染症の鑑別が必要である。発熱が持続すると体力を消耗し全身状態の悪化を招く危険性があるため対症的に**解熱薬**を用いることもある。

B そのほかの全身症状

倦怠感，易疲労感などは膠原病でしばしばみられ，「だるくて家事や仕事ができない」「疲れやすい」「気力や集中力が出ない」などと訴える。そのほかにもからだのこわばり，リンパ節腫脹などの全身症状もみられる。

II リウマチ症状

リウマチ症状とは関節・骨・筋肉など運動器に関する症状である。

A 関節症状

重要なのは**関節に炎症を伴う**か否かである。たとえば関節リウマチによる**関節炎**は炎症所見（滑膜炎）を伴うのに対し，加齢に伴う変形性関節症，線維筋痛症による心因性の**関節痛**では炎症は伴わない。

1. 関節の痛み，こわばり

関節の痛みは関節包や靱帯に分布する痛みの受容器で感知される**侵害受容体性疼痛**である（関節の構造は図 3-1 参照）。痛みは炎症により産生された**プロスタグランジン**によるが，関節液貯留や出血による圧迫でも痛みを生じる。臥床が長くなると関節周囲の組織が硬くなり，動きの制限（拘縮）と運動時の痛みを生じる。心因性の痛みは中枢神経系に由来する。

関節の"朝のこわばり"は関節リウマチにしばしばみられる症状で，午前中に手指が握りづらい，こわばって動かしづらいなどと訴える。こわばりは関節リウマチを疑うが，変形性関節症でもしばしばみられる。その場合は，持続時間も短く軽度なことが多い。

2. 関節炎と関節痛の違い

関節炎では関節の腫脹，圧痛（押すと痛むこと），運動時痛，熱感，発赤など炎症の所見を伴う。単なる関節痛の場合には炎症所見は伴わない。

関節炎の判断には関節腫脹の性状も大切である。関節リウマチの関節炎は柔らかく触れ，しばしば関節液の貯留を伴う。一方，変形性関節症は骨の増殖により関節が腫れるため硬い。

関節炎は関節破壊が進行する危険性が高く，関節炎か関節痛かの見きわめは重要である。

3. 関節炎の予後

　関節リウマチそのほか炎症性疾患の関節炎が未治療の場合には，関節の変形，動き（可動域）の制限をきたし，身体機能障害を残す。近年，薬物療法で関節破壊を抑えることが可能となったため，早期診断と治療開始が重要である。

4. 関節炎の鑑別と診断

　関節炎の場合，原因疾患を正しく診断することが大切である。たとえば，関節リウマチは治療が遅れると関節破壊が進行し，身体機能の低下をきたす。感染性関節炎は敗血症を伴う命にかかわる疾患で，早急な抗菌薬治療が必要である。変形性関節症は加齢に伴う変化であり，通常はNSAIDs（non-steroidal anti-inflammatory drugs，非ステロイド性抗炎症薬）による対症療法が基本である。関節炎の原因を正しく診断することは，適切な治療を行ううえで大切である。

　関節炎の鑑別点について重要な点を以下に述べる。

①関節リウマチでは手，**PIP**（proximal interphalangeal，近位指節間）**関節**，**MCP**（metacarpophalangeal，中手指節）**関節**などの小関節に，**対称性に関節炎**がみられる。一方，変形性関節症では，**DIP**（distal interphalangeal，遠位指節間）**関節**とPIP関節の硬い腫脹が特徴で，それぞれヘバーデン（Heberden）結節，ブシャール（Bouchard）結節とよばれる。関節炎の部位は原因診断に有用な情報となる。

②性別や年齢については，関節リウマチは女性，痛風発作は中年男性，偽痛風は高齢者に多いなどの特徴がある。

③経過も重要で，たとえば関節リウマチや変形性関節症は数か月の慢性経過だが，化膿性関節炎や痛風・偽痛風の発作は日単位の経過である。

④関節炎が1か所の単関節炎か複数の多関節炎かも鑑別にある程度重要である。

⑤関節の変形のパターンも診断に重要である。関節リウマチに特徴的な変形には手指の**尺側偏位**，**ボタン穴変形**，**スワンネック変形**，母指の**Z字型変形**（図2-1），足趾の**槌趾変形**や**鷲爪変形**がある。参考までに，変形が進み関節面が完全にずれた場合には**脱臼**，一部関節面が合っているものは**亜脱臼**という。全身性エリテマトーデスでは骨破壊を伴わず尺側偏位をきたすことがある（ジャクー［Jaccoud］関節症）。強皮症では手指の皮膚硬化のため手指の関節が伸びづらくなり，進行すると拘縮する。

　関節所見の見方については第3章-Ⅰ-B「身体所見」を参考のこと。

B 筋症状

　筋症状としては，筋肉痛および筋力低下がある。

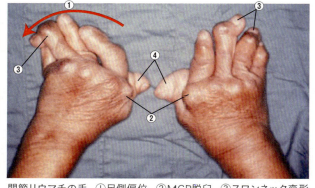

- **スワンネック変形**
  MCP関節の炎症による変形

- **ボタン穴変形**
  PIP関節の炎症による変形

- **母指のZ字型変形**
  IP関節の炎症による変形

関節リウマチの手。①尺側偏位，②MCP脱臼，③スワンネック変形（右第3，4指，左第4指），④母指のZ字型変形がみられる。

図2-1 手指の変形例

1. 筋肉痛

リウマチ性多発筋痛症や血管炎症候群の筋痛は，痛みによる筋力低下はあるが，筋力自体は低下せず筋原性酵素の上昇もみられない。多発性筋炎・皮膚筋炎などの筋疾患では筋力低下と筋原性酵素の上昇を伴う。

2. 筋力低下

多発性筋炎，皮膚筋炎では近位筋＊の筋力が低下し，階段の上り下りやトイレでの立ち上がりが困難となる。筋炎では血液検査により筋由来のCK（creatine kinase，クレアチンキナーゼ），アルドラーゼ，そのほかAST（aspartate transaminase，アスパラギン酸アミノトランスフェラーゼ），LDH（lactate dehydrogenase，乳酸脱水素酵素）の上昇がみられる。筋炎が疑われた場合には筋電図，筋のMRI検査，筋生検を行う。

C 滑液包炎・腱鞘炎

関節の周囲には，滑液という液体を含んだ**滑液包**があり，関節の動きをスムーズにする。また骨と筋を結合する腱のまわりはやはり滑液を含んだ**腱鞘**が覆い，動きをスムーズにする。滑液包，腱鞘（図3-1参照）に**滑液包炎，腱鞘炎**などの炎症を起こすと関節周囲の痛みや運動障害を起こす。

＊ **近位筋**：上腕や大腿など体幹部に近い筋肉群。

D 骨痛・四肢痛

膠原病自体で骨痛を生じることはまれで，副腎皮質ステロイド大量療法による大腿骨頭壊死や膝関節の骨壊死，骨粗鬆症に伴う圧迫骨折で痛みを生じる。そのほか四肢に生じる痛みとしては，末梢神経障害，動脈閉塞症，静脈血栓症，感染症による蜂窩織炎，腰椎ヘルニアによる放散痛などがある。

III 皮膚・粘膜症状

膠原病では各膠原病に特有の皮疹（表2-1）と，疾患に特異的ではない皮疹（非特異疹）がある。皮膚・粘膜症状は原疾患の活動性と並行することが多い。

A 紅斑

紅斑は，皮膚血管の充血による紅色から暗赤色の斑で，通常はむくみや表皮の変化を伴う。

表2-1 膠原病にみられる皮膚・粘膜症状

部位		名称
頭部	頭髪	脱毛（SLE）
	頭皮	紅斑・円板状紅斑（SLE），側頭動脈の結節・発赤（巨細胞性動脈炎），後頭部の皮下結節（RA）
	顔面	蝶形紅斑・円板状紅斑（SLE），ヘリオトロープ疹（DM），仮面様顔貌（SSc）
	口	口腔内潰瘍（SLE），開口制限・舌小帯肥厚短縮（SSc），口腔乾燥・う歯増加・舌乳頭萎縮・口角炎（SjS），有痛性アフタ性潰瘍（ベーチェット病）
体幹	体幹	紅斑・サーモンピンク疹（成人発症スティル病），皮膚硬化・色素沈着・脱失・毛細血管拡張（SSc）
	陰部	陰部潰瘍（ベーチェット病）
四肢	肘	ゴットロン徴候（DM，手指・膝にもみられる），皮下結節（RA）
	手	レイノー現象（膠原病全般），手掌紅斑（SLE），凍瘡様皮疹（SLE），皮膚硬化・ソーセージ様指（SSc，MCTD），皮膚梗塞・皮膚潰瘍（血管炎），皮下石灰化（SSc），手指末節の短縮（SSc），機械工の手（DM）
	爪	爪囲紅斑（SLE，DM），爪床出血・血栓（血管炎），爪点状陥凹（乾癬）
	下肢	結節性紅斑（ベーチェット病，サルコイドーシス），網状皮斑（血管炎），皮膚潰瘍（血管炎）

（　）内は疾患名略称／SLE：全身性エリテマトーデス，RA：関節リウマチ，SSc：強皮症，DM：皮膚筋炎，MCTD：混合性結合組織病，SjS：シェーグレン症候群

1. 顔面にみられる紅斑

顔面にみられる膠原病に特徴的な紅斑には全身性エリテマトーデスの**蝶形紅斑**や**円板状紅斑**（ディスコイド疹），皮膚筋炎の**ヘリオトロープ疹**がある。

▶ **蝶形紅斑** 両側頬部から鼻根部に広がる蝶に似た形をした浮腫性紅斑で，全身性エリテマトーデスの活動期にみられ，治療により消えることも多い（図2-2a）。

▶ **円板状紅斑（ディスコイド疹）** 皮膚の萎縮，鱗屑，色素沈着を伴う全身性エリテマトーデスの皮疹である。丸い形で，表皮の変化が高度で瘢痕を残すことが多い（図2-2b）。

▶ **ヘリオトロープ疹**（図2-3a） 皮膚筋炎でみられる眼瞼の紫紅色の紅斑である。

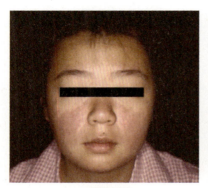
a. 蝶形紅斑

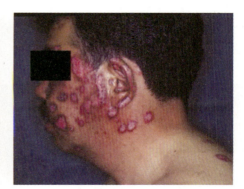
b. 円板状紅斑（ディスコイド疹）

図2-2 全身性エリテマトーデスでみられる紅斑

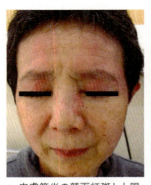
a. 皮膚筋炎の顔面紅斑と上眼瞼のヘリオトロープ疹

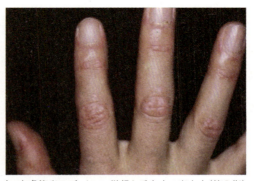
b. 皮膚筋炎のゴットロン徴候と爪上皮の出血点（第3指）

図2-3 皮膚筋炎の皮膚症状

2. 体幹や四肢にみられる紅斑

紅斑は顔面以外にも体幹や四肢にもみられる。

- ▶ **凍瘡様皮疹** 全身性エリテマトーデスでは，手指，爪周囲，手掌，足底にも紅斑がみられる。手足にみられるしもやけ様の皮疹は凍瘡様皮疹という。
- ▶ **ゴットロン徴候** 皮膚筋炎に特徴的な皮疹で，手指や肘・膝関節の背面に表面がぽろぽろとむける落屑を伴った紫紅色の皮疹を認める（図2-3b）。
- ▶ **サーモンピンク疹** 成人スティル病では，発熱時にサーモンピンク疹が体幹や四肢近位部に出現し，解熱とともに消失する（図2-4）。
- ▶ **環状紅斑** シェーグレン症候群でみられ，環状の特徴的な形をしている（図2-5）。
- ▶ **網状皮斑（リベドー）** 下肢，特に下腿にみられる網目状の皮疹で，血管炎や抗リン脂質抗体症候群など血流障害をきたす膠原病でみられる（図2-6）。
- ▶ **結節性紅斑** 数cm大の膨隆した紅斑で，痛みを伴う。皮下脂肪組織の炎症が主体である。ベーチェット病，サルコイドーシス，そのほか溶レン菌や結核などの感染症でみられる。

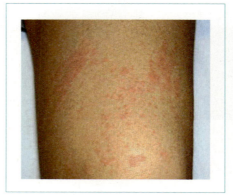

図2-4 成人スティル病のサーモンピンク疹

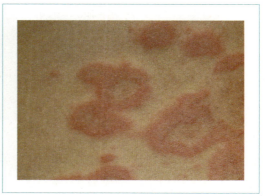

図2-5 シェーグレン症候群の環状紅斑

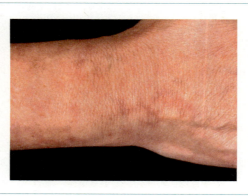

図2-6 抗リン脂質抗体症候群の網状皮斑

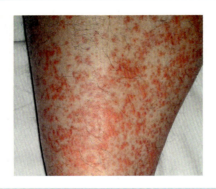

図2-7　IgA血管炎の紫斑

B 紫斑

　紫斑は皮膚真皮での出血で，紅斑とは異なり圧迫しても色は消失しない。原因には血管炎，凝固因子異常や血小板数減少，皮膚血管の脆弱性，血清たんぱく質の異常などがある。

① **IgA血管炎**（ヘノッホ・シェーンライン［Henoch-Schönlein］紫斑病）の皮疹は下肢に生じることが多く，やや盛り上がっており，疾患の活動期に出現する（図2-7）。
② 血小板数が3万/mm³以下では出血傾向を生じ，数mm大の点状出血が下腿や口腔内粘膜にみられる。1万/mm³以下では重要臓器への出血の危険性が高く，副腎皮質ステロイドや輸血などの治療を要する。
③ 副腎皮質ステロイドの治療期間が長い患者では，皮膚の結合組織がもろくなり，誘因なく紫斑が出現する（特に前腕）。
④ 高ガンマグロブリン血症による**過粘稠度症候群**（免疫グロブリンの濃度上昇により血液の粘性が上昇した状態）など，血清たんぱく質異常による紫斑はシェーグレン（Sjögren）症候群でみられる。

C レイノー現象と皮膚潰瘍・梗塞・壊疽

1. レイノー現象

　寒冷や心因ストレスが誘因となり指の血管が収縮して指の色が変化し，しびれ感，疼痛，冷感を伴うのが**レイノー現象**（Raynaud's phenomenon）である。典型的なレイノー現象では指は最初に**白色**，次いでチアノーゼにより**紫色**，最後に血流が戻り**ピンク色**と**3相性の色調変化**を示す（図2-8）。強皮症，混合性結合組織病ではほぼ必発で，そのほかの膠

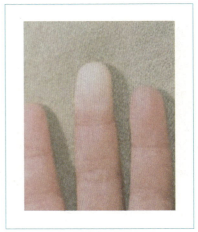

図2-8 レイノー現象

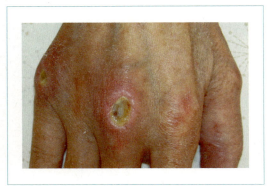

図2-9 皮膚筋炎患者にみられた皮膚潰瘍

原病でもしばしばみられる。

2. 皮膚潰瘍・梗塞・壊疽

　血管炎や血管内腔の狭窄により血流障害が続くと，皮膚に潰瘍・壊疽が生じる。強皮症では血流障害により指先に小潰瘍や小陥凹性瘢痕ができる（図4-6b参照）。血管炎により指先の小血管が閉塞すると，黒色の小梗塞巣や潰瘍を生じる。皮膚筋炎では血管炎を伴い潰瘍を生じることがあり，そのような例は抗MDA-5抗体陽性で肺病変を伴い予後不良である（図2-9）。

D そのほかの皮膚・粘膜症状

1. 皮膚硬化

　強皮症，混合性結合組織病でみられる。皮膚真皮の膠原線維の増加により，皮膚が硬くなりつまみづらくなる。

2. 皮下結節

　皮下結節にはリウマトイド結節，石灰沈着，痛風結節などがある。

▶ リウマトイド結節　関節リウマチの患者の肘伸側，後頭部，手指などに生じる数mmから数cm大の結節である（図2-10）。

▶ 皮下の石灰沈着　強皮症や皮膚筋炎・多発性筋炎でみられ，皮下に硬く触れる。

▶ 痛風結節　長期間放置された痛風でみられることがある。尿酸ナトリウム塩が沈着したもので手指・足趾や耳介など皮膚温が低いところにできやすい。

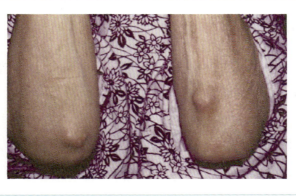

図 2-10 両肘関節伸側に生じたリウマトイド結節

3. 口腔粘膜の病変

　全身性エリテマトーデスでは，無痛性の口腔内潰瘍と硬口蓋部の紅斑がある。ベーチェット病では，口腔内に有痛性の**アフタ性潰瘍**（円形の表面が白い潰瘍）を繰り返し生じ（図 4-8 参照），陰部にも潰瘍が生じ強い痛みを伴う。シェーグレン症候群では，唾液の分泌低下による口腔内乾燥がみられ，う歯（虫歯）の増加，舌乳頭の萎縮，口角炎を生じる。強皮症では舌小帯の短縮・肥厚がみられ，舌の運動が制限される。

4. 爪周囲の変化・爪の変化

　末梢循環障害やレイノー現象のある膠原病患者にしばしばみられる。強皮症や皮膚筋炎では爪の付け根の上皮（爪郭部）に点状小出血ないし小梗塞がみられる（図 2-11）。爪の周りの紅斑（爪囲紅斑）は，全身性エリテマトーデス，皮膚筋炎などでみられる。乾癬性関節炎では爪に点状の陥凹，剥離がみられる。

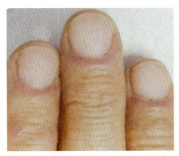
皮膚筋炎患者の爪周囲紅斑と爪上皮出血点

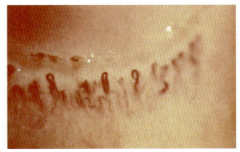
ダーマトスコープでみられる毛細血管拡張と爪上皮出血点

図 2-11 爪上皮出血点と爪郭部毛細血管拡張

IV 内臓病変

膠原病では内臓臓器病変の合併頻度が高い。関節リウマチでは関節以外の病変を**関節外症状**，シェーグレン症候群では唾液腺以外の症状を**腺外症状**とよぶ。

腎・尿路病変

血液中の老廃物は，腎糸球体で濾過され尿細管を通過して尿に排泄される。腎障害は糸球体もしくは尿細管の障害による。腎障害が高度になると老廃物が蓄積し尿毒症となり人工透析治療が必要となる。たんぱく尿が1日当たり3.5gを超えるといわゆる**ネフローゼ症候群**となる。

1. 糸球体病変

▶ **ループス腎炎** 全身性エリテマトーデスでは糸球体の基底膜に免疫複合体が沈着しループス腎炎を合併する。腎炎の重症度により腎予後が左右される。

▶ **壊死性半月体形成性腎炎** 血管炎症候群，特にANCA (anti-neutrophil cytoplasmic antibody, 抗好中球細胞質抗体) 陽性の血管炎では腎炎の合併頻度が高い。糸球体の炎症に伴い半月体が形成され壊死を伴う（壊死性半月体形成性腎炎）。

▶ **強皮症腎** 強皮症では，まれに強皮症腎（**強皮症腎クリーゼ**）を起こし，腎機能が急速に悪化することがある。副腎皮質ステロイド使用や急速な皮膚硬化の進行などが危険因子である。

▶ **腎アミロイドーシス** 関節リウマチでは抗リウマチ薬による腎障害がある。炎症が長期にわたると腎アミロイドーシスを合併することがあるが，近年減少している。

2. 尿細管病変

▶ **間質性腎炎** シェーグレン症候群は間質性腎炎を合併し，尿細管アシドーシス，それに伴う低カリウム血症，腎機能低下を合併することがある。

3. そのほかの病変

▶ **尿路系障害** 全身性エリテマトーデスではまれに尿路系の障害による**水腎症**や**間質性膀胱炎**（ループス膀胱炎）を伴うこともある。

B 呼吸器病変

肺は腎臓と並んで，膠原病の予後を決定する重要な臓器である。人工透析治療の進歩により膠原病の腎障害で命を落とすことは少なくなった一方で，死因の多くを呼吸器疾患が占めるようになってきた。

1. 間質性肺炎

膠原病で頻度が高いものに間質性肺炎（図2-12）がある。疾患により頻度は異なり，関節リウマチ，強皮症，多発性筋炎・皮膚筋炎ではしばしばみられるが，全身性エリテマトーデスではまれである。自覚症状としては**乾性咳嗽**（痰を伴わない咳）や，進行すると息切れが生じ，**低酸素血症**をきたす。呼吸状態が悪化した場合は，間質性肺炎の増悪のほか，薬剤の副作用，感染症を除外する必要がある。

2. 気道病変

関節リウマチでは**気管支拡張症**や**細気管支炎**などの気道病変をしばしば伴う。多発血管炎性肉芽腫症（ウェゲナー［Wegener］肉芽腫症）では気道病変を合併し，気道が狭窄することがある。好酸球性多発血管炎性肉芽腫症（チャーグ・ストラウス［Churg-Strauss］症候群）では気管支喘息を高率に合併する。

3. 胸膜炎

胸膜炎（図2-13）は全身性エリテマトーデスや関節リウマチに合併し，呼吸困難や胸痛などの症状がみられる。胸膜炎に**心膜炎**を合併することもある。

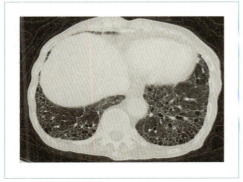

図2-12　間質性肺炎のCT画像

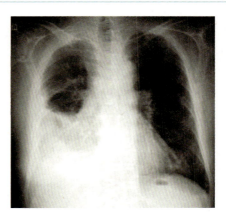

右に胸水貯留を認める。

図2-13　全身性エリテマトーデスに合併した胸膜炎

4. 肺高血圧症

　肺高血圧症は混合性結合組織病，強皮症，全身性エリテマトーデス，抗リン脂質抗体症候群などでみられる。生命予後不良な病態だが，肺血管拡張薬や免疫抑制療法が進歩し，早期に治療を行うことで生命予後が改善した。

5. そのほかの病変

- ▶ **肺胞出血**　全身性エリテマトーデスや血管炎では肺の毛細血管炎により肺胞出血をきたすことがある。呼吸不全となることも多い重篤な病態である。
- ▶ **肺の結節影**　関節リウマチのリウマトイド結節，多発血管炎性肉芽腫症の空洞を伴う多発結節影がある。
- ▶ **肺血栓・塞栓症**　主に抗リン脂質抗体症候群で下肢の深部静脈血栓が遊離し，肺動脈に塞栓を起こし生じる。突然の強い胸痛や呼吸困難を訴え，早急な対応を要する。
- ▶ **日和見感染症**　副腎皮質ステロイドや免疫抑制薬の治療中には，健康なヒトでは感染を起こさない弱毒菌により感染を起こすことがある。これを日和見感染症という。真菌感染症，ニューモシスチス肺炎，サイトメガロウイルス感染症などがその例である。

C 神経病変

　神経病変は**中枢神経病変**（脳から脊髄）と**末梢神経病変**（それ以外）に分けられる。

1. 中枢神経病変

- ▶ **精神症状・神経症状**　中枢神経病変が多いのは全身性エリテマトーデスで，精神症状と神経症状がある。精神症状は**急性錯乱状態，痙攣，認知機能障害**など。神経症状には**脳血管障害，頭痛，運動麻痺，髄膜炎，脊髄障害**などがある。
- ▶ **脳出血・梗塞**　結節性多発動脈炎や悪性関節リウマチでは脳の血管炎により脳出血・梗塞を呈することがある。巨細胞性動脈炎による眼動脈の血管炎では視力が低下し，治療が遅れると回復しない。
- ▶ **中枢神経障害**　神経ベーチェット病では5～20%に中枢神経障害を認める。脳幹が好発部位で，多彩な神経症状を呈する。
- ▶ **環椎軸椎亜脱臼**　関節リウマチの進行例では頸椎の環椎軸椎亜脱臼のため脊髄が圧迫され運動障害と感覚障害をきたすことがあり，その際は外科的治療が必要となる。

2. 末梢神経病変

- ▶ **多発性単神経炎**　末梢神経病変は血管炎を伴う疾患に頻度が高い。**左右非対称の感覚障害と運動障害**が特徴で（多発性単神経炎），下肢に生じることが多い。

- **しびれ・運動障害** シェーグレン症候群では末梢神経障害によるしびれや運動障害をきたすことがある。
- **絞扼性神経障害** 末梢神経が機械的に圧迫されて障害を生じるものは絞扼性神経障害とよばれる。関節リウマチでは手根管症候群を合併することがある。

D 循環器病変

循環器病変は，心病変と血管病変に分ける。

1. 心病変

- **心嚢水貯留** 心膜炎による心嚢水貯留は，全身性エリテマトーデス，関節リウマチ，強皮症でみられる。
- **不整脈** 強皮症では，心筋の線維化が進行すると刺激伝導系の障害で不整脈を生じる。
- **大動脈弁閉鎖不全** 大動脈炎症候群では，大動脈の拡張に伴い大動脈弁閉鎖不全をみることがある。
- **リブマン・サックス心内膜炎** 全身性エリテマトーデスではリブマン・サックス（Libman-Sacks）心内膜炎の報告があるがまれである。

2. 血管病変

- **心筋梗塞** 全身性エリテマトーデス，結節性多発動脈炎では冠動脈病変により心筋梗塞を合併することがある。
- **四肢の潰瘍・壊死** 血管炎症候群では，末梢血管の閉塞により四肢の潰瘍，壊死をきたすことがある。
- **血栓** 抗リン脂質抗体症候群では，動脈あるいは静脈に血栓を形成する。
- **動脈内腔の狭窄** 強皮症では血管内膜肥厚により動脈内腔の狭窄をきたし，血管の収縮を伴いレイノー現象，皮膚潰瘍，時に手足の壊死をきたす。
- **静脈炎** 血管ベーチェット病では静脈炎による閉塞をきたすことがある。

E 消化器病変

1. 消化管病変

- **嚥下障害・逆流性食道炎** 強皮症では，消化管平滑筋の線維化により食道拡張と蠕動運動低下をきたし，嚥下障害や逆流性食道炎による胸やけなどの症状を起こす。また腸閉塞や吸収不良症候群，便秘，腹部膨満などの症状もある。
- **腹痛・下血・潰瘍形成** 血管炎症候群では腹腔内動脈の血管炎により腹痛，下血，潰瘍

形成，重症の場合には消化管穿孔を生じ，急性腹症を呈することがある。
- ▶ ループス腸炎など　全身性エリテマトーデスではループス腸炎，腹膜炎，たんぱく漏出性胃腸症とそれによる低たんぱく血症を合併することがある。
- ▶ 潰瘍性病変　腸管ベーチェット病の潰瘍性病変は小腸の回盲部が好発部位である。

2. 肝病変

- ▶ 肝機能異常　全身性エリテマトーデスの活動期には，軽度の肝機能異常はしばしばみられる。成人スティル病の活動期にも肝酵素上昇をみる。
- ▶ 自己免疫性肝炎　各膠原病に合併することがあり，強皮症やシェーグレン症候群は，原発性胆汁性胆管炎をしばしば合併する。

V　眼・耳鼻咽喉科病変

A　眼病変

　眼病変には乾燥性角結膜炎，強膜炎，上強膜炎，ぶどう膜炎，網膜の血管障害など多彩な病変がある。
- ▶ 乾燥性角結膜炎　シェーグレン症候群でみられ，**乾燥症状**（ドライアイ），異物感，痛みを訴える。涙腺組織の傷害，涙液分泌量の低下が原因である。
- ▶ 強膜炎（図2-14）　強膜の炎症で関節リウマチ，多発血管炎性肉芽腫症，再発性多発軟骨炎などにみられる。強い炎症により穿孔することがある。**上強膜炎**は強膜表層部の炎症で関節リウマチなどにみられる。
- ▶ ぶどう膜炎　虹彩に炎症をきたす**前部ぶどう膜炎**，眼球の脈絡網膜に炎症をきたす**後部**

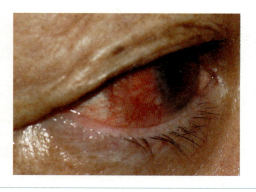

図2-14　強膜炎

ぶどう膜炎がある。重度の場合は失明の危険がある。ぶどう膜炎の原因としては**サルコイドーシス，ベーチェット病**などがある。

▶ 失明　巨細胞性動脈炎では，眼動脈の閉塞により失明することがある。一度視力が低下すると治療によっても回復することは少ないため，早期に治療開始が必要である。

B 耳鼻咽喉科病変

副鼻腔，耳介，中耳，内耳の病変がある。

▶ 副鼻腔　副鼻腔炎は，多発血管炎性肉芽腫症，好酸球性多発血管炎性肉芽腫症などでみられる。多発血管炎性肉芽腫症の進行例では鼻の変形（鞍鼻，図4-5参照）がみられる。

▶ 中耳・内耳　ANCA（antineutrophil cytoplasmic antibody）関連血管炎で**中耳炎，内耳炎，難聴**をきたすことがあり，OMAAV（otitis media with ANCA associated vasculitis）とよばれる。

国家試験問題

1 関節リウマチで起こる主な炎症はどれか。　　　（103回PM34）

1. 滑膜炎
2. 骨髄炎
3. 骨軟骨炎
4. 関節周囲炎

2 ベーチェット病にみられる症状はどれか。　　　（97回AM107）

1. 真珠腫
2. 粘液水腫
3. はばたき振戦
4. 口腔内アフタ性潰瘍

▶答えは巻末

膠原病

第3章
膠原病にかかわる診察・検査・治療

この章では
- 膠原病を疑う場合の問診のしかた，身体所見の取り方を学ぶ。
- 膠原病を疑う場合に行う検査を学ぶ。
- 膠原病の治療（薬物療法，外科的治療，リハビリテーション），社会的支援の活用，日常生活上の注意点を学ぶ。

I 膠原病の診察

どのようなときに膠原病を疑うか——。関節痛・筋肉痛などのリウマチ症状に炎症や自己免疫異常を伴うのが膠原病の特徴である。加えて皮膚・粘膜症状や，呼吸器，腎などの臓器病変があれば膠原病の可能性は高い。

一方で，リウマチ症状を欠き，発熱，全身倦怠感などの非特異的な症状のみの例もある。また，膠原病の症状は必ずしも同時にはそろわず，ある時点の症状だけからは診断が難しいことも少なくない。

A 問診

病歴を漏れなく聴取することが大切である。特徴的な病歴や症状，所見があればすぐに膠原病を診断できる場合もあるが，悪性腫瘍や感染症の除外が必要なことも多い。

1 主訴・患者背景

患者が困っている訴えを聞く。膠原病では**関節症状，発熱，皮膚・粘膜症状**が多い。患者背景では疾患により性，年齢に特徴がある。たとえば全身性エリテマトーデス，大動脈炎症候群は 10〜30 歳代の女性の割合が高い。ベーチェット（Behçet）病も比較的若い年代に多い。逆にリウマチ性多発筋痛症，顕微鏡的多発血管炎は高齢者に多い。

2 現病歴

主訴の始まりは急性，慢性など様々で，症状の経過も参考となる。関節リウマチは手のこわばりや痛みで始まり，数か月の経過で良くなったり悪くなったりを繰り返し，痛む部位は移動することが多い。一方，リウマチ性多発筋痛症などは症状の発現が急性のことが多い。

発病前の状況も重要である。海水浴やハイキングなどでの日光曝露は，全身性エリテマトーデスの発症の誘因となることがある。IgA 血管炎（ヘノッホ・シェーンライン［Henoch-Schönlein］紫斑病）は感冒が先行することが多い。

3 既往歴

既往歴，たとえば血小板減少症，溶血性貧血，腎炎，肺炎の既往などがないか聴取する。過去の病気以外にも薬剤服用歴，出産・流産の有無も尋ねる。

薬剤服用歴は重要で，抗てんかん薬や抗菌薬は**薬剤性ループス**，抗甲状腺薬は **ANCA**（anti-neutrophil cytoplasmic antibody，抗好中球細胞質抗体）**関連血管炎**を誘発する。

流産を繰り返している場合は抗リン脂質抗体症候群，胎児の先天性心ブロックの既往が

ある場合は抗SS-A抗体陽性のシェーグレン症候群の可能性がある。

悪性腫瘍や感染症の病歴，歯科治療歴も膠原病以外の疾患を除外するうえで大切である。

4 | 家族歴

膠原病の発症は遺伝的要因が大きく，家族構成や膠原病の家族歴を聴取する。

5 | 社会歴，生活像

職業歴，喫煙歴，飲酒歴，信仰する宗教の有無，そのほか生活習慣などは必ずしも膠原病の診断には結びつかないが，その後の治療を行ううえで有用な情報となる。

B 身体所見

1. 視診

膠原病は関節や皮膚・粘膜の症状を伴うことが多いため，まず皮膚・粘膜を観察する。膠原病には特徴的な**皮疹**がある。

皮膚・粘膜症状の詳細は，第2章-Ⅲ「皮膚・粘膜症状」を参照のこと。

2. 触診

触診は**皮膚**，**関節**で行う。膠原病の皮疹は炎症のためむくみ，病変の皮膚が厚くなっていることが多い。強皮症では皮膚が硬くつまみにくく，循環不全により手指の皮膚温が低く感じる。関節に炎症がある場合にはその部分の皮膚温が高く感じる。

リウマチ性疾患では関節を触り，所見を取ることが大切である。以下に関節所見の診方について述べる。

1 | 関節の構造

関節の構造を**図3-1**に示す。骨の関節面に軟骨が覆い，関節包によって包まれ，その外側の靱帯により関節構造が維持される。関節包の内側は滑膜に覆われ，滑膜は関節の動きをスムーズにする**滑液**（関節液）を産生する。関節リウマチでは滑膜に炎症を起こす（**滑膜炎**）。滑液は血管のない軟骨へ栄養を供給する役割ももつ。関節包のさらに外側は腱が骨に付着し，筋肉に結合する。

2 | 関節の診察

❶痛みの部位

関節の痛みは関節以外にも腱，筋肉，皮膚や皮下組織，骨も原因となる。主訴をよく聞き，視診・触診も加え痛む部位を特定する。

Ⅰ 膠原病の診察　215

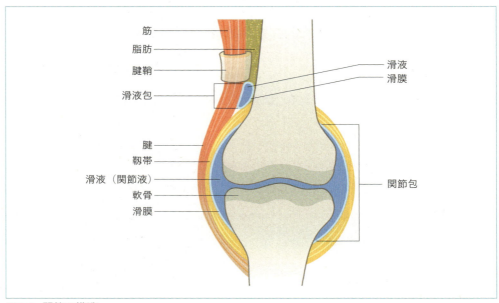

図3-1 関節の構造

❷関節痛と関節炎の区別

痛みが関節にある場合は炎症を伴う関節炎か，炎症を伴わない関節痛かを区別することは治療上重要である。関節炎であれば，関節の**腫脹**，**圧痛**，**熱感**，**発赤**などを伴う。

❸罹患関節の分布

症状の分布は原因を鑑別するうえで重要である。関節リウマチの症状はPIP（proximal interphalangeal，近位指節間）関節，MCP（metacarpophalangeal，中手指節）関節，手関節に好発するが，変形性関節症はDIP（distal interphalangeal，遠位指節間）関節とPIP関節，乾癬性関節炎はDIP関節に好発する（図3-2）。

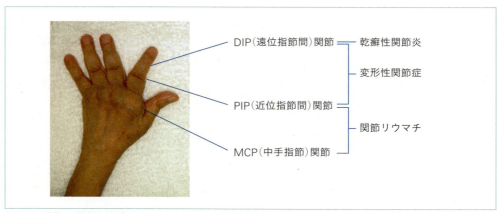

図3-2 手指の関節と疾患

❹ 関節腫脹

関節は滑膜の増殖，軟部組織の腫脹，関節液の貯留，加齢に伴う骨増殖により腫れる。関節リウマチでは指が紡錘状に腫脹し柔らかく，関節液があると触診で液体が貯留している様子がわかる。一方，加齢に伴う変形性関節症は骨増殖性変化が主体で硬い。

❺ 関節可動域

関節可動域（関節の動く範囲）も評価する。関節の動きは関節炎，関節の変形のほかに強皮症による皮膚硬化や廃用により制限される。

❻ 関節の変形

関節リウマチに特徴的な変形には，手指の尺側偏位，**スワンネック変形**，**ボタン穴変形**，**母指のZ字型変形**（図 2-1 参照）などがある。

❼ 関節炎の鑑別と診断

関節炎の鑑別と診断については第 2 章-Ⅱ-A「関節症状」を参照のこと。

3 打診

打診は主に胸部，腹部で行う。胸部では胸水貯留の有無，腹部では腹水や腸管ガスの増加がないかを観察する。

4 聴診

胸部では心音，呼吸音の異常の有無を観察する。間質性肺炎では吸気の終わりに細かいパリパリとした**乾性ラ音**（fine crackles）を聴取する。高安動脈炎などの血管炎症候群では動脈の狭窄部に**血管雑音**をしばしば聴取する。

Ⅱ 膠原病の検査・診断

A 検査の意義

膠原病の診療では，次の目的で検査を行う（表 3-1）。

1 診断に必要な検査

膠原病は自己免疫の異常を伴う病気で，自己抗体が検出されることが多い（詳しくは，本節-B-3「免疫学的検査」参照）。また筋炎，血管炎などの確定には病理組織検査が必要となる。

2 臓器病変評価のための検査

膠原病は多臓器に病変が及び，臓器病変の評価が必要である。対象臓器により血液・尿

表 3-1 膠原病で行われる主な検査

尿定性・沈渣検査	たんぱく尿，血尿，病的円柱
血液検査	
血算	白血球数，赤血球数（貧血），血小板数
生化学	たんぱく質，肝機能，筋原性酵素，腎機能，間質性肺炎
感染症	真菌（β-D グルカン），結核，B 型肝炎ウイルス
炎症反応	CRP，赤沈
免疫学的検査	免疫グロブリン，リウマトイド因子，抗 CCP 抗体，抗核抗体，自己抗体，補体
穿刺液	髄液，関節液，胸水，腹水
病理組織学的検査	腎臓，皮膚，肺，筋肉，末梢神経，唾液腺，滑膜
画像検査	単純 X 線，超音波（エコー），CT，MRI，シンチグラフィー

検査，画像検査，病理組織検査などで評価する。

3 疾患活動性評価，経過を観察するために必要な検査

治療方針の決定には病気の活動性を判断する必要がある。たとえば全身性エリテマトーデスでは抗 ds（double stranded，二本鎖）-DNA 抗体価，補体価，白血球数，赤沈（赤血球沈降速度），関節リウマチや血管炎症候群などでは CRP や赤沈，筋炎では筋原性酵素の CK（creatine kinase，クレアチンキナーゼ），間質性肺炎では LDH（lactate dehydrogenase，乳酸脱水素酵素），KL-6 などが疾患活動性の指標となる。これらは治療経過の指標にもなる。

4 薬剤副作用のモニタリングに必要な検査

治療薬の副作用を早期に発見するために定期的に検査する。肺障害，肝障害，腎機能障害，骨髄抑制，糖尿病のほか，日和見感染のモニタリングが必要である。

5 予後の推定に役立つ検査

抗 CCP（cyclic citrullinated peptide）抗体が高値の関節リウマチは関節破壊が進行する危険性が高い。全身性エリテマトーデスでは腎臓の病理組織型が腎機能予後（透析へ移行する危険性），中枢神経病変は生命予後と関連する。肺高血圧症は生命予後と関連する。以上のような予後を左右する病変の有無を評価することは治療を行ううえで重要である。

B 検査の実際

1. 一般検査

1 尿定性・沈渣検査

ループス腎炎や血管炎に伴う活動性の腎炎では**たんぱく尿，血尿**が陽性となる。また尿沈渣で**赤血球や白血球数の増加**，顆粒円柱や赤血球円柱などの病的円柱が出現する。

2 血液検査

白血球，赤血球（貧血），血小板の3系統を評価する。

① 白血球数は関節リウマチや血管炎などで炎症を反映し**増加**する。一方で全身性エリテマトーデスやシェーグレン症候群では白血球数は**減少**することが多い。白血球数は薬剤の副作用によっても減少する。

② 貧血は赤血球数，ヘモグロビン値で評価し，貧血の原因には溶血性貧血，鉄欠乏性貧血，薬剤性貧血，炎症性貧血などがある。

③ 血小板数の**増加**は関節リウマチや血管炎などの炎症性疾患，逆に**減少**は全身性エリテマトーデス，抗リン脂質抗体症候群，薬剤の副作用，血球貪食症候群などでみられる。

3 血液生化学検査

血液中の**たんぱく質**，**アルブミン**，**肝酵素**，**腎機能**，**筋原性酵素**などを評価する。

① たんぱく質，アルブミンは栄養状態の指標であるが，腎炎でたんぱく質が尿中に失われ血中の値が低値となる。

② 肝胆道系酵素は，自己免疫性肝炎，原発性胆汁性胆管炎，成人スティル(Still)病などのほか，薬剤の副作用，ウイルス肝炎（B型肝炎，C型肝炎）などでも上昇する。フェリチンは，成人スティル病や血球貪食症候群を併発した際にも高値となる。

③ CK，アルドラーゼは筋炎で高値となる。

④ BUN（blood urea nitrogen，尿素窒素），Cr（creatinine，クレアチニン）は腎機能の指標で，ループス腎炎，血管炎症候群，強皮症腎，薬剤性腎障害（非ステロイド性抗炎症薬，シクロスポリンなど）などで高値となることがある。

⑤ KL-6，SP-D，SP-A は間質性肺炎の診断と評価の指標となる。

⑥ LDH は肝障害，筋炎，間質性肺炎，溶血性貧血など様々な病態で高値となる。

⑦ そのほかにも，糖尿病の有無を観察するためのグルコース，高CK血症の鑑別のための甲状腺機能検査などが行われる。

4 感染症に関する検査

膠原病では，免疫抑制に伴う日和見感染症や潜在性感染症の再活性化の危険が高い。以下に膠原病治療の際に必要な感染症のスクリーニング検査をあげる。

① β-D グルカンはニューモシスチス肺炎，真菌感染症で高値となる。

② サイトメガロウイルスは抗原血症や抗体で評価する。

③ クォンティフェロン®やT-SPOT®などのインターフェロンγ遊離試験は，潜在性結核感染症の診断に行われる。

④ B型肝炎ウイルスの既感染患者が免疫抑制治療を行うと，まれにウイルスの再活性により劇症化することがあり（*de novo* B型肝炎），予後不良のため治療前のスクリーニング

検査は必須である。

2. 炎症の指標

1 赤血球沈降速度（ESR）

赤血球沈降速度（赤沈, erythrocyte sedimentation rate；ESR）は炎症で亢進するが, 貧血, 血清たんぱく質などの影響も受ける。膠原病の活動性に伴い上下するが, 以下のC反応性たんぱく（CRP）より変動は遅い。

2 C反応性たんぱく（CRP）

CRP（C reactive protein, C反応性たんぱく）は, 肝臓で産生される急性期反応物質である。赤沈よりも炎症を鋭敏に反映し, 関節リウマチ, 血管炎症候群などで赤沈とともに活動性の指標となる。一方, 全身性エリテマトーデスでは赤沈が亢進しCRPは正常となることが多い。赤沈, CRPいずれも感染症や悪性腫瘍でも高値となる。

3. 免疫学的検査

1 免疫グロブリン

免疫グロブリンにはIgG, IgA, IgM, IgE, IgDの5種類があり（図1-3参照）, 様々な抗原に対応できる可変領域（Fv）と構造の一定した不変領域（Fc）からなる。本来は異物に対する抗体だが, 以下に述べる抗核抗体, 自己抗体など自分自身のからだの成分に対する抗体が含まれる。膠原病で高値となることが多い。

2 リウマトイド因子（RF）・抗CCP抗体

RF（rheumatoid factor, リウマトイド因子）は, 免疫グロブリンIgGのFc部分に対する自己抗体で, 関節リウマチ患者の80〜90％で陽性となるが, 正常人でも5％程度陽性となる。抗CCP（cyclic citrullinated peptide）抗体の陽性率はRFと同程度だが, ほかの疾患での陽性率が低く（特異度が高い）, より診断に有用で骨破壊を予測するマーカーである。

3 抗核抗体（ANA）

抗核抗体（anti-nuclear antibody；ANA）は細胞核の成分に対する抗体である。膠原病のスクリーニング検査として行われ, 対応抗原により均質型, 辺縁型, 斑紋型, 核小体型などのパターンがある。全身性エリテマトーデス, 混合性結合組織病ではほぼ100％, 強皮症では高率に陽性となるが, 関節リウマチ, ベーチェット病, 血管炎症候群などでは陰性のことが多い。

表 3-2 代表的な自己抗体と陽性となる疾患

	自己抗体	陽性となる疾患
抗核抗体	抗 ds-DNA 抗体 抗 RNP 抗体 抗 Sm 抗体 抗 SS-A 抗体 抗 SS-B 抗体 抗 Scl-70 抗体 抗 RNA ポリメラーゼⅢ抗体 抗リボソーム P 抗体 抗セントロメア抗体	SLE MCTD，SLE，SSc SLE SjS，SLE SjS SSc び漫型 SSc び漫型 SLE SSc 限局型
抗細胞質抗体	抗 Jo-1 抗体 抗 ARS 抗体 抗ミトコンドリア抗体	PM/DM PM/DM 原発性胆汁性胆管炎
抗好中球細胞質抗体	MPO-ANCA PR3-ANCA	MPA，EGPA GPA
クームス試験	赤血球膜上抗原	AIHA，SLE
血漿中成分	リウマトイド因子 抗 CCP 抗体 抗リン脂質抗体 抗カルジオリピン抗体 ループスアンチコアグラント	RA，APS，SLE

＊SLE：全身性エリテマトーデス，MCTD：混合性結合組織病，SSc：強皮症，SjS：シェーグレン症候群，PM/DM：多発性筋炎／皮膚筋炎，MPA：顕微鏡的多発血管炎，EGPA：好酸球性多発血管炎性肉芽腫症，GPA：多発血管炎性肉芽腫症，AIHA：自己免疫性溶血性貧血，RA：関節リウマチ，APS：抗リン脂質抗体症候群

4 自己抗体

　抗核抗体が陽性となった場合に，さらにどの自己抗体が存在するか詳しく検査する。表 3-2 に示すように，自己抗体は特定の疾患や臓器障害と関連することが多い。たとえば抗 ds（2 本鎖）-DNA 抗体は全身性エリテマトーデスに特異的で，抗 SS-A 抗体は胎児の先天性心ブロックと関連する。

5 補体

　補体は抗体の働きを助けるたんぱく質で，C1 ～ C9 まで 9 種類のタイプがある。各因子の定量（C3，C4）か溶血活性（CH50）で測定する。全身性エリテマトーデスおよび悪性関節リウマチでは補体が消費され低値となる。逆に通常の関節リウマチ，血管炎症候群などでは炎症により高値となる。

4. そのほかの検査

1 穿刺検査

　中枢神経系の病変が疑われる場合は，髄液を採取し細胞数やたんぱく質などを調べる。

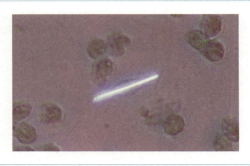
図3-3 痛風性関節炎でみられた尿酸ナトリウム塩の結晶（偏光顕微鏡）

関節液，胸水，腹水は正常ではごくわずかだが，病的状態で増加した場合は貯留液を採取し検査する。いずれも無菌的な操作が重要である。
▶ **髄液** 髄液検査は，中枢神経系の炎症をみる目的で，全身性エリテマトーデス，ベーチェット病などに**中枢神経症状**を認めたときに行う。
▶ **関節液** 関節液は正常では少量で無色透明だが，関節リウマチ，結晶誘発関節炎，感染性関節炎では関節の炎症のため関節液が増加する。関節液を採取し，結晶の有無（図3-3）などを調べる。外傷，抗凝固薬内服中，血友病などでは**血性**となる。
▶ **胸水，腹水** 胸水，腹水は，穿刺し滲出液か漏出液か区別する。滲出液は原病や感染症などによる炎症により，漏出液は心不全，腎不全などによる二次的なものである。

2 病理組織学的検査

膠原病の臓器病変の診断，重症度の判断のために病理組織学的検査を行う。生検は痛みを伴い，安全に行えるように，また術後感染を起こさないように十分な配慮が必要である。
①全身性エリテマトーデスの腎炎では，診断とその重症度の評価の目的で腎生検を行う。皮疹の組織検査も診断目的で行われる。
②皮膚筋炎や多発性筋炎で，筋炎を確定するために筋生検を行う。
③血管炎症候群は，腎臓，筋肉，皮膚，側頭動脈などの臓器の組織検査を行う。
④間質性肺病変がある場合，病変により治療反応性や予後が異なるため，肺の組織検査を行う。
⑤シェーグレン症候群では診断目的で口唇の小唾液腺の生検を行う。

3 画像検査

病変の検出，評価のために画像診断は重要である。単純X線検査，超音波検査（エコー検査），CT（コンピューター断層撮影）検査，MRI（核磁気共鳴画像）検査，シンチグラフィー，サーモグラフィーなどがある。

C 膠原病の診断

膠原病の診断にはまず臨床所見が重要で，問診，診察から膠原病が疑われた際には各検査を行い診断の補助とする。**診断基準**は個々の患者の診断を目的としているのに対し，**分類基準**は個々の患者の診断よりも臨床研究で均一な患者集団を選別する目的で用いる。

III 膠原病の治療

膠原病の治療は**薬物療法**が主体だが，**外科的治療**，**リハビリテーション**も行われる。また膠原病は治療期間も長く，**社会的支援の活用**や日常生活上の注意点も重要である。最近では各種の指針（ガイドライン）が発表され，治療にあたり参考にされる。

A 薬物療法

1. 炎症と自己免疫異常の抑制

膠原病の基本病態は自己免疫異常を伴う炎症性疾患である。根本的な治療方法はなく，炎症に対しては**非ステロイド性抗炎症薬**（non-steroidal anti-inflammatory drugs；NSAIDs）を対症療法的（症状を改善する治療）に使用する。また，自己免疫異常に対しては，免疫抑制作用をもつ**副腎皮質ステロイド**，**免疫抑制薬**を使用する。

関節リウマチの関節症状の改善と関節破壊の抑制を目的に用いられる薬剤は**抗リウマチ薬**（disease modifying anti-rheumatic drugs；DMARDs）である。

副腎皮質ステロイド，免疫抑制薬，DMARDsによる治療を行う際には，自己免疫異常と同時に正常の免疫反応も抑えるため日和見感染症に注意する。

2. そのほかの症状に対する薬物治療

レイノー（Raynaud）現象，皮膚潰瘍，血栓症，肺動脈性肺高血圧症などに対しては血管拡張薬や血栓を予防するための抗血小板薬・抗凝固薬を併用する。

B 膠原病の治療薬

膠原病治療薬の基本である，NSAIDs，副腎皮質ステロイド，抗リウマチ薬，免疫抑制薬，生物学的製剤，そのほかについて述べる。

1. 非ステロイド性抗炎症薬（NSAIDs）

細胞膜にあるアラキドン酸からPG（prostaglandin，プロスタグランジン）あるいはLT（leukotriene，ロイコトリエン）が産生される経路は，**アラキドン酸カスケード**とよばれる（図3-4）。PG，LTはからだの機能を維持する重要な生理活性をもつと同時に炎症も介する。このカスケードで重要なのは**COX**（cyclooxygenase，**シクロオキシゲナーゼ**）で，NSAIDsは**COX阻害作用**によりPG合成を抑えて抗炎症・鎮痛効果を発揮する。

COXには，常に存在し臓器保護に働くCOX-1と，炎症部位で産生されるCOX-2の2種類がある。COX-2選択性の高いNSAIDsは，抗炎症効果に比べ胃粘膜障害などの副作用が少ない。

1 NSAIDsの種類

多くの種類があり，化学構造や投与経路で分類される。投与経路には内服薬のほかに坐

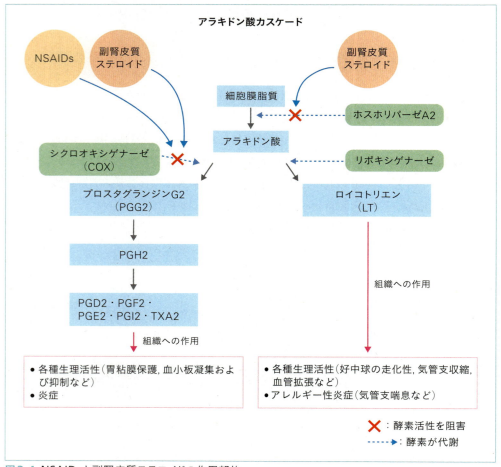

図3-4 NSAIDsと副腎皮質ステロイドの作用部位

薬，注射薬，軟膏やゲルなどの経皮吸収薬，湿布やテープなどの貼付薬などがある。副作用を減らすために，プロドラッグ（体内で活性型となる薬剤），COX-2選択的阻害薬もある。

2 NSAIDsの副作用

NSAIDsの副作用では，**胃腸障害**，**腎障害**が高頻度で，NSAIDsを長期に使用する関節リウマチの患者では，**胃十二指腸潰瘍**が15.5％という高い頻度でみられるとの報告がある。心不全，ネフローゼ，肝硬変，高齢者などではPGにより腎血流が維持されており，NSAIDs使用時はPG合成阻害による腎機能障害に注意する。

2. 副腎皮質ステロイド

1 副腎皮質ステロイドの種類，作用

副腎皮質ステロイドは，副腎皮質から分泌される天然の構造をもつ物質（**糖質コルチコイド**），あるいは化学構造に変化を加えて合成された物質で，多彩な生理作用をもつ。膠原病では，糖質コルチコイド作用の強さ，作用時間，胎盤通過性，鉱質コルチコイド作用の有無により使い分けられる（表3-3）。

副腎皮質ステロイドは，少量では**抗炎症作用**，多量では**免疫抑制作用**をもつ（図3-4）。

2 副腎皮質ステロイドの投与法

通常は内服薬だが，注射薬，外用薬もある。抗炎症作用はプレドニゾロン5～10 mg/日で発揮され，免疫抑制作用には30 mg/日以上が必要である。治療対象となる臓器病変と，体重により投与量を決定する。

表3-3 副腎皮質ステロイドの種類と特徴

	コルチゾール（ヒドロコルチゾン）	プレドニゾロン	メチルプレドニゾロン	ベタメタゾン	デキサメタゾン
糖質コルチコイド作用*	1	4	5	25	25
血中半減期（時間）	1.2	2.5	2.8	3.5	3.5
特徴・使用方法	・天然型 ・速効性がありショックに使用 ・副腎不全の補充治療 ・ステロイドカバーに使用	・免疫疾患に使用する ・標準的な副腎皮質ステロイド	・鉱質コルチコイド作用が少なく電解質への影響が少ない ・肺への移行性が高い ・パルス療法で使用される	・胎盤へ移行するために新生児呼吸窮迫症候群に使用	
商品名	・コートリル® ・水溶性ハイドロコートン® ・ソル・コーテフ® ・サクシゾン®	・プレドニン® ・プレドニゾロン®	・メドロール® ・ソル・メドロール®	・リンデロン®	・デカドリン® ・リメタゾン®

＊：コルチゾールを1としたときの薬理作用の強さ。

表3-4 副腎皮質ステロイドの副作用

重症副作用		軽症副作用	
• 感染症の増悪，誘発	• 高血圧	• にきび	• 月経異常
• 消化性潰瘍	• 骨粗鬆症・骨折	• 多毛症	• 多尿
• 糖尿病	• 副腎不全	• 皮下出血	• 多汗
• 高脂血症・動脈硬化	• 白内障・緑内障	• 紫斑	• 興奮
• 無菌性骨壊死	• ステロイド筋症	• 満月様顔貌	• 不眠
• 精神障害		• 体幹肥満	• 浮腫
• 血栓症		• 体重増加	• 低カリウム血症

十分量を2～4週投与した後に減量を開始するが，疾患の増悪がなければ投与量の1割を目安に1～2週ごとに減量する。最終的には1日5～10 mg程度の維持量を目標とする。

急性間質性肺炎，急速進行性腎炎，中枢神経症状などの重篤な病態では，**ステロイドパルス療法**を行う。

副腎皮質ステロイドの投与が長期にわたると副腎皮質が萎縮し，自らのステロイド産生力が低下するため，副腎皮質ステロイドの急な中止は血圧低下などの**ショック症状**をきたす（**ステロイド離脱症候群**）。少量の服用中でも，手術などの際には一時的に増量（ステロイドカバー）する。関節リウマチで副腎皮質ステロイドを使用する際は，半年程度で中止するよう心がける。

3 副腎皮質ステロイドの副作用

副腎皮質ステロイドには様々な副作用がある（表3-4）。特に注意が必要なものは，免疫抑制による**日和見感染症**と**潜在性感染症**（結核，B型肝炎ウイルス）の再活性化，**骨粗鬆症**，**糖尿病**である。感染予防（例：マスクを着用するなど），骨粗鬆症の評価と治療，耐糖能のチェックなど定期的な副作用モニタリングと予防を欠かさず行う。

3. 抗リウマチ薬（DMARDs）

1 抗リウマチ薬（DMARDs）の種類

関節リウマチの治療目標は，症状の改善と関節破壊の進行を抑えることである。そのために用いるのがDMARDsで，化学合成された製剤とバイオテクノロジー技術を用いて生成された生物学的製剤である。日本では現在約20種類のDMARDsが使用可能である（表3-5）。近年開発された生物学的製剤やJAK（Janus kinase）阻害薬は，関節リウマチの炎症にかかわる分子を標的とし，**分子標的薬**とよばれる。

関節リウマチの治療の第一選択薬DMARDsは，**メトトレキサート**である。内服方法が特殊で，4～16 mgを週1回，曜日を決めて内服する。副作用予防のため葉酸併用が勧め

表 3-5 抗リウマチ薬の種類と用法・副作用

一般名	商品名	効果	用法	副作用
疾患修飾性抗リウマチ薬				
【金製剤】				
金チオリンゴ酸ナトリウム	シオゾール	中	筋注	皮疹，たんぱく尿
オーラノフィン	リドーラ	弱	経口	下痢・軟便，たんぱく尿
【SH 製剤】				
D-ペニシラミン	メタルカプターゼ	中	経口	皮疹，尿たんぱく，血液障害
ブシラミン	リマチル	中	経口	皮疹，尿たんぱく，間質性肺炎
【そのほか】				
サラゾスルファピリジン	アザルフィジン EN	中	経口	皮疹，消化器症状，肝障害
アクタリット	モーバー/オークル	弱	経口	少ない
イグラチモド	ケアラム	中	経口	肝障害
免疫抑制薬				
メトトレキサート	リウマトレックス	強	経口	肝障害，間質性肺炎，骨髄抑制，リンパ増殖性疾患
ミゾリビン	ブレディニン	弱	経口	少ない
レフルノミド	アラバ	強	経口	肝障害，下痢，間質性肺炎
タクロリムス	プログラフ	中	経口	肝障害，下痢，血圧上昇
JAK 阻害薬				
トファシチニブ	ゼルヤンツ	強	経口	帯状疱疹，感染症
生物学的製剤				
【TNF 阻害薬】				
〈キメラ抗 TNFα抗体〉 インフリキシマブ	レミケード	強	静注	感染症（結核，肺炎），投与時反応
〈リコンビナント sTNF レセプター〉 エタネルセプト	エンブレル	強	皮下注	感染症，注射部位反応
〈ヒト型抗 TNFα抗体〉 アダリムマブ	ヒュミラ	強	皮下注	感染症
ゴリムマブ	シンポニー	強	皮下注	感染症
〈ペグ化抗ヒト TNFα抗体フラグメント〉 セルトリズマブペゴル	シムジア	強	皮下注	感染症
【抗 IL-6 受容体抗体】				
トシリズマブ	アクテムラ	強	静注 皮下注	感染症
【CTLA-4 製剤】				
アバタセプト	オレンシア	強	静注 皮下注	感染症

＊〈　〉内は薬の構造を示す。

られる。副作用には，肝障害のほか，骨髄抑制，間質性肺炎など重篤なものがある。腎機能低下では投与禁忌で，高齢者では慎重に投与する。そのほかの DMARDs の一部は免疫抑制効果をもち，次項に述べる免疫抑制薬にも分類される。

2 抗リウマチ薬（DMARDs）の投与法

　関節リウマチでは禁忌がなければ**メトトレキサート**が第 1 選択薬である。高齢者や安全性に問題がある場合はほかの DMARDs を選択する。内服の DMARDs を使用しても効果

Ⅲ　膠原病の治療　　227

不十分の場合は，生物学的製剤さらにはJAK阻害薬の使用を考慮する。

近年の臨床研究で，関節炎の活動性をできるだけ抑えることで関節破壊の進行が抑えられることが示されている。治療目標を定めて治療を行うことは"Treat to Target（T2T）"という。

DMARDs投与期間中には副作用のモニタリングを欠かさず行い，重篤な副作用発現時には入院加療など速やかに対応する。

4. 免疫抑制薬

全身性エリテマトーデス，皮膚筋炎・多発性筋炎，血管炎症候群，強皮症などでは免疫抑制薬を使用する。免疫抑制薬には様々な作用機序があり（表3-6），細胞毒性をもつ薬剤が多い。免疫系細胞以外にも，細胞回転の速い骨髄，皮膚上皮，口腔粘膜，腸管粘膜，毛嚢，胎児などは影響を受けやすい。

1　免疫抑制薬の適応

免疫抑制薬は，副腎皮質ステロイド治療において，①治療抵抗性，②副作用が問題となるとき，③減量が困難なときに併用される。あるいは血管炎症候群，重症ループス腎炎，精神神経ループスでシクロホスファミドの併用，皮膚筋炎の急速進行性間質性肺炎ではカルシニューリン阻害薬の併用が初期から行われる。

2　免疫抑制薬の種類と投与法

▶ **シクロホスファミド**　多くの膠原病の難治性病態に有効だが，卵巣機能不全や悪性疾患の増加など重い副作用がある。長期間使用し続ける薬剤ではなく，一定期間投与後は以下に述べるアザチオプリンなどに変更する。投与方法には経口と点滴投与がある。

▶ **アザチオプリン**　副作用が比較的軽く，シクロホスファミド治療後の維持療法に用いられることが多い。副作用には肝障害がある。

▶ **シクロスポリンA，タクロリムス**　カルシニューリン阻害薬で，皮膚筋炎，多発性筋炎

表3-6　免疫抑制薬の分類と作用機序

分類	作用機序	薬剤（商品名）
アルキル化薬	DNA複製阻害	シクロホスファミド（エンドキサン）
プリン代謝拮抗薬	核酸合成阻害	アザチオプリン（イムラン） ミゾリビン（ブレディニン） ミコフェノール酸モフェチル（セルセプト）
葉酸拮抗薬	核酸合成阻害	メトトレキサート（メソトレキセート，リウマトレックス）
ピリミジン代謝拮抗薬	核酸合成阻害	レフルノミド（アラバ）
カルシニューリン阻害薬	T細胞IL-2産生抑制	シクロスポリンA（サンディミュン，ネオーラル） タクロリムス（プログラフ）

の間質性肺炎のほか，シクロスポリンAはベーチェット病の眼症状，タクロリムスはループス腎炎，関節リウマチなどに使用される。

- **ミコフェノール酸モフェチル**　ループス腎炎に対し適応がある。ただし妊娠可能な女性には奇形の副作用に注意する。

3 免疫抑制薬の副作用

免疫抑制薬に共通する副作用には，骨髄抑制，感染症，脱毛などがある。免疫抑制状態では，日和見感染症，すなわち健常人では発症しない弱毒菌による感染症に注意する。

5. 生物学的製剤

生物学的製剤は分子生物学的手法を用いて作成されたたんぱく質製剤で，ターゲットとする分子により，**TNF**（tumor necrosis factor, 腫瘍壊死因子）**阻害薬**，**抗IL**（interleukin, インターロイキン）**-6受容体抗体**，**CTLA**（cytotoxic T-lymphocyte antigen）**-4製剤**がある。関節リウマチをはじめとした炎症性疾患に用いられ，いずれの薬剤も関節炎に有効で骨破壊進行抑制効果が報告されているが，感染症（特に結核，B型肝炎の再活性化）に注意が必要である。そのほか，B細胞上の分子CD20に対する製剤は血管炎症候群に用いられる。

- **TNF阻害薬**　現在5つの製剤が発売されている（表3-5参照）。投与法には点滴静注，皮下注射がある。関節リウマチのほか，特殊型ベーチェット病，ぶどう膜炎，強直性脊椎炎，若年性特発性関節炎，乾癬および乾癬性関節炎，クローン病，潰瘍性大腸炎などが適応である。
- **抗IL-6受容体抗体**　トシリズマブはIL-6の受容体に結合しIL-6の作用を抑える抗体製剤で，日本で開発された。適応となる疾患は関節リウマチのほかに，キャッスルマン（Castleman）病，若年性特発性関節炎，高安動脈炎，巨細胞性動脈炎である。
- **CTLA-4製剤**　アバタセプトは，免疫系を抑制するCTLA-4分子とIgGのFc部分より構成された遺伝子組み換え融合たんぱく質で，T細胞の活性化を抑制する。関節リウマチが適応である。
- **抗CD20抗体**　抗CD20抗体であるリツキシマブは，難治性血管炎症候群に用いられる。

6. そのほかの薬剤，治療

- **血管拡張薬**　血管拡張薬は，レイノー現象や皮膚潰瘍を伴う症例で使用されている。肺動脈性高血圧症に対しては，エンドセリン受容体拮抗薬，プロスタグランジン製剤，ホスホジエステラーゼ阻害薬，可溶性グアニル酸シクラーゼ刺激薬などの薬剤が使用される。
- **抗凝固療法・抗血小板療法**　ループス腎炎，抗リン脂質抗体症候群，血管炎などでは，補助療法として抗血小板療法，抗凝固治療を併用する。

Ⅲ　膠原病の治療

- ▶ **ヒドロキシクロロキン** 日本では網膜症の副作用のため長らく使用できなかったが，全身性エリテマトーデスに使用可能となった．投与開始前の眼科でのスクリーニング検査が必須である．
- ▶ **そのほか** 疾患により，幹細胞移植，血漿交換療法，ガンマグロブリン療法が行われる．ニューモシスチス肺炎は重篤な呼吸器感染症であり，強力な免疫抑制療法を行っている期間には ST（sulfamethoxazole - trimetoprim）合剤による予防投与を行う．

C 外科的治療

関節リウマチ，変形性関節症，感染性関節炎，副腎皮質ステロイドの副作用で生じる骨頭壊死などが関節の外科的治療の対象となる．

関節リウマチでは薬物療法などの保存療法を行っても疼痛が強い場合，持つ・握る・つかむ・歩くなどの基本動作が障害されている場合，関節破壊が高度・進行性の場合，脊椎病変による神経症状を認める場合などが外科的治療の対象となる．

手術対象となるのは四肢の関節，脊椎が対象で，術式には**人工関節置換術**，**滑膜切除術**，**関節固定術**などがある．

手術前後の**周術期の管理**が必要で，挿管時の頸椎病変の悪化のリスク，免疫抑制による術後感染リスク，骨粗鬆症による骨折リスク，術後の塞栓症のリスクに注意する．

外科的治療時の薬物治療については，生物学的製剤は人工関節置換術の術後感染の危険が高く一定期間休薬する．副腎皮質ステロイドは手術ストレスに備え一時的に増量する（ステロイドカバー）．メトトレキサートは高用量でなければ継続する．

関節以外では大動脈炎症候群で内科的治療に抵抗性の動脈瘤，動脈狭窄や閉塞，弁膜症を合併した際に人工血管置換術などの心臓血管外科的治療が行われる．

D リハビリテーション

関節リウマチや筋炎をはじめとしたリウマチ性疾患は，長期にわたり関節・骨・筋に影響を及ぼす．個々の患者の状態を評価し，患者に合わせたリハビリテーションを行う．

運動器のリハビリテーションには**理学療法**と**作業療法**がある．

- ▶ **理学療法** 関節の可動域や筋力などを改善する目的で行う．いわゆるリウマチ体操は関節の拘縮や機能低下を防ぐために有効である．
- ▶ **作業療法** 日常の作業をできるようにすることを目標とした訓練を行う．
- ▶ **装具・自助具** 関節機能障害が進行した場合は装具や自助具がある．

E 社会的支援の活用

膠原病患者は ADL（activity of daily living，日常生活動作）の低下，通院・治療薬の金銭的負担などのハンディキャップを負っている。以下の制度は市町村や都道府県の担当窓口へ申し込む。

❶ 高額療養費制度
医療機関や薬局の窓口で支払う医療費が 1 か月で上限額を超えた場合，その超えた額を支給する制度である。負担の上限額は患者の収入によって異なる。

❷ 介護保険
介護が必要な人が適切な介護サービスを受けることができるしくみである。状態に応じて要支援，要介護のいくつかの段階に分けられ，介護施設や自宅で介護サービスを受けることが可能になる。

❸ 障害年金
病気によって生活や仕事などが制限されるようになった場合に，現役世代の人も含めて受け取ることができる。

❹ 障害者総合支援法
障害がある人に対して総合的な支援を行う法律で，必要と認められた福祉サービスや福祉用具の給付や支援を受けることができるように定められている。

❺ 身体障害者福祉法
身体障害者が健常者と同等の生活を送るのに必要な援助を受けるために**身体障害者手帳**を発行する制度である。障害の種類や程度により 1 級から 7 級に区分される。

❻ 難病法
指定された**指定難病**では，重症度分類に応じて医療費助成の対象となる。

F 日常生活上の注意点

感染症対策，バランスのとれた食事，適度な運動，正確な服薬などが大切である。喫煙は末梢循環不全や呼吸器疾患を悪化させ，関節リウマチ発症と関連し DMARDs の効果が不十分になる要因ともなるため，禁煙を強く勧める。アルコールは適度な量であれば通常は問題はない。

国家試験問題

1. 全身性エリテマトーデスでメチルプレドニゾロンによるパルス療法を行う患者への対応で適切なのはどれか。 (94回 AM91)

    1. 食事は滅菌食にする。
    2. 病室を出るときはマスクの着用を促す。
    3. 脱毛の可能性があることを伝える。
    4. 日当たりの良い窓際のベッドを準備する。

    ▶答えは巻末

膠原病

第4章
膠原病と診療

この章では
- 膠原病，膠原病類縁疾患の原因・症状・治療について理解する。

国家試験出題基準掲載疾患

関節リウマチ｜全身性エリテマトーデス｜シェーグレン症候群

I 関節リウマチ

Digest

関節リウマチ	
概要	・関節のこわばりと痛みを主症状とする代表的な膠原病。多くの患者に自己抗体がみられる。 ・男女比は1：5と女性に多く，40歳代をピークに幅広い年齢に発症する。
原因	・発症には遺伝的要因と環境要因の両方が関与すると考えられている。
症状	・関節症状：関節のこわばりと痛み。関節炎が持続すると骨・軟骨の破壊が進み徐々に関節変形をきたす（尺側偏位，スワンネック変形，ボタン穴変形など）。 ・関節外症状：リウマトイド結節，間質性肺炎，血管炎など。関節外症状を合併した関節リウマチは悪性関節リウマチとよばれる。
検査・診断	・血液検査：赤沈亢進，CRP上昇，RF陽性，抗CCP抗体陽性。 ・画像診断：スタインブロッカーのステージ分類で関節破壊の進行度をみる。 ・関節穿刺：炎症部位の関節液は，粘稠度低下，白血球数増加，混濁。 ・診断：関節リウマチ分類基準（米国／欧州リウマチ学会2010年分類基準）。
主な治療	・基礎療法：疾患活動期は疲労を避け，十分な安静が必要。それでも最低限のリハビリテーション（リウマチ体操など）必要。 ・薬物療法：抗リウマチ薬，非ステロイド性抗炎症薬，副腎皮質ステロイド。 ・外科的治療：滑膜切除術，人工関節置換術，関節固定術など。 ・リハビリテーション：理学療法，作業療法，リウマチ体操など。

1 概要

　関節リウマチ（rheumatoid arthritis；RA）は**関節のこわばりと痛み**を主症状とする代表的な膠原病である。関節症状は良くなったり悪くなったりを繰り返し，治療を開始しないと**関節破壊**が進行し，ADL（activity of daily living，日常生活動作）が制限される。多くの患者で**RF**（rheumatoid factor，リウマトイド因子），**抗CCP**（cyclic citrullinated peptide）**抗体**などの自己抗体が陽性となる。また，関節以外にも間質性肺炎，リウマトイド結節，血管炎などの関節外病変を伴う。

　膠原病のなかでは最も多く，日本での患者数は70万～80万人と推定されているが，年間の発症数や罹患患者数の情報は十分ではない。男女比は1：5と女性に多く，40歳代をピークに幅広い年齢に発症する。

　関節リウマチは，介護保険法で定める特定疾病である。ただし，難病法における指定難病には悪性関節リウマチのみが該当し，関節リウマチは該当しない。

2 原因

　発症には**遺伝的要因**と**環境要因**の両方が関与する。遺伝的要因では，細胞表面上の免疫にかかわる分子である**HLA**（human leukocyte antigen）**-DR4**のほかにも様々な免疫系の分子の遺伝子多型が関節リウマチと関連する。実際に関節リウマチの患者には膠原病の家族

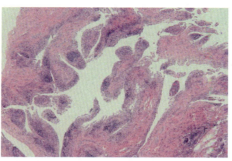
滑膜増殖とリンパ球などの免疫細胞の浸潤を認める。

図4-1 滑膜炎の病理像

歴があることが多い。一方で環境要因として**喫煙**の関与も報告されている。

3 病態生理

発症早期には関節のまわりを包む**滑膜の増殖**，免疫系細胞の**浸潤**などの炎症性変化を認める（**滑膜炎**，図4-1）。長期化すると，滑膜から産生されたたんぱく質分解酵素により骨や軟骨が溶かされ**骨びらん**を形成し，関節の隙間（関節裂隙）が狭くなる。さらに炎症が長期化すると骨破壊が進行し骨同士が**癒合**する。

4 分類

成人の関節リウマチのほか，16歳未満に発症した関節炎は**若年性特発性関節炎**（juvenile idiopathic arthritis；JIA）とよばれ，少関節型，多関節型（成人の関節リウマチと同じ），全身型（スティル病）に分類される。

手指の変形が高度で指の支持性が失われたものはムチランス型とよばれる。

5 症状

❶ 関節症状

発症早期には手指のほか全身の関節の痛みを訴える。痛みは午前中に強く，痛む場所は日により移動する。また，手指の握りづらさを自覚し（**朝のこわばり**），30分以上持続する。手指の症状はMCP（metacarpophalangeal，中手指節）関節，PIP（proximal interphalangeal；近位指節間）関節，手関節に好発し，通常は左右ともに（対称性に）症状がみられる。

関節炎が持続すると骨・軟骨の破壊が進み，徐々に関節変形をきたす。手指では**尺側偏位**，**スワンネック変形**，**ボタン穴変形**（図2-1参照）など。また指の伸筋腱が断裂し小指，薬指などが伸びなくなることがある（**伸筋腱断裂**）。足趾では**外反母趾**，**鷲爪変形**，**槌趾変形**，**扁平足**などがみられる。膝関節に炎症が起こると**X脚**になり，股関節に起こると**中心性亜脱臼**などを起こす。進行例では頸椎の1番と2番の関節（環軸関節）の亜脱臼を生じ，脊

髄圧迫による手足のしびれや四肢麻痺の原因となることがある。

❷関節外症状

　関節リウマチは，関節以外にも病変を認めることがある。肘伸側にできることの多いリウマトイド結節，心膜炎あるいは胸膜炎，間質性肺炎，強膜炎，血管炎による末梢神経障害（左右差のある運動・感覚障害）などがその例で，これらの関節外症状を合併した関節リウマチは**悪性関節リウマチ**とよばれる。

　そのほか，悪性リンパ腫，肺がんなどの一部の悪性腫瘍の頻度も一般人口に比べると高いとされている。

6 │ 検査

❶血液検査所見

　関節の炎症の指標には**赤沈**（赤血球沈降速度, erythrocyte sedimentation rate；ESR），CRP（C reactive protein）があり，赤沈亢進，CRP 上昇を示す。MMP（matrix metalloproteinase）-3 は関節破壊の指標となる。自己抗体では RF，抗 CCP 抗体があり，抗 CCP 抗体は RF と比べ，より特異度が高く，偽陽性が少ない（ほかの疾患で陽性となることが少ない）。疾患活動期には白血球数増加，血小板数増加，炎症性貧血，アルブミン低下などを認める。

❷画像診断

　早期には関節軟骨の破壊・吸収により関節裂隙が狭くなり，進行すると**骨びらん**（図4-2），骨破壊を生じ，関節は変形する。さらに進行すると骨が融合し強直する。

❸関節穿刺

　炎症が強いと関節腔に関節液が貯留する。関節穿刺により溜まった関節液を除く。感染症や結晶誘発関節炎など，ほかの疾患の除外目的，症状改善目的で行う。関節炎のある部位での関節液は，粘稠度が低下し白血球数増加のため混濁する。

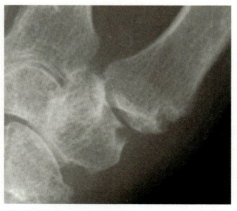

骨の虫食い状の変化を認める。

図4-2 骨びらんのX線写真

7 診断

手指の関節炎にX線像での骨びらんや自己抗体陽性などの所見があれば診断が容易だが，早期例は判断が難しいこともある．早期からメトトレキサートを開始すべき患者を選別する目的で，2010年に米国／欧州リウマチ学会により新しい分類基準が発表された．

関節リウマチ分類基準（米国／欧州リウマチ学会2010年分類基準）

1か所以上の関節腫脹があり，ほかの疾患で説明できないとき，下記のスコアを適応し6点以上あれば関節リウマチと診断する．

【関節病変】
1. 中・大関節に1か所の腫脹・圧痛　　　　　　　　0点
2. 中・大関節に2〜10か所の腫脹・圧痛　　　　　　1点
3. 小関節に1〜3か所の腫脹・圧痛　　　　　　　　2点
4. 小関節に4〜10か所の腫脹・圧痛　　　　　　　　3点
5. 10か所を超える関節腫脹・圧痛（小関節を含む）　5点

【血清学的因子】
1. RF，抗CCP抗体ともに陰性　　　　　　　　　　　0点
2. RF，抗CCP抗体が陽性で低力価　　　　　　　　　2点
3. RF，抗CCP抗体が陽性で高力価（上限3倍以上）　　3点

【滑膜炎持続期間】
1. ＜6週　　　　　　　　　　　　　　　　　　　　0点
2. ≧6週　　　　　　　　　　　　　　　　　　　　1点

【炎症マーカー】
1. CRP，赤沈ともに正常　　　　　　　　　　　　　0点
2. CRP，赤沈のいずれかが異常　　　　　　　　　　1点

8 評価

関節炎の評価には疾患活動性の評価と身体機能の評価がある．

❶ 疾患活動性の評価

関節炎の活動性は，関節所見，炎症反応，患者および医師による全般評価を総合して評価する．この項目を1つの数値とした**総合的疾患活動性指標**＊を参考に治療すると，関節破壊の進行を最小限に抑えることができる．関節所見は関節図（図4-3）に記載する．

❷ 身体機能の評価

身体機能の評価にはHAQ-DI（health assessment questionnaire disability index，健康評価質問票による機能障害指数）などを用いる．

＊**総合的疾患活動性指標**：DAS（disease activity score）28-ESR，DAS28-CRP，CDAI（clinical disease activity index），SDAI（simplified disease activity index）などがあり，主要な28関節の腫脹関節数と圧痛関節数，CRPあるいは赤沈，患者および医師による全般評価を数値化したものである．その値により関節炎の活動性（高活動性，中等度活動性，低活動性，寛解）が判定され，値の変化量により改善度が判定される．

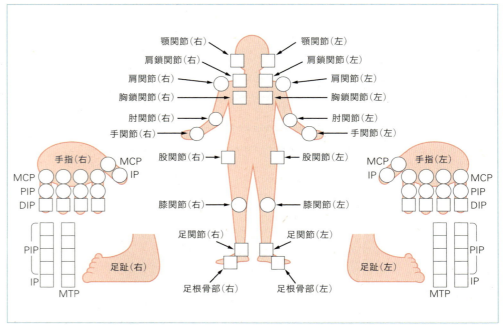

図4-3 関節図の例

9 治療

❶治療目標

　早期例での治療目標は，**薬物療法**により痛みのない状態（**臨床的寛解**）にし，関節破壊を抑え（**構造的寛解**），身体機能を正常に維持する（**機能的寛解**）ことである。罹病期間が長い例，合併症がある例では，できるだけ関節炎の活動性を低く抑え，痛みと関節破壊を最小限に抑えるのが目標となる。治療方法の選択にあたっては医師と患者の同意も重要である。進行例では**外科的治療**，**リハビリテーション**も重要となる。

❷治療方法

（1）基礎療法

　関節リウマチの疾患活動期には疲労を避け，十分な安静，栄養をとり，保温も心がける必要がある。一方，疾患活動期でも最低限のリハビリテーションは必要で，関節の拘縮や筋力低下を予防するためにリウマチ体操などの運動療法は必要である。

（2）薬物療法

　関節リウマチの治療薬には主に**抗リウマチ薬**（disease modifying anti-rheumatic drugs；DMARDs），**非ステロイド性抗炎症薬**（non-steroidal anti-inflammatory drugs；NSAIDs），**副腎皮質ステロイド**がある（第3章-Ⅲ-「膠原病の治療」参照）。

①活動性の関節リウマチと診断した時点から，症状改善と関節破壊の進行を抑える目的でDMARDsを開始する。第1選択薬は**メトトレキサート**である。効果がなければ他剤を

追加あるいは併用する。難治例には生物学的製剤の使用を検討する。
② NSAIDs は関節痛の軽減目的に使用するが，あくまで対症療法である。
③副腎皮質ステロイドは関節炎の活動性が高い場合に併用される。プレドニゾロン換算で 10 mg/ 日以内の少量で半年程度にとどめる。関節の炎症が強い場合は関節腔内注入や静脈内投与を行うことがある。
④以上の薬物療法を行う際には治療効果の指標として前述の**総合的疾患活動性指標**を用いる。また副作用のモニタリングを定期的に行う。

(3) 外科的治療

十分な薬物療法を行っても改善しない痛み，関節の変形・破壊が高度で ADL の障害が強いときには外科的治療を考慮する。具体的には**滑膜切除術**，膝関節と股関節に**人工関節置換術**，足趾の変形に**足趾関節形成術**，頸椎や手指の安定性を保つために**関節固定術**，手指の伸筋腱断裂に**腱移植術**と**手関節形成術**などが行われる。

(4) リハビリテーション

リハビリテーションは，関節リウマチの治療においては薬物療法，手術療法とならぶ三本柱の一つである。筋力回復や関節可動域の維持を目的とした**理学療法**，日常動作訓練の**作業療法**がある。**リウマチ体操**も関節可動域と筋力維持のために有効である。

(5) そのほか

①関節リウマチの女性が妊娠を希望する場合は，関節炎の活動性を十分に抑えることを優先する。薬剤のなかには妊娠・授乳に禁忌となるものもあり（メトトレキサートなど），事前の十分な計画が必要である。
②関節リウマチ患者の死因には，呼吸器合併症，感染症，心血管疾患，アミロイドーシス，悪性腫瘍，腎不全などがある。
③悪性関節リウマチは医療費の助成対象となる。

II 全身性エリテマトーデス

Digest

全身性エリテマトーデス	
概要	・蝶形紅斑などの皮疹と自己抗体の出現を特徴とした，多臓器の障害を合併する自己免疫性疾患。 ・好発年齢：20～40歳代，若い女性に好発（男女比 1：9）。
原因	・遺伝的要因と環境要因の双方が関与。
症状	・全身症状（発熱，倦怠感，易疲労性，体重減少など），皮膚・粘膜症状（蝶形紅斑，円板状紅斑，日光過敏症など），リウマチ症状が主。内臓臓器症状（ループス腎炎など）もしばしば合併する。

検査・診断	・一般検査：赤沈上昇，関節炎などの合併時 CRP 上昇。血算では，白血球数減少，リンパ球数減少，血小板数減少，溶血性貧血もみられる。 ・生化学検査：高ガンマグロブリン血症，低アルブミン血症，肝機能異常，腎機能低下。 ・免疫学的検査：抗核抗体はほぼ全例で陽性。抗 ds-DNA 抗体，抗 Sm 抗体は SLE に特徴的。 ・病理組織検査：皮膚生検，腎生検。 ・診断基準：SLE 分類基準（1997 年改訂，米国リウマチ学会）。
主な治療	・基礎療法：適度な安静と運動。日光曝露などの増悪因子を避ける。 ・薬物療法：関節症状程度であれば NSAIDs，臓器障害を合併する場合は副腎皮質ステロイドを使用。重症の場合はステロイドパルス療法。重症例では初期から免疫抑制薬を併用する。

1 概要

　全身性エリテマトーデス（systemic lupus erythematosus；SLE）は蝶形紅斑などの特有な皮疹と自己抗体の出現を特徴とし，多彩な臓器障害を合併する自己免疫性疾患の1つである。日本では 6〜10 万人ほどの患者がいる。男女比は 1：9 と女性が圧倒的に多い。20〜40 歳代に発症が多く，若い女性に好発するのが本疾患の特徴である。

　指定難病の1つで，重症度に応じて医療費の助成対象となる。

2 原因

　本疾患の発症には**遺伝的要因**と**環境要因**の双方が関与する。たとえば遺伝的要因では近親者で本疾患の発症頻度が高くなることが知られている。環境要因では日光（紫外線）曝露，妊娠，感染症，薬剤，ストレスなどがある。

3 病態生理

　本疾患は抗核抗体が陽性で，**抗 ds（double-stranded，二本鎖）-DNA 抗体，抗 Sm（Smith）抗体**など SLE に特異的な自己抗体が陽性となる。自己抗体が組織傷害を起こす機序としては自己抗体が細胞あるいは組織に反応するⅡ型アレルギー（例：自己免疫性溶血性貧血），自己抗体と抗原が結合して組織傷害を起こすⅢ型アレルギー（例：ループス腎炎）がある（図 1-5 参照）。そのほかにも，自己反応性 T 細胞による組織傷害，併存する抗リン脂質抗体による血栓・塞栓形成などもある。

4 症状

　全身症状，皮膚・粘膜症状，リウマチ性症状のほか内臓臓器症状も合併する。

❶ 全身症状

　活動期に発熱，全身倦怠感，易疲労性，食欲不振，体重減少がみられる。

❷ 皮膚・粘膜症状

　本疾患に特有の皮疹がある。

①顔面の**蝶形紅斑**（図 2-2a 参照）は特有の皮疹である。色調変化のみではなく，浮腫性変

化，表皮変化を伴う。紅斑は爪周囲，手掌，足底，耳介部にもみられる。

②円板状紅斑（ディスコイド疹，図2-2b参照）は顔面，頭皮，上肢に多い。萎縮性，角化性で瘢痕化の傾向が強い。

③日光過敏症は日光曝露により発赤，腫脹，水疱を生じる。

④レイノー（Raynaud）現象（図2-8参照）もしばしばみられる。

⑤そのほか，凍瘡様皮疹（しもやけ様反疹），口腔内潰瘍，脱毛などを認める。

❸ リウマチ症状

しばしば関節の痛みを訴える。通常は軟骨や骨の破壊はきたさないが，軟部組織の傷害により関節リウマチと類似した関節変形をきたすことがある（ジャクー［Jaccoud］関節症）。筋痛や軽度のCK（creatine kinase, クレアチンキナーゼ）上昇をみることもある。

❹ 内臓臓器症状

ループス腎炎ではたんぱく尿，血尿，膿尿，顆粒円柱・赤血球円柱がみられ，大量のたんぱく尿のためにネフローゼ症候群を呈することもある。腎病理組織所見は腎機能予後の指標，治療の参考となる。び漫性増殖性腎炎では腎機能が低下することが多い。

中枢神経症状は**精神神経ループス**とよばれ，錯乱，精神症状，認知機能障害などの精神症状と頭痛，痙攣，脳血管病変，髄膜炎などの神経症状がある。

胸膜炎・心膜炎などの漿膜炎を合併し，胸痛，胸水貯留，心嚢液貯留がときにみられる。心嚢液が大量の場合は心臓の動きを圧迫することがある（心タンポナーデ）。

そのほか，頻度は高くないがループス腸炎（しばしば水腎症，膀胱炎を合併する），肝障害，間質性肺炎，リブマン・サックス（Libman-Sacks）心内膜炎なども合併する。

以上のうち，ループス腎炎，精神神経ループスは生命予後が不良である。

5 検査

❶ 一般検査

活動期には赤沈の亢進がみられるが，CRPは正常のことが多い。CRPは関節炎，漿膜炎，リンパ節炎，感染症などを合併したときに高値となる。

血算では，白血球数減少，リンパ球数減少，血小板数減少，溶血性貧血がみられる。

生化学検査では高ガンマグロブリン血症がみられることが多く，炎症を反映し低アルブミン血症，そのほか肝機能異常，腎機能低下などがみられる。

ループス腎炎の尿定性検査ではたんぱく尿，血尿，尿沈渣では赤血球，白血球，赤血球円柱，顆粒円柱，脂肪円柱など様々な異常がみられる。

❷ 免疫学的検査

抗核抗体はほぼ全例で陽性である。**抗ds-DNA抗体**，**抗Sm抗体**はSLEに特徴的である。溶血性貧血合併例では直接あるいは間接クームス試験が陽性となる。抗リン脂質抗体も半数にみられ，梅毒血清反応の生物学的偽陽性，APTT（activated partial thromboplastin time, 活性化部分トロンボプラスチン時間）延長，ループスアンチコアグラント，抗カルジオ

リピン抗体として測定される。そのほか活動期には低補体血症（CH50，C3，C4の低下）がみられる。

❸ 病理組織検査

無疹部の皮膚生検でも皮下に免疫複合体の沈着が証明される（バンドテスト）。

腎炎は50〜70％にみられ，その病型により予後や治療方針が異なるので，腎炎を合併した場合は腎生検を行う。

❹ そのほかの検査

胸水，心囊水は滲出液の所見である。精神神経ループスでは自己抗体検査，髄液検査，脳MRI（核磁気共鳴画像）検査，脳CT（コンピューター断層撮影）検査などを行い総合的に判断する。

6 診断

米国リウマチ学会の改訂分類基準が診断の参考になる。これらの症状は同時ではなくとも，経過を通じて出現すればよい。これらの項目の重みは同等ではないため，最近では分類基準の改訂が進められている。

SLE　1997年改訂分類基準（米国リウマチ学会）

1. 蝶形紅斑
2. 円板状紅斑
3. 日光過敏症
4. 口腔内潰瘍
5. 関節炎　2つ以上の非びらん性末梢関節炎
6. 漿膜炎（どれか1つ以上）
   a）胸膜炎　　b）心膜炎
7. 腎障害（どれか1つ以上）
   a）1日0.5g以上の持続性たんぱく尿，あるいは（3＋）以上の持続するたんぱく尿
   b）細胞性円柱
8. 神経障害（どれか1つ以上）
   a）痙攣　　b）精神症状
9. 血液異常（どれか1つ以上）
   a）網赤血球増加を伴う溶血性貧血　　b）白血球数減少（4000/μL以下）
   c）リンパ球数減少（1500/μL以下）　　d）血小板数減少（10万/μL以下）
10. 免疫異常（次のうち1つ以上）
    a）抗d2-DNA抗体価の異常　　b）抗Sm抗体
    c）抗リン脂質抗体（抗カルジオリピン抗体，ループスアンチコアグラント，梅毒生物学的偽陽性）
11. 抗核抗体陽性

＊判定：連続して，あるいは同時に11項目中4項目以上あれば，SLEと診断してよい。

---

7 活動性判定

SLEはしばしば寛解と増悪を繰り返す。活動性の指標としては発熱，関節痛，紅斑，口腔潰瘍や脱毛など，検査では赤沈亢進，低補体血症，抗ds-DNA抗体高値，白血球数減少，低アルブミン血症などがある。

8 治療

❶ 基礎療法

患者教育では適度な安静と運動を心がけ，日光などの増悪因子を避け，定期的受診と服薬を守るように指導する．妊娠は SLE が非活動性で重篤な臓器障害がなく，副腎皮質ステロイドの投与量が少なく，禁忌となる免疫抑制薬の内服がないなどの条件がそろえば可能である．抗リン脂質抗体陽性例では流産，抗 SS-A 抗体陽性では胎児の先天性心ブロックに注意する．

❷ 薬物療法

SLE は多彩な臓器症状を呈し，障害される臓器とその程度により治療方法を判断する．ごく軽い関節症状程度であれば**非ステロイド性抗炎症薬**（NSAIDs）で加療するが，中等度以上の臓器障害を合併する場合は**副腎皮質ステロイド**を使用する．その投与量は重症度による．重症の場合は**ステロイドパルス療法**も行う．副腎皮質ステロイドで効果不十分，副作用で大量投与ができない場合，また精神神経ループスや重度のループス腎炎などでは，最初から**免疫抑制薬**（表 3-6 参照）を併用する．

副腎皮質ステロイドで疾患の活動性が低下したら徐々に減量し，プレドニゾロン 5〜10 mg/日を維持量とする．

9 経過・予後

治癒する疾患ではなく，しばしば再発，寛解を繰り返す．かつては腎不全，精神神経ループスなど SLE そのものによる死因が多かったが，近年では透析療法，免疫抑制療法の進歩により感染症や動脈硬化性病変による心・脳血管障害の死因が増加している．

III 抗リン脂質抗体症候群

1 概要

抗リン脂質抗体は凝固系に関するたんぱく質に対する自己抗体で，臨床的には**動静脈血栓・塞栓症，習慣性流産，血小板減少症**と関連する．これらの臨床症状を伴った場合は**抗リン脂質抗体症候群**（anti-phospholipid syndrome：APS）とよぶ．日本では原発性 APS，二次性 APS の患者が 5000〜1 万人ほどいると考えられている．

指定難病の一つで，重症度に応じて医療費の助成対象となる．

2 分類

ほかの膠原病の合併がない原発性 APS と，SLE そのほかの膠原病を合併する二次性（続

発性）APS に分類される．急速に多臓器に血栓が生じる例は劇症型 APS とよばれ，死亡率が高い予後不良な病態である．

3 病態・症状

▶ **動静脈血栓・塞栓症** 動静脈の血栓・塞栓症があり，実臨床では下腿の深部静脈血栓症に肺塞栓症を合併する例が多い．動脈硬化のリスクのない若年者の脳梗塞の原因として本疾患が最も多い．そのほか，てんかん，片頭痛，舞踏病，意識障害などの神経症状もみられる．皮膚では網状皮斑，血栓性静脈炎，皮膚潰瘍がみられる．

▶ **習慣性流産** 妊娠中期・後期に発症し，胎盤での血栓形成により子宮内胎児死亡に至り流産する．本疾患では流産を繰り返すこと（習慣性流産），不育症が多い．

▶ **血小板減少症** しばしば血小板減少症を認め，特発性血小板減少性紫斑病と鑑別が難しい場合がある．

4 検査・診断

本疾患の診断は検査所見と各臨床所見を総合して行う．2006 年の国際抗リン脂質抗体会議による分類予備基準がある．

①梅毒感染のスクリーニングの脂質抗原検査である STS（serologic test for syphilis）法，いわゆるワッセルマン法による検査が陽性だが，梅毒トレポネーマ由来の抗原を用いた TPHA（treponema pallidum hemagglutination test）法は陰性となる．STS 法は梅毒に非特異的であるため生じる反応で，梅毒反応の生物学的偽陽性という．

②凝固系検査の PT（prothrombin time，プロトロンビン時間）は正常だが，APTT（activated partial thromboplastin time，活性化部分トロンボプラスチン時間）は延長する．

③抗リン脂質抗体の検査であるループスアンチコアグラント，抗カルジオリピン抗体，抗プロトロンビン抗体（保険適用外検査）が陽性となる．

④動静脈血栓・塞栓症は画像検査，病理組織検査などにより診断する．

5 治療

一般的な血栓症の危険因子（喫煙，高血圧，脂質異常症）の予防と治療を行う．経口避妊薬は血栓傾向を促進するので原則的に使用しない．さらに病態に応じて以下の治療を行う．

①急性期の血栓・塞栓症では血栓溶解療法やヘパリンによる抗凝固療法を行う．

②血栓症再発予防には少量アスピリン，ワルファリン，ヘパリン皮下注射を用いる．抗カルジオリピン抗体が高値の場合も血栓症の危険性が高く，予防を行うことがある．

③習慣性流産の既往のある妊婦には，流産予防のため少量アスピリン投与のほか，低分子ヘパリンの連日皮下注射が行われる．

④劇症型 APS の場合にはヘパリンの持続点滴に加え，ステロイドパルス療法，シクロホスファミド投与，血漿交換療法を行う．

⑤舞踏病や高度の血小板減少症合併時，SLEを合併しその活動性が高い場合などは，副腎皮質ステロイド，免疫抑制薬による治療を行う。

IV 血管炎症候群

1 概要

血管に炎症と破壊をきたす疾患を総称して血管炎症候群とよび，様々な疾患が含まれる。傷害される血管のサイズにより小型血管炎，中型血管炎，大型血管炎に分類される（図4-4）。感染症，悪性腫瘍，ほかの膠原病でも血管炎を合併することがある。指定難病であるものが多く，重症度に応じて医療費の助成対象となる。

2 病態・症状

疾患の活動期には発熱，全身倦怠感，易疲労感などの全身症状がみられる。病理学的には血管壁に炎症細胞の浸潤のほか，血管構造の破壊を認め，血管の傷害により血流障害，虚血をきたす。いずれの疾患も免疫抑制療法を行うため日和見感染症の発症に注意する。

3 血管炎の各疾患（小型血管炎）

以下の3疾患は**抗好中球細胞質抗体**（anti-neutrophil cytoplasmic antibody：**ANCA**）が高

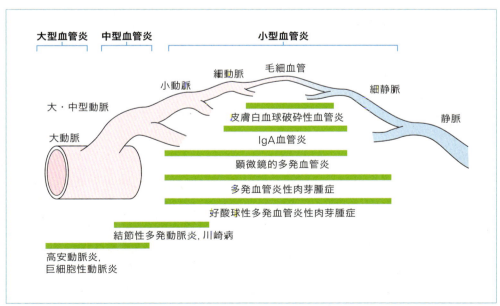

図4-4 血管炎症候群の分類（病変のみられる血管サイズによる分類）

率に陽性となり，ANCA関連血管炎と総称される。ANCAにはミエロペルオキシダーゼ（MPO）に対する**MPO-ANCA**と，ペルオキシダーゼ3（PR3）に対する**PR3-ANCA**があり，この抗体自体が病原性をもつ。

❶ 顕微鏡的多発血管炎

- ▶ 概要　顕微鏡的多発血管炎（microscopic polyangiitis；MPA）は径が1mm以下の小型血管の傷害を主とし，**MPO-ANCA陽性**が特徴である。50〜60歳以上の比較的高齢に多い傾向で，やや女性に多い。

- ▶ 病態・症状　古典的結節性多発動脈炎より細い血管の傷害で，腎病変，肺病変，末梢神経障害，皮膚症状，筋痛を高率に合併する。

- ▶ 検査・診断　CRP，赤沈などの炎症反応が高値で，MPO-ANCAが高率に陽性となる。確定診断には病理学的診断が必要で，腎，皮膚，筋，末梢神経などの生検で小型血管炎の病理所見を認める。

- ▶ 治療　副腎皮質ステロイド大量療法が基本で，免疫抑制薬であるシクロホスファミドが併用される。難治例ではB細胞上の表面分子CD20に対する抗体（リツキシマブ）が使用される。

❷ 多発血管炎性肉芽腫症（旧名：ウェゲナー［Wegener］肉芽腫症）

- ▶ 概要　多発血管炎性肉芽腫症（granulomatosis with polyangiitis；GPA）は上気道と呼吸器系の壊死性肉芽腫と血管炎，壊死性半月体形成性腎炎を特徴とする。**PR3-ANCA**が特徴的な自己抗体である。日本の患者数は2000人ほどで（医療受給者証保持者数），性差はなく，好発年齢は30〜60歳代である。欧米と比べると日本ではまれである。

- ▶ 病態・症状　眼，耳，鼻の症状として副鼻腔炎，鼻中隔穿孔，進行例では鼻が変形した鞍鼻（図4-5）などがみられる。肺では空洞を伴う多発結節影が特徴的である。そのほか，腎障害，関節痛，筋肉痛，末梢神経障害，紫斑や潰瘍，消化管出血をしばしばみる。

- ▶ 検査・診断　病理学的には壊死性肉芽腫，血管炎が特徴的で，PR3-ANCAがしばしば陽性となる。

- ▶ 治療　副腎皮質ステロイド大量療法単独では治療効果が不十分で，免疫抑制薬のシクロホスファミドなどを併用し，難治例ではリツキシマブも使用する。

❸ 好酸球性多発血管炎性肉芽腫症

- ▶ 概要　好酸球性多発血管炎性肉芽腫症（eosinophilic granulomatosis with polyangiitis；EGPA）は，気管支喘息あるいはアレルギー性鼻炎などの**アレルギー性疾患の合併，末梢血液中の好酸球数増加，血管炎症状**の3つを特徴とする。本症に先行する気管支喘息は難治性のことが多い。日本の患者数は1900人程度，年間新規発症患者数は100人程度で，40〜70歳に好発し，やや女性に多い。

- ▶ 病態・症状　血管炎症状として，左右差のある感覚障害と運動障害が多く，そのほか，紫斑，皮膚潰瘍，消化管病変，心筋障害，好酸球性肺炎も合併する。

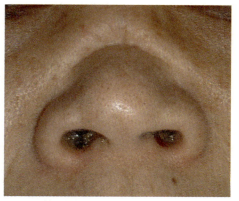
鼻の形が変形している。

図4-5 鞍鼻

- ▶ **検査・診断** 血液検査で著しい好酸球数増加のほか白血球数増加，CRPと赤沈の高値，血清IgE高値がみられる。RF，MPO-ANCAなどの自己抗体がしばしば陽性となる。生検で血管炎の所見のほか，組織への好酸球の浸潤，まれではあるが血管外肉芽腫の所見を認める。
- ▶ **治療** 副腎皮質ステロイド大量療法に加え，臓器障害を伴った重症例ではシクロホスファミドを併用する。難治性の末梢神経障害にはガンマグロブリン大量療法が行われる。

4 血管炎の各疾患（中型血管炎）

結節性多発動脈炎と川崎病が主な疾患である。川崎病は膠原病には含まれないが，症状は血管炎を特徴としている。

❶ 結節性多発動脈炎

- ▶ **概要** 結節性多発動脈炎（polyarteritis nodosa；PAN）は，径が1mmから数mmの各臓器に分布する中小型動脈の血管炎である。顕微鏡的多発血管炎に比べるとまれで，やや若い層に多く，男女比は3：1でやや男性に多い傾向にある。
- ▶ **病態・症状** 発熱，体重減少，高血圧などの全身症状に加え臓器梗塞（腎梗塞，腸間膜動脈閉塞など），多発性単神経炎，紫斑や潰瘍などの皮膚症状を呈する。
- ▶ **検査・診断** 病理学的には**フィブリノイド壊死**を伴う血管炎が特徴的である（図1-2参照）。CRPと赤沈が高値で，自己抗体は陰性である。血管造影により多発性小動脈瘤や閉塞像を認める。
- ▶ **治療** 副腎皮質ステロイド大量療法に加え，シクロホスファミドを併用する。

5 血管炎の各疾患（大型血管炎）

以下の 2 疾患が大型血管炎に含まれる。

❶ 高安動脈炎（大動脈炎症候群）

▶ **概要** 高安動脈炎は，大動脈と分枝血管に炎症をきたす大型血管炎の 1 つである。アジア系の民族に多く，日本では 5000 人程度の患者がいて，毎年 200 人程度が新規に発症している。発症のピークは 20 歳代で，9 割は女性である。最初の報告者である金沢大学眼科の高安右人教授が眼底に**花冠状血管吻合**という特徴的な血管変化を認め失明した若い女性を報告したのが始まりで，高安動脈炎とよばれる。発症に遺伝的要因が報告されている。

▶ **病態・症状** 上肢の脈拍が触れづらくなり，**脈なし病**ともよばれる。血圧に左右差がある。胸部から腹部の大動脈，そこから分岐する血管に炎症による**壁肥厚**を認める。しばしば血管の狭窄による**血管雑音**が聞かれる。胸部大動脈の拡張に伴い大動脈弁閉鎖不全，心不全を合併することがある。

▶ **検査・診断** CRP，赤沈が高値だが自己抗体は陰性である。頸動脈超音波検査，造影 CT 検査，MRI 検査などの画像検査で大型血管の壁肥厚を認める。

▶ **治療** 副腎皮質ステロイドの中等量から大量療法，抗血小板薬の投与などが行われる。難治例では免疫抑制薬や抗 IL-6 受容体抗体も併用される。大動脈瘤，大動脈弁閉鎖不全などの血管病変が進行した症例では外科的治療も考慮される。

❷ 巨細胞性動脈炎（側頭動脈炎）

▶ **概要** 側頭動脈，頸動脈などの血管炎により側頭部の頭痛をきたし，眼動脈に炎症が生じると失明の危険性が高い。大動脈にも病変を認めることがある。50 歳以上の高齢者に発症し，男女比は 1：2〜3 とやや女性に多い。リウマチ性多発筋痛症（本章-XI「リウマチ性多発筋痛症」参照）との合併が多い。欧米に比べて日本ではまれである。

▶ **病態・症状** 発熱，筋痛，倦怠感，体重減少などの全身症状に加えて，頭痛が側頭部にみられ，側頭動脈の硬結，圧痛，怒張などを認める。眼動脈に病変があると視力低下，複視，眼痛などを生じる。

▶ **検査・診断** CRP，赤沈が高値となる。自己抗体は陰性である。大動脈，その分枝である頸動脈などの大型血管炎にも病変がみられることがある。

　　　診断は血管の MRI，超音波などの画像診断か，側頭動脈生検での巨細胞性肉芽腫，炎症細胞浸潤，内膜肥厚などの病理所見に基づく。

▶ **治療** 副腎皮質ステロイド大量療法，抗血小板薬に加え，難治例では免疫抑制薬の併用や抗 IL-6 受容体抗体も用いられる。

V 強皮症

1 概要

強皮症（systemic sclerosis：SSc）は，コラーゲンの過剰な産生により皮膚や内臓臓器が線維化し，"臓器が硬くなる"疾患である。皮膚のほか，食道機能の低下，間質性肺炎など全身の臓器障害を合併することから**全身性硬化症**ともよぶ。

強皮症は皮膚硬化が全身におよぶ**び漫型強皮症**と肘・膝関節より先の末梢の皮膚硬化にとどまり比較的予後のよい**限局型強皮症**の2型に分けられる。血管内膜肥厚により血流障害をきたし，レイノー現象などの末梢循環不全の症状を呈する。肺高血圧症は予後不良の合併症である。日本では2万人程度の患者がいると推定されており，男女比1：12で，30〜50歳代の女性に多くみられる。

指定難病の1つで，重症度に応じて医療費の助成対象となる。

2 原因

強皮症でみられる異常には自己抗体陽性，皮膚の線維化，血管の内膜肥厚とそれによる循環不全がある。原因には美容形成で用いられるシリコンやパラフィン，抗がん薬，化学物質，妊娠などとの関連や，遺伝子異常などが報告されている。

3 病態生理

❶皮膚病変

皮膚の硬化は左右対称に指先から始まり（指硬化症），手背・前腕，び漫型では全身へと広がる。硬化した皮膚はつまみあげることができないか，つまみあげた皮膚が厚くなる。皮膚硬化には浮腫期，硬化期，萎縮期があり，浮腫期には手指がソーセージ様に腫脹する（図4-6a）。進行すると一見皮膚硬化が和らぐこともある。血流障害により，指の先端に小潰瘍や小陥凹性瘢痕を生じる（図4-6b）。

❷内臓臓器病変

間質性肺炎の合併頻度は高く，通常は慢性経過だが進行例では呼吸不全に至る。肺動脈の内膜肥厚による**肺高血圧症**は予後不良である。

食道や腸管では逆流性食道炎や腸閉塞を合併することもある。

腎病変には約5％に**強皮症腎**（**腎クリーゼ**）がある。皮膚硬化が急速に進行するび漫型，抗RNAポリメラーゼⅢ抗体陽性，副腎皮質ステロイド投与などに強皮症腎のリスクである。強皮症腎では腎動脈の内腔が狭窄し，レニン分泌が亢進して悪性高血圧，頭痛，悪心，視力障害を生じ，腎不全に至る。

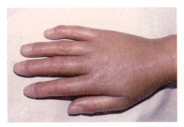
a. 浮腫期の手指（ソーセージ様指）

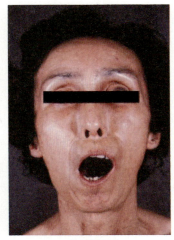
c. 仮面様顔貌

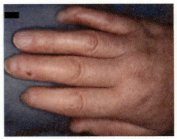
b. 硬化期の手指小陥凹性瘢痕（第3指），指の短縮（第2指），屈曲拘縮がみられる。

図4-6 強皮症の皮膚症状

表4-1 強皮症の分類

Ⅰ．全身性強皮症	び漫型 限局型
Ⅱ．限局性強皮症	モルフェア 線状強皮症
Ⅲ．強皮症類似疾患	好酸球性筋膜炎（シャルマン症候群）

4 分類

表4-1に強皮症の分類を示す。

限局型強皮症で，皮下石灰化（calcinosis），レイノー現象（Raynaud's phenomenon），食道機能異常（esophageal dysfunction），手指硬化（sclerodactylia），毛細血管拡張（telangiectasia）の5つを特徴とするものは**クレスト（CREST）症候群**とよばれる。

5 症状

皮膚硬化，レイノー現象（図2-8参照），手指の潰瘍や痛み，関節痛，間質性肺炎や肺高血圧症合併例では呼吸困難などの症状を自覚する。食道や下部消化管病変を合併した場合には飲み込みづらさ，胸焼け，下痢，便秘などがみられる。進行例では皮膚の硬化により

手指を十分に伸ばせなくなり，そのほかの関節も皮膚硬化により動きが制限され関節が拘縮する。顔面に皮膚硬化が及ぶと，しわが消失し鼻が尖り口唇が薄くなり**仮面様顔貌**となる（図 4-6c）。舌小帯が硬化により短くなる。皮膚硬化部位に色素沈着や色素脱失をみることがある。血管の内膜肥厚により血管が閉塞すると四肢の壊死に至ることもある。

6 | 検査

抗核抗体は大部分で陽性，斑紋型，核小体型のパターンをとる。強皮症に特異的な自己抗体には 3 種類あり，**抗セントロメア抗体**は限局型強皮症，**抗 Scl-70 抗体**はび漫型強皮症，**抗 RNA ポリメラーゼⅢ抗体**はび漫型強皮症で強皮症腎と関係する。

食道造影検査では食道の拡張や蠕動低下，小腸・大腸では腸管の拡張像がみられる。

間質性肺炎は胸部 X 線像，胸部 CT 像で初期には下肺野の粒状，網状影を呈し，進行すると蜂の巣に似た形の蜂窩肺を呈する。

肺高血圧症合併例では超音波検査や心臓カテーテル検査で肺動脈圧の上昇を認める。

7 | 診断

皮膚硬化，そのほかの臨床所見，自己抗体検査を総合して診断する。日本の全身性強皮症診断基準，米国リウマチ学会の分類基準がある。

8 | 治療

❶ 基礎療法

寒冷やストレスは症状を悪化させるため注意する。喫煙は末梢の血管が収縮するため禁止する。家事では冷水を避け温水を使用し，手袋着用などで手指を保護する。皮膚硬化の進行に伴い関節の拘縮をきたすので，リウマチ体操に準じて関節の可動域を保つように心がける。逆流性食道炎がある場合，食直後は横にならないようにする。

❷ 薬物療法，そのほか

皮膚硬化に有効な薬剤はないが，手指の腫脹や痛みが強い場合に少量の副腎皮質ステロイドや免疫抑制薬を使用する。レイノー現象，皮膚潰瘍そのほかの循環障害に対しては，プロスタグランジン製剤，カルシウム拮抗薬，アンジオテンシンⅡ受容体拮抗薬，ホスホジエステラーゼ 5 阻害薬などの薬剤を使用する。

逆流性食道炎では強力な胃酸分泌抑制作用をもつプロトンポンプ阻害薬を使用する。

間質性肺炎の急速進行時には副腎皮質ステロイドやシクロホスファミドが内服または点滴で使用される。肺高血圧症は生命予後不良で，血管拡張薬による治療（第 3 章-Ⅲ「膠原病の治療」参照）を行う。間質性肺炎が進行し低酸素血症をきたしたときや肺高血圧症を合併したときは在宅酸素療法を行う。

強皮症腎クリーゼには降圧薬である ACE（angiotensin-converting enzyme，アンジオテンシン変換酵素）阻害薬を用いる。

全身の皮膚硬化が急速に進行する例では幹細胞移植も考慮する。

VI 皮膚筋炎，多発性筋炎

1 概要

皮膚筋炎（dermatomyositis；DM），多発性筋炎（polymyositis；PM）は四肢近位筋の筋力低下を主症状とする炎症性筋疾患で，皮膚筋炎は特有の皮膚症状を伴う。多くの症例で**筋炎特異的自己抗体**が陽性である。間質性肺炎の合併も多く，一部は急速進行性で予後不良である。悪性腫瘍の合併頻度も高い。2万人以上の患者がいると推定されており，小児期発症と中年期発症の2峰性の発症ピークをもつ。男女比は1：3と女性に多い。

指定難病の1つで，重症度に応じて医療費の助成対象となる。

2 原因

原因不明だがウイルス感染の関連が以前から報告され，皮膚筋炎では筋細胞にウイルス感染に関するたんぱく質が発現している。薬剤との関連も報告されている。筋炎に特異的な自己抗体が陽性となることが多いが病気の発症と病態への関与は不明である。

3 病態生理

病理組織では筋組織へのリンパ球の浸潤と筋細胞の壊死像を認め（図1-6参照），自己免疫的機序による筋組織の傷害が想定されている。自己抗体には抗Jo-1抗体をはじめとするアミノ酸tRNA合成酵素（aminoacyl-tRNA synthetase；ARS）に対する抗ARS抗体，抗TIF1-γ抗体，抗MDA-5抗体，抗Mi-2抗体，抗SRP抗体などがあり，それぞれ特徴的な臨床像がある。間質性肺炎では肺胞壁への細胞浸潤，線維化などの所見を認める。

4 症状

▶ **筋症状** 肩や腰に近い四肢近位筋の筋力低下，筋痛を自覚する。患者は立ち上がり動作，階段昇降，腕を使う作業など日常動作の障害を自覚する。嚥下障害もみられる。なかには筋症状以外は筋炎に特徴的な症状があるのにもかかわらず筋症状がほとんどない例があるが，これは無筋症性皮膚筋炎（amyopathic dermatomyositis）とよばれる。

▶ **皮膚症状** 上眼瞼の紫紅色紅斑（**ヘリオトロープ疹**），肘・膝・指の関節面の落屑を伴う紫紅色紅斑（**ゴットロン[Gottron]徴候**）は本症に特徴的である（図2-3参照）。紅斑は頸部から前胸部や，肩から上背部にもみられる。手指には湿疹ないしひび割れ（機械工の手）もみられる。

▶ **呼吸器病変** 20〜50％に間質性肺炎を合併し，急性型と慢性型がある。急性型は抗

MDA-5抗体陽性例で，筋症状がとぼしく急速に呼吸不全が進行し短期的な生命予後が不良である．慢性型は抗ARS抗体陽性例に多く，徐々に呼吸不全が進行する．
▶ **そのほかの症状**　発熱，関節痛，レイノー現象はしばしばみられ，心筋炎・不整脈など心病変を示す例もある．悪性腫瘍の合併頻度が高く抗TIF1-γ抗体と関連する．

5　検査

CK (creatine kinase, クレアチンキナーゼ)，アルドラーゼ，LDH (lactate dehydrogenase；乳酸脱水素酵素)，AST (aspartate aminotransferase，アスパラギン酸アミノトランスフェラーゼ) などの筋原性酵素が上昇する．自己抗体の測定は，臨床像や予後と関連しており有用である．筋病変の診断と評価には筋MRI検査，筋電図，筋生検などを行う．筋炎では悪性腫瘍の合併が一般人口と比べ2～3倍高いので，原病の評価と並行しつつ悪性腫瘍のスクリーニング検査も行う．

6　診断

診断には筋ジストロフィーなどの先天性神経筋疾患，甲状腺機能亢進症ならびに低下症，アルコールや脂質異常症治療薬による横紋筋融解症などとの鑑別が必要である．筋力の評価は治療経過をみるうえでも重要で，徒手筋力テストにより5段階で評価される．

1977年のボアン（Bohan）およびピーター（Peter）の診断基準，日本の厚生労働省自己免疫疾患調査研究班の診断基準がある．

7　治療

❶ **基礎療法**
筋炎活動期には十分な安静が必要だが，リハビリテーションは早期から開始する．

❷ **薬物療法**
副腎皮質ステロイド大量療法が基本で，タクロリムスやメトトレキサートなどの免疫抑制薬の併用も行われる．抗MDA-5抗体陽性で進行性の肺病変を伴った場合には強力な免疫抑制療法が必要となり，ステロイドパルス療法のほかにシクロホスファミド，タクロリムスなど**多剤免疫抑制療法**を行う．副腎皮質ステロイド抵抗性の筋炎にはガンマグロブリン大量静注療法も行われる．

悪性腫瘍を合併する場合にはできる限りその治療を優先する．

8　予後

生存率は間質性肺炎や悪性腫瘍の合併の有無によって異なる．抗MDA-5抗体陽性で急速進行性間質性肺炎合併例，悪性腫瘍合併例などは生命予後不良である．

VII 混合性結合組織病

1 概要

　混合性結合組織病（mixed connective tissue disease；MCTD）は，SLE，強皮症，筋炎の症状を一部ずつもち，抗U1-RNP抗体が高値陽性の疾患である．経過を追うと強皮症に移行する例が多い．当初は予後良好な疾患と考えられたが，肺高血圧症合併例の予後は不良である．わが国では1万人を超える患者がおり，男女比は1：13～16と圧倒的に女性に多く，30～40歳代での発症が多い．
　指定難病の1つで，重症度に応じて医療費の助成対象となる．

2 病態・症状

　本疾患は**抗U1-RNP抗体陽性**が特徴的だが，原因は不明である．抗U1-RNP抗体はレイノー現象，肺高血圧症などと関連する．
　レイノー現象，手指腫脹（ソーセージ様指），関節症状が主要な症状で，そのほか**SLE様症状，強皮症様症状，筋炎様症状**を呈する．
　肺高血圧症や間質性肺炎などの合併症は生命予後を左右する．

3 検査・診断

　診断は，レイノー現象，手指のソーセージ様腫脹，関節痛などの臨床症状と抗U1-RNP抗体陽性に，ほかの膠原病の症状を部分的にもつことが決め手となる．ほかの膠原病に特異的な自己抗体は原則的に陰性である．
　肺高血圧症は胸部X線，心電図，心臓超音波検査で定期的に検査し，強く疑われる場合には心臓カテーテル検査により確定する．
　厚生労働省による混合性結合組織病研究班による診断基準がある．

4 治療

　関節痛やレイノー現象などの軽症例はNSAIDs，血管拡張薬で治療する．中等症以上の漿膜炎（SLE様症状），筋炎様症状などは中等度から大量の**副腎皮質ステロイド**を用いる．
　肺高血圧症は重大な合併症の1つで，副腎皮質ステロイド，**シクロホスファミド**に加えて肺動脈拡張薬による治療が行われる．

5 予後

　間質性肺炎，肺高血圧症などの臓器合併症は生命予後が不良である．

VIII シェーグレン症候群

Digest

シェーグレン症候群	
概要	・涙腺，唾液腺など外分泌腺の構造が破壊される疾患。 ・中年女性に多い（50歳代にピーク，男女比1：14）。
原因	・不明（ウイルス感染や遺伝的要因の関与が想定されている）。
症状	・腺症状：涙液と唾液分泌量低下による乾燥症状（ドライアイ，口渇感，味覚異常など）を主とする。 ・腺外症状：多発関節痛，レイノー現象，リンパ節腫脹，皮疹，間質性腎炎，間質性肺炎，中枢および末梢神経障害など。
検査・診断	・自己抗体検査：抗SS-A抗体，抗SS-B抗体（本症に特異的），抗核抗体などが陽性。 ・シルマーテスト：涙液分泌量の減少。 ・ローズベンガルテスト，蛍光色素試験：角結膜の傷害。 ・診断基準：厚生労働省による診断基準のほか，米国・欧州分類基準，米国リウマチ学会の診断基準など。
主な治療	・腺症状：対症療法として保湿，口腔内の清潔維持など。唾液分泌促進薬や眼乾燥には点眼薬を使用。 ・腺外症状：副腎皮質ステロイド，免疫抑制薬を中心とした薬物療法。

1 概要

シェーグレン症候群（Sjögren's syndrome：SjS）は，涙腺，唾液腺などが破壊される疾患である。**涙液と唾液分泌量低下**による**乾燥症状**を主とし，肺，腎臓，神経などの臓器障害も合併する。日本での患者数は2万人程度から潜在的な患者も含めると10万人を超えると推定されている。50歳代にピークがあり，男女比1：14と中年女性に多い。

指定難病の1つで，重症度に応じて医療費の助成対象となる。

2 病態・症状

本疾患はSjS単独の**原発性SjS**と，ほかの膠原病を合併する**二次性**あるいは**続発性SjS**に分類される。

病理組織では唾液腺組織へのリンパ球浸潤と腺構造の破壊を認め，自己抗体が高率に陽性となる。原因は不明である。症状は，外分泌腺の症状（腺症状）と腺以外の症状（腺外症状）に分けられる。

▶**腺症状** 涙液量減少による眼球乾燥のため角膜，結膜に傷ができ，眼のゴロゴロとした異物感を訴える（**ドライアイ**）。唾液量減少のため口渇感，パンなどの食べづらさ，会話困難，味覚異常などを訴え，診察では口腔内の乾燥，う歯増加，舌乳頭の萎縮がみられる（**ドライマウス**，図4-7）。耳下腺や涙腺の腫脹を繰り返すことがある。鼻腔，咽頭，気道，腟などにも乾燥症状が出現する。

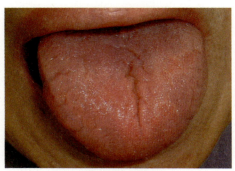
舌乳頭の萎縮, ひび割れをみとめる。

図4-7 ドライマウス症状の舌

▶ **腺外症状** 多発関節痛, レイノー現象, リンパ節腫脹, 皮疹（環状紅斑, 高ガンマグロブリン血症性紫斑病）, 間質性腎炎, 尿細管アシドーシス, 間質性肺炎, 中枢および末梢神経障害などがある。また, 慢性甲状腺炎, 原発性胆汁性胆管炎など, ほかの自己免疫性疾患をしばしば合併する。悪性リンパ腫の合併は一般の約40倍の頻度である。

3 検査・診断

診断のために以下の検査を行う。

①自己抗体検査では抗SS-A抗体, 抗SS-B抗体, 抗核抗体, リウマトイド因子などが陽性で, 抗SS-B抗体は本症に特異的である。抗SS-A抗体はまれに胎盤を通過し胎児の先天性心ブロックを発症させることがあり, 妊娠例は注意する。

②シルマーテストで涙液分泌量が低下し, ローズベンガルテストや蛍光色素試験で角結膜の傷害を認める。

③ガムテストあるいはサクソンテストで唾液分泌量は低下する。

④耳下腺造影で点状陰影像（apple tree appearance）など唾液腺構造の破壊像, 唾液腺シンチグラフィーで唾液腺機能低下を観察する。

⑤口唇小唾液腺生検で導管周囲のリンパ球浸潤と唾液腺構造の破壊が観察できる。

本疾患の鑑別には, 糖尿病治療薬, 抗うつ薬などの薬物内服歴, IgG4関連疾患などがある。

厚生労働省の自己免疫疾患調査研究班の診断基準のほかに, 米国・欧州分類基準, 米国リウマチ学会の診断基準などがある。

4 治療

腺症状だけの場合は, 生命予後は良好で対症療法を行うが, 臓器障害, 悪性リンパ腫合併例は, 病状に応じた治療が必要である。

▶ **腺症状** 保湿に努め，口腔内の清潔を維持する。眼乾燥症状にはヒアルロン酸を含む，あるいはムチン分泌を促す**点眼薬**を使用し，角結膜の傷を認めるものには防腐剤を含む点眼薬は避ける。涙の排出口である鼻涙管を塞ぐ涙点プラグの挿入も眼乾燥症状に有効である。口腔内乾燥症状には，人工唾液，ムスカリン受容体を刺激する**唾液分泌促進薬**，麦門冬湯などを用いる。唾液腺腫脹に対しては主に非ステロイド性抗炎症薬（NSAIDs）を用いる。

▶ **腺外症状** 進行性の間質性肺炎，間質性腎炎，中枢および末梢神経症状などの腺外症状に対しては**副腎皮質ステロイド**や**免疫抑制薬**を用いる。悪性リンパ腫では抗がん薬による化学療法を行う。

IX ベーチェット病

1 概要

ベーチェット病（Behçet's disease）は皮膚と粘膜の症状を主とする原因不明の**炎症性疾患**である。日本，トルコ，中東，中国などに多い。**HLA-B51**との関連が知られており，遺伝学的背景がある。日本では 2 万人ほどの患者がいて，男女比にほぼ 1：1，発症年齢のピークは 30 歳代である。男性のほうが重症化しやすい傾向がある。

指定難病の 1 つで，重症度に応じて医療費の助成対象となる。

2 病態・症状

❶ 主症状

口腔粘膜のアフタ性潰瘍，**眼症状**，**外陰部潰瘍**，**皮膚症状**の 4 症状すべてそろうものは**完全型ベーチェット病**，4 症状未満は**不全型ベーチェット病**である。

▶ **口腔内の再発性アフタ性潰瘍**（図 4-8） 有痛性で口唇，舌，歯肉，頬粘膜，口蓋などにできる。1 週間くらいで自然に消失するが，繰り返す。本疾患ではほぼ必発である。

▶ **眼症状** 虹彩毛様体炎と脈絡網膜炎（合わせて網膜ぶどう膜炎）がある。虹彩毛様体炎では羞明感，前房蓄膿が観察され，続発性緑内障を起こすこともある。脈絡網膜炎では霧視・飛蚊症を示し，視力も低下する。

▶ **外陰部潰瘍** 陰茎，陰嚢，大小陰唇に境界明瞭な潰瘍を生じ，痛みが強い。

▶ **皮膚症状** 結節性紅斑，毛嚢炎様皮疹，血栓性静脈炎がみられる。皮膚の被刺激性が亢進し，注射部位に膿疱を形成することがある（針反応）。

❷ 副症状

▶ **関節炎** 活動期には膝など大関節の関節炎，発熱がみられる。

また，特殊型ベーチェット病として一部の患者では腸管・血管・神経病変を認める。

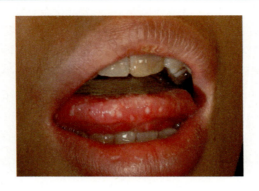

図4-8 再発性アフタ性潰瘍（舌の部分）

- ▶ **腸管病変** 回盲部に潰瘍を形成し，腹痛，下血，腹部腫瘤を呈する．
- ▶ **血管病変** 静脈に血栓による閉塞をきたす．動脈病変もある．
- ▶ **神経病変** 脳幹，基底核周辺部，小脳，大脳白質に病変を生じる．

3 検査・診断

活動期には**白血球数増加**，**CRP・赤沈が高値**となる．**自己抗体は陰性**で，本疾患に特異的な検査はない．針反応は，頻度は低いが特徴的である．最近は皮膚と粘膜病変を主とし，眼病変のない不全型が増加している．

診断には厚生労働省のベーチェット病調査研究班の診断基準などを参考にする．

4 治療

関節炎，発熱，口内炎などには好中球機能抑制を目的に**コルヒチン**や**非ステロイド性抗炎症薬**（**NSAIDs**）を用いる．皮膚・粘膜病変に対しては副腎皮質ステロイド外用薬などで対症療法を行う．眼症状は眼科的対応が必要で，虹彩毛様体炎には散瞳薬点眼，副腎皮質ステロイド点眼，コルヒチン内服，網膜ぶどう膜炎には**副腎皮質ステロイド**の局所あるいは全身投与や，再発予防目的に TNF（tumor necrosis factor，腫瘍壊死因子）阻害薬やシクロスポリン A を投与する．

特殊型には中等量から大量の副腎皮質ステロイド投与のほか，免疫抑制薬，腸管病変にはサラゾスルファピリジン，また TNF 阻害薬も使用される．

X 成人スティル病

1 概要

若年性特発性関節炎の全身型はスティル（Still）病とよばれ，**多発関節炎**と**スパイク熱**，熱に一致し出現する**サーモンピンク疹**（図2-4参照）を特徴とする。なかには関節炎が目立たず高熱が主症状の例もある。成人発症のスティル病を成人スティル病（adult onset Still's disease：AOSD）とよび，不明熱の原因を精査して本疾患と診断される症例も少なくない。日本には5000人ほどの患者がいて，有病率は10万人当たり3.9人である。男女比は1：1.3とやや女性に多く，平均発症年齢は46.5歳，発症のピークは20〜30歳代だが，70歳以上の高齢者にも発症する。原因は不明だが，遺伝的要因やウイルス感染症などの関与が想定されている。

指定難病の1つで，重症度に応じて医療費の助成対象となる。

2 病態・症状

発熱，関節炎，咽頭痛はほぼ全例にみられ，発熱時に出現する**サーモンピンク疹**は本疾患に特徴的である。そのほかリンパ節腫脹，肝脾腫も多くの症例に認める。

本例では血液中のIL-1，IL-6，IL-18，TNF-αなど様々なサイトカインが高値となる。血球貪食症候群あるいはマクロファージ活性化症候群，播種性血管内凝固症候群に伴い多臓器不全を呈する重症例も時にみられる。

3 検査・診断

好中球優位の白血球数増加，CRPと赤沈の高値，貧血のほか，肝機能障害もしばしばみられる。抗核抗体，リウマトイド因子，抗CCP抗体などの**自己抗体は陰性**である。**血清フェリチン高値**は本症に特徴的で，疾患活動性の指標になる。

診断には山口らの分類基準を参考にする。

4 治療

軽症例では非ステロイド性抗炎症薬（NSAIDs）が有効なことがあるが，重症例，臓器病変を伴う場合は，ステロイド系抗炎症薬の**プレドニゾロン**を30〜60 mg/日投与する。再発，治療抵抗性の例にはメトトレキサート，シクロスポリンA，抗IL-6受容体抗体を使用する。血球貪食症候群は3系統の血球減少を呈する重篤な合併症で，ステロイドパルス療法やシクロスポリンA，血漿交換などの強力な治療を要する。

XI リウマチ性多発筋痛症

1 概要

リウマチ性多発筋痛症（polymyalgia rheumatica：PMR）は，通常 50 歳以上に発症し，四肢近位部の筋痛と運動障害を呈する疾患で，少量の**副腎皮質ステロイド**が**著効**する。巨細胞性動脈炎（側頭動脈炎）を合併することがある。海外では生涯に 2％程度の人が罹患すると報告されている。日本での患者数の詳細は不明で，まれな疾患とされたが，実際には比較的診察することの多いリウマチ性疾患の 1 つである。男女比は 1：2 と女性に多く，平均発症年齢は 65 歳ほどである。

2 病態・症状

関節リウマチは滑膜炎であるのに対して，本疾患は関節周囲にある滑液包や腱鞘に炎症（滑液包炎，腱鞘炎，第 2 章-Ⅱ-C「滑液包炎・腱鞘炎」参照）が起こる疾患で，肩周辺や腰から大腿部の痛みが比較的急な経過で出現する。腕を上げる，しゃがむ，立つなどの動作が困難となり，日常生活動作が障害される。発熱，食欲低下，体重減少，倦怠感などの全身症状やうつ症状もしばしばみられる。

3 検査・診断

CRP と赤沈が高値となる。**自己抗体は陰性**で，筋原性酵素，筋電図，筋生検には異常はみられない。超音波検査では肩や股関節周囲の滑液包炎，腱鞘炎の所見を認める。関節リウマチや筋炎との鑑別が問題となることも多く，本疾患では基本的に手や指の症状は認めないこと，筋に異常を認めないことが鑑別点となる。初期に PMR の診断であっても，後に関節リウマチの診断となることもある。

診断にはバード（Bird）らの診断基準，米国リウマチ学会／欧州リウマチ学会による分類基準などを参考とする。

4 治療

プレドニゾロン 10 ～ 15 mg/ 日から開始し，症状を観察しながら減量する。少量の副腎皮質ステロイドで改善することが多いが，難治例や再燃する例にはメトトレキサートなどの免疫抑制薬を併用することがある。

国家試験問題

1 全身性エリテマトーデス（SLE）で生命予後を悪くするのはどれか。 （101回 AM77）

1. 筋痛
2. 関節炎
3. 蝶形紅斑
4. ループス腎炎
5. Raynaud（レイノー）現象

2 関節リウマチについて正しいのはどれか。 （101回 PM56）

1. 有病率に男女差はない。
2. 介護保険法で定める特定疾病に含まれる。
3. 疾患の活動性は罹病期間が長いほど高い。
4. リウマトイド因子は関節リウマチに特異的である。

3 Behçet（ベーチェット）病に特徴的なのはどれか。 （101回 AM55）

1. 真珠腫
2. 粘液水腫
3. 紫紅色紅斑
4. 外陰部潰瘍

4 関節リウマチで起こる主な炎症はどれか。 （103回 PM34）

1. 滑膜炎
2. 骨髄炎
3. 骨軟骨炎
4. 関節周囲炎

▶答えは巻末

国家試験問題 解答・解説

感染症 1章 1 (予想問題) 解答 4

×1, 2：微生物がヒトの体内のいずれかの組織や細胞に定着・増殖した状態を「感染」といい，感染が成立して臨床症状が生じた状態を「発症」という。
×3：感染の成立は，微生物の感染力がヒトの免疫力を上回った状態のことをいう。

感染症 2章 1 (予想問題) 解答 2

咽頭痛は，急性咽頭炎の症状である。

感染症 3章 1 解答 4

HIV 感染症は T リンパ球やマクロファージに感染するウイルスで，ウイルスの増殖によりこれらの正常細胞が減少する。正常な人の場合，500～1000 個/μL 程度の CD4 陽性 T 細胞（CD4 陽性 T リンパ球）を持っているといわれているが，これが 200 個/μL を下回ると AIDS 発症の危険性が高まる。

感染症 4章 1 解答 4

×1：糸球体腎炎には急性と慢性があり，急性は溶血性連鎖球菌が起因菌となり起こる。伝染性紅斑（りんご病）はヒトパルボウイルス B19 によって引き起こされる。
×2：突発性難聴は原因不明の感音性難聴で，内耳が障害される。中耳炎では伝音性難聴となる。
×3：メラノーマとは悪性の皮膚がんの一種である。原因は不明だが，紫外線の関与が指摘されている。
○4：末梢性顔面神経麻痺の原因の多くは不明で，ベル麻痺とよばれている。水痘–帯状疱疹ウイルスが原因で起こるものをハント症候群という。

感染症 4章 2 解答 4・5

HIV に感染した血液や精液，腟分泌物，母乳が，口腔や尿道，腟，直腸などの粘膜あるいは傷口に接触すると，血液を介して感染する。

×1, 2, 3：感染者の吐物や便との接触や，飛沫からは感染しない。ほかにも，汗，涙，唾液，尿との接触では感染しない。
○4, 5：輸血は血液経由の感染，性行為は粘膜経由の接触感染である。

感染症 5章 1 (予想問題) 解答 1

定期接種に含まれるものとしては，結核（BCG），麻疹・風疹混合ワクチン（MR），麻疹，風疹，水痘がある。任意摂取に含まれるものとしては，流行性耳下腺炎，黄熱，ロタウイルスがある。

アレルギー・免疫　1章　1　　解答 4

【Ⅱ-A-2「獲得免疫」参照】初回の免疫反応を1次応答，2回目の免疫反応を2次応答とよぶ。2次応答では初回と比べ迅速に反応し，また抗体の産生量も多く，産生される時間も長くなる。ワクチンなどはこれを利用したもので，毒性を排除して抗原性のみを残した抗原を摂取させることで1次応答を起こし　記憶B細胞を保持させることで細菌感染時により迅速にそして強力に免疫反応を起こすことを意図したものである。B細胞は，まずIgMを産生し，しばらくしてクラスチェンジしてIgGを産生する。IgMは1次応答と2次応答で同じような経過をとるが，IgGは2次応答で1次応答と比べ急速に高レベルまで達し，長く維持される。

アレルギー・免疫　1章　2　　解答 4

【Ⅱ-A-2「獲得免疫」参照】抗原特異的な免疫反応に関連するのは，T細胞とB細胞である。

アレルギー・免疫　1章　3　　解答 4

【Ⅲ-1「アレルギー抗体IgEの役割と意義」参照】IgEは組織中の肥満細胞や血液中の好塩基球に結合できる。

アレルギー・免疫　2章　1　　解答 3

【Ⅰ-1「Ⅰ型アレルギーの機序」，第1章-Ⅱ-C-3「ケモカインの分泌」参照】化学伝達物質の作用には，平滑筋収縮，粘液分泌亢進，血管透過性亢進および白血球遊走（白血球を呼び寄せる）などがある。

アレルギー・免疫　2章　2　　解答 4

【Ⅰ～Ⅳ節のⅠ～Ⅳ型のアレルギーの記述を参照】過敏性肺炎はⅢ型，アトピー性皮膚炎はⅠ型，免疫性血小板減少性紫斑病はⅡ型アレルギーの代表的な疾患である。接触皮膚炎は代表的なⅣ型アレルギー疾患である。

アレルギー・免疫　3章　1　　解答 1

【Ⅱ-C「抗原特異的IgE抗体の検査」参照】Ⅰ型アレルギー反応に関連する検査法には，RAST，ヒスタミン遊離試験，皮膚反応試験には皮内反応，搔皮反応（スクラッチテスト），単刺反応（プリックテスト）がある。血清沈降抗体はⅢ型（過敏性肺炎）の検査法，クームス（Coombs）試験（抗赤血球抗体）はⅡ型アレルギー反応（自己免疫性溶血性貧血）の検査法である。

アレルギー・免疫　3章　2　　解答 4

【Ⅲ-A「特異的療法，根本的療法」参照】完全に回避することができない，ハチ毒，ダニ，花粉が使用される。回避可能な食物アレルゲンや極微量でも発病する危険性のある真菌による免疫療法は一般に行われない。

アレルギー・免疫　4章　1　　解答 1

【Ⅰ「気管支喘息」参照】急性発作時の第一選択の治療は，まずβ_2刺激薬の吸入である。

アレルギー・免疫　4章　2　　解答 2

【Ⅰ「気管支喘息」参照】抗IgE抗体製剤（一般名オマリズマブ）は，重症持続性気管支喘息患者に適応となる。

アレルギー・免疫　4章　3　　解答 1

【Ⅱ「アレルギー性鼻炎」参照】通年性アレルギー性鼻炎のアレルゲンはハウスダスト（ダニ）が最も多い。一方，季節性アレルギー性鼻炎（花粉症）では，スギ，ブタクサ，イネ科などの花粉が多い。

アレルギー・免疫　4章　4　　解答 3

【Ⅲ「アトピー性皮膚炎」参照】四肢屈側型が多い。Ⅰ型アレルギー反応に基づく。顔面，腋窩，陰股部，肛門周囲ではステロイド外用薬の吸収率が高く，皮膚萎縮などの有害作用が起こ

りやすいので，これらの部位では原則としてV群（ウィーク）の副腎皮質ステロイド外用薬を使用する。

アレルギー・免疫　4章　5　　解答 1

【IV「蕁麻疹」参照】原因不明の特発性が最も多い。次いで機械性，コリン性，アレルギー性などが原因とされる。

アレルギー・免疫　4章　6　　解答 4

【V「接触皮膚炎」参照】プリックテスト，スクラッチテスト，皮内試験はⅠ型アレルギー疾患に対する検査法である。IV型アレルギー疾患である接触皮膚炎の診断にはパッチテスト（貼付試験）が有用である。

アレルギー・免疫　4章　7　　解答 1

【VI「薬物アレルギー」参照】発熱を伴い，皮膚粘膜移行部における重篤な粘膜疹と皮膚の紅斑を呈し，しばしば表皮の壊死性障害を認める疾患である。IV型アレルギー反応に基づく。3. は薬剤性過敏症症候群にみられる。体表面積の10％を超える水疱，表皮剥離およびびらんを認める場合，より重症型である中毒性表皮壊死症と診断される。

アレルギー・免疫　4章　8　　解答 1

【VII「食物アレルギー」参照】食物依存型運動誘発アナフィラキシーは食物単独，運動単独ではアレルギー症状を起こさず，食物を摂った後に運動をして初めてアナフィラキシーをきたす。わが国では小麦，エビ・カニなどの報告例が多い。

アレルギー・免疫　4章　9　　解答 3

【VIII「アナフィラキシー」参照】アドレナリンの筋肉内注射を行う。

膠原病　1章　1　　解答 3

○1：病理学者ポール・クレンペラー（Paul Klemperer）は，全身の結合組織や血管壁の膠原線維にフィブリノイド変性という炎症性変化がみられる疾患をまとめて膠原病（collagen disease）と報告した。
○2：膠原病では，自己免疫の異常を伴う。
×3：自己抗体が血中の抗原と結合してできる免疫複合体は，臓器に沈着して障害を起こす。ループス腎炎では，腎臓の糸球体に免疫複合体が沈着するため，腎障害を起こす。赤血球に結合するのは自己抗体。
○4：膠原病の治療薬には，NSAIDs（非ステロイド性抗炎症薬），副腎皮質ステロイド，抗リウマチ薬，免疫抑制薬，生物学的製剤などが用いられる。

膠原病　2章　1　　解答 1

○1：関節リウマチによる関節炎は，関節のまわりを包む滑膜の増殖により炎症所見（滑膜炎）を伴う。

膠原病　2章　2　　解答 4

○4：ベーチェット病では，口腔内に有痛性のアフタ性潰瘍（円形の表面が白い潰瘍）を繰り返し生じ，陰部にも潰瘍が生じ強い痛みを伴う。

膠原病　3章　1　　解答 2

ステロイドパルス療法は，副腎皮質ステロイドであるメチルプレドニゾロンを3日間点滴静注する治療で強力な作用と速効性をもつ。副腎皮質ステロイドには，感染症の憎悪・誘発や糖尿病，副腎不全といった重症副作用から多汗，不眠といった軽症副作用まで様々な副作用をもつので注意が必要である（表3-4参照）。
○2：頻度が高く臨床の現場で特に注意が必要な副腎皮質ステロイドの副作用に「免疫抑制による日和見感染症と潜在感染症の再活性化」がある。マスクの着用は，感染予防のため効果的である。食事には特に制限はないが，過食にな

らないように配慮する。また，SLEでは紫外線曝露が増悪のきっかけとなるので，日光には注意する。

膠原病　4章　1　　　解答 4

×1・2・3・5：全身性エリテマトーデス（SLE）は，全身症状（発熱，倦怠感，易疲労性，体重減少など），皮膚・粘膜症状（顔面の蝶形紅斑，円板状紅斑，日光過敏症，レイノー現象など），リウマチ症状を主症状とする疾患である。ただし，これらの症状と生命予後との関連は低い。
○4：SLEでは，しばしばループス腎炎や精神神経ループス，肝障害，間質性肺炎など内臓臓器障害を合併することがある。これらの内臓臓器障害のうち，ループス腎炎，精神神経ループスなどを合併する場合は生命予後が不良である。

膠原病　4章　2　　　解答 2

×1：男女比は1：5と女性に多い。
○2：関節リウマチは，介護保険法で定める特定疾病である。ただし，難病法における指定難病には悪性関節リウマチのみが該当し，関節リウマチは該当しない。
×3：関節リウマチは，発病から1〜2年の疾患活動性が高く，関節の骨破壊が進行する。
×4：リウマトイド因子は関節リウマチ患者では高頻度で高値（陽性）を示すが，関節リウマチ以外の膠原病や他疾患でも高値（陽性）を示すことがあり，関節リウマチに特異的とはいえない。

膠原病　4章　3　　　解答 4

○4：ベーチェット病には，口腔粘膜のアフタ性潰瘍，眼症状，外陰部潰瘍，皮膚症状の4つの主症状がある。

膠原病　4章　4　　　解答 1

○1：関節リウマチの発症早期には関節のまわりを包む滑膜の増殖，免疫系細胞の浸潤などの炎症性変化を認める（滑膜炎）。

感染症　略語一覧

略語 ▶ 欧文表記／和文表記

A

AIDS ▶ acquired immunodeficiency syndrome／後天性免疫不全症候群
ARDS ▶ acute respiratory distress syndrome／急性呼吸窮迫症候群
ART ▶ antiretroviral therapy／抗ウイルス療法

C

CAP ▶ community acquired pneumonia／市中肺炎
CMV ▶ cytomegalovirus／サイトメガロウイルス

D

DIC ▶ disseminated intravascular coagulation／播種性血管内凝固

E

EHEC ▶ enterohemorrhagic *Escherichia coli*／腸管出血性大腸菌
EIEC ▶ enteroinvasive *Escherichia coli*／腸管侵入性大腸菌
EKC ▶ epidemic keratoconjunctivitis／流行性角結膜炎
EPEC ▶ enteropathogenic *Escherichia coli*／腸管病原性大腸菌
ETEC ▶ enterotoxigenic *Escherichia coli*／毒素原性大腸菌

F

FN ▶ febrile neutropenia／発熱性好中球減少症
FUO ▶ fever of unknown origin／不明熱

G

GVHD ▶ graft versus host disease／移植片対宿主病

H

HAART ▶ Highly Active Antiretroviral Therapy／高活性抗レトロウイルス療法
HAP ▶ hospital acquired pneumonia／院内肺炎
HCAP ▶ healthcare-associated pneumonia／医療ケア関連肺炎
HIV ▶ human immunodeficiency virus／ヒト免疫不全ウイルス
HLA ▶ human leukocyte antigen／ヒト白血球抗原
HPV ▶ human papillomavirus／ヒトパピローマウイルス
HUS ▶ hemolytic uremic syndrome／溶血性尿毒症症候群

M

MDRP ▶ multiple-drug resistant *Pseudomonas aeruginosa*／多剤耐性緑膿菌
MERS ▶ middle east respiratory syndrome／中東呼吸器症候群
MRSA ▶ methicillin-resistant *Staphylococcus aureus*／メチシリン耐性黄色ブドウ球菌

N

NHCAP ▶ nursing and healthcare associated pneumonia／医療・介護関連肺炎
NTM ▶ nontuberculous mycobacterium／非結核性抗酸菌

P

PID ▶ pelvic inflammatory disease／骨盤内炎症性疾患
PK ▶ pharmacokinetics／薬物動態
PML ▶ progressive multifocal leukoencephalopathy／進行性多巣性白質脳症

S

SARS ▶ severe acute respiratory syndrome／重症急性呼吸器症候群
SFTS ▶ severe fever with thrombocytopenia syndrome／重症熱性血小板減少症候群
SSPE ▶ subacute sclerosing panencephalitis／亜急性硬化性全脳炎
STD ▶ sexually transmitted disease／性感染症

V

VRE ▶ vancomycin-resistant *enterococci*／バンコマイシン耐性腸球菌
VTEC ▶ vero toxin-producing *Escherichia coli*／ベロ毒素産出性大腸菌
VZV ▶ varicella-zoster virus／水痘・帯状疱疹ウイルス

アレルギー・免疫　略語一覧

＊**略語**　▶欧文表記／和文表記

A

AGEP ▶ acute generalized exanthematous pustulosis／急性汎発性発疹性膿疱症

C

C ▶ complement／補体

D

DIHS ▶ drug-induced hypersensitivity syndrome／薬剤性過敏症症候群

E

ECP ▶ eosinophil cationic protein／好酸球塩基性たんぱく

F

FDEIA ▶ food-dependent exercise-induced anaphylaxis／食物依存性運動誘発アナフィラキシー

I

ICS ▶ inhaled corticosteroid／吸入ステロイド薬
IFN ▶ interferon／インターフェロン
Ig ▶ immunoglobulin／免疫グロブリン
IL ▶ interleukin／インターロイキン

L

LABA ▶ long acting beta2-agonist／長時間作用性β2刺激薬
LAMA ▶ long acting muscarinic antagonist／長時間作用性抗コリン薬
LTRA ▶ leukotriene receptor antagonist／ロイコトリエン受容体拮抗薬

M

MDI ▶ metered-dose inhaler／定量噴霧吸入器
MHC ▶ major histocompatibility complex／主要組織適合抗原

N

NSAIDs ▶ non-steroidal anti-inflammatory drugs／非ステロイド性抗炎症薬

O

OAS ▶ oral allergy syndrome／口腔アレルギー症候群

R

RAST ▶ radioallergosorbent test／ラジオアレルゴソルベント法

S

SABA ▶ short acting beta2 agonist／短時間作用性吸入β2刺激薬
SJS ▶ Stevens-Johnson syndrome／スティーブンス・ジョンソン症候群

T

TEN ▶ toxic epidermal necrolysis／中毒性表皮壊死症
Th ▶ helper T cell／ヘルパーT細胞

膠原病　略語一覧

＊ **略語** ▶ 欧文表記／和文表記

A

ACE ▶ angiotensin-converting enzyme／アンジオテンシン変換酵素
AIHA ▶ autoimmune hemolytic anemia／自己免疫性溶血性貧血
ANA ▶ anti-nuclear antibody／抗核抗体
ANCA ▶ anti-neutrophil cytoplasmic antibody／抗好中球細胞質抗体
AOSD ▶ adult onset Still's disease／成人スティル病
APS ▶ anti-phospholipid antibody syndrome／抗リン脂質抗体症候群
AST ▶ aspartate transaminase／アスパラギン酸アミノトランスフェラーゼ

C

CK ▶ creatine kinase／クレアチンキナーゼ
COX ▶ cyclooxygenase／シクロオキシゲナーゼ
Cr ▶ creatinine／クレアチニン
CRP ▶ C reactive protein／C反応性たんぱく

D

DIP関節 ▶ distal interphalangeal joint／遠位指節間関節
DM ▶ dermatomyositis／皮膚筋炎
DMARDs ▶ disease modifying anti-rheumatic drugs／抗リウマチ薬

E

EGPA ▶ eosinophilic granulomatosis with polyangiitis／好酸球性多発血管炎性肉芽腫症
ESR ▶ erythrocyte sedimentation rate／赤血球沈降速度（赤沈）

G

GPA ▶ granulomatosis with polyangiitis／多発血管炎性肉芽腫症

H

HAQ-DI ▶ health assessment questionnaire disability index／健康評価質問票による機能障害指数
HLA ▶ human leukocyte antigen／ヒト白血球抗原

I

IL ▶ interleukin／インターロイキン

J

JIA ▶ juvenile idiopathic arthritis／若年性特発性関節炎

L

LDH ▶ lactate dehydrogenase／乳酸脱水素酵素
LT ▶ leukotriene／ロイコトリエン

M

MCP関節 ▶ metacarpophalangeal joint／中手指節関節
MCTD ▶ mixed connective tissue disease／混合性結合組織病
MHC ▶ major histocompatibility complex／主要組織適合抗原
MPA ▶ microscopic polyangiitis／顕微鏡的多発血管炎
MPO ▶ myeloperoxidase／ミエロペルオキシダーゼ

O

OMAAV ▶ otitis media with ANCA associated vasculitis／ANCA関連血管炎性中耳炎

P

PAN ▶ polyarteritis nodosa／結節性多発動脈炎
PG ▶ prostaglandin／プロスタグランジン
PIP関節 ▶ proximal interphalangeal joint／近位指節間関節
PM ▶ polymyositis／多発性筋炎
PMR ▶ polymyalgia rheumatica／リウマチ性多発筋痛症

R

RA ▶ rheumatoid arthritis／関節リウマチ
RF ▶ rheumatoid factor／リウマトイド因子

S

SjS ▶ Sjögren's syndrome／シェーグレン症候群
SLE ▶ systemic lupus erythematosus／全身性エリテマトーデス
SSc ▶ systemic sclerosis／強皮症

T

TNF ▶ tumor necrosis factor／腫瘍壊死因子

索引

欧文

Ⅰ型アレルギー…132
Ⅱ型アレルギー…134
Ⅲ型アレルギー…136
Ⅳ型アレルギー…137
Ⅴ型アレルギー…135
AIDS…95
ANA…220
ANCA…245
AOSD…259
APS…243
ARDS…20
ART…97
A型肝炎…116
A型肝炎ウイルス…60
A類疾病…115
BCG…114
BCGワクチン…115
B型肝炎…116
B型肝炎ウイルス…60
B細胞…13, 120, 124, 188, 189
B類疾病…116
CAP…52
CD4陽性T細胞…34, 96, 190
CD4陽性Tリンパ球…34, 96
CD8陽性T細胞…190
CRP…220
CTLA-4製剤…229
C型肝炎ウイルス…60
C反応性たんぱく…220
DIHS…172
DIP関節…198
DM…252
DMARDs…226
D型肝炎ウイルス…61
EAggEC…56
EHEC…56
EIEC…56
EKC…71
EPEC…56
ESR…220
ETEC…56
E型肝炎ウイルス…61
FN…76

GVHD…78
HAART…97
HAP…52
HAQ-DI…237
HAV…60
HBV…60
HCAP…52
HCV…60
HDV…61
HEV…61
HIV…95
HIV-RNA…35
HIV感染症…95
HIV検査…34
HLA…189, 190
HUS…56
IFN-γ…126
Ig…13
IgA…13, 123
IgA血管炎…203
IgD…13, 123
IgE…13, 123, 128
IgE産生抑制薬…150
IgG…13, 123
IgM…13, 123
Ⅱ型アレルギー…192
Ⅲ型アレルギー…192
IL-2…126
IL-4…126
IL-5…126
IL-10…126
IL-17…126
MCP関節…198
MCTD…254
MDRP…104
MERS…101
MHC…125, 190
MPO-ANCA…245
MR…114
MRSA…102
NHCAP…52
NK細胞…121, 124
NSAIDs…223, 224, 243
NSAIDs過敏喘息…158
NTM…98
PD…37
PID…64
PIP関節…198
PK-PD理論…37

PM…252
PMR…260
PR3-ANCA…245
qSOFA基準…81
qSOFAスコア…31
RA…234
RAST…144
RF…220, 234
SARS…100
SFTS…83
SJS…172
SjS…255
SLE…240
SOFAスコア…81
SSc…249
STD…30, 63
ST合剤…43
TEN…172
Th1細胞…126
Th2サイトカイン阻害薬…150
Th2細胞…126
Th17細胞…126
TNF阻害薬…229
TORCH症候群…10
T-SPOT…33
T細胞…14, 120, 124, 189
VRE…103
VTEC…56
VZV…85
X脚…235
Z字型変形…198, 217

和文

あ

悪性関節リウマチ…236
アザチオプリン…228
朝のこわばり…197
アスペルギルス症…93
アゾール系…45
亜脱臼…198
アトピー…128
アトピー型気管支喘息…153
アトピー性皮膚炎…164
アトピー素因…153
アナフィラキシー…133, 174, 176
アニサキス症…92

アフタ性潰瘍…205, 257
アポロ病…71
アミノグリコシド系…41
アメーバ性肝膿瘍…58, 90
アメーバ赤痢…90
アルサス型…136
アレルギー…120
アレルギー性気管支肺アスペルギルス症…93
アレルギー性接触皮膚炎…169
アレルギー性鼻炎…158
アレルギー性接触皮膚炎…169
アレルギー性薬疹…171
アレルギー反応…128
アレルギーマーチ…141
アレルゲン…120, 128, 147
アレルゲン免疫療法…163
暗黒期…9

い
移植片対宿主病…78
異所性感染…12
1次結核症…55
1次止血…20
一類感染症…109
一般検査…218
遺伝因子…129
医療・介護関連肺炎…52
インターフェロン…190
インターフェロン-γ…126
インターロイキン…190
インターロイキン-2…126
咽頭結膜熱…71
咽頭痛…23
咽頭溶連菌検査…34
院内肺炎…52
インフルエンザ…51, 115
インフルエンザ検査…34
インフルエンザ菌b型ワクチン…115

う
ウイルス…6
ウイルス感染症…28, 84
ウイルス性肝炎…59
ウイルス性結膜炎…71
ウイルス性食中毒…57
ウイルス性髄膜炎…75
ウイルス性脳炎…75
ウインドウ期…97

ウインドウ・ピリオド…97
ウェゲナー肉芽腫症…246
ウェステルマン肺吸虫…87
運動障害…209

え
エオタキシン…126
液性免疫…13, 121, 126, 190
エキノキャンディン系…46
エキノコッカス症…89
壊死性筋膜炎…25, 69
壊死性半月体形成性腎炎…206
壊疽…203, 204
エボラ出血熱…101
遠位指節間関節…198
嚥下障害…209
炎症性サイトカイン…196
エンドトキシン吸着療法…47
円板状紅斑…201, 241
エンピリック治療…36

お
黄色ブドウ球菌…57, 102
黄熱…114, 116
オウム病…30
大型血管炎…248
オーバーラップ症候群…196
悪寒戦慄…18
オキサゾリジノン系…42
おたふくかぜ…116

か
外因性感染…9
介護保険…231
回虫症…86
外反母趾…235
潰瘍形成…209
潰瘍性病変…210
化学伝達物質…126, 132, 134
化学伝達物質遊離抑制薬…149, 162
核酸増幅検査…33
獲得免疫…5, 13, 121, 189
かぜ症候群…50
画像検査…35, 222
カタル期…84
カタル症状…84
滑液包炎…199

顎口虫症…91
学校保健安全法…109
滑膜炎…197
過粘稠度症候群…203
化膿性関節炎…25
化膿性脊椎炎…25
カビ…7
かぶれ…169
芽胞…5
仮面様顔貌…251
顆粒球…124
カルバペネム系…40
眼窩隔膜前蜂窩織炎…73
眼窩周囲蜂窩織炎…73
眼窩蜂窩織炎…73
眼感染症…70
肝機能異常…210
肝吸虫症…87
環境因子…129
桿菌…5, 32
間欠痛…23
カンジダ症…92, 99
間質性腎炎…206
間質性肺炎…207
間質性膀胱炎…206
環状紅斑…202
乾性咳嗽…207
がん性胸膜炎…54
関節液…222
関節炎…197, 216
関節外症状…206
関節可動域…217
関節腫脹…216
関節症状…197, 235
関節図…238
関節痛…197, 216
関節リウマチ…184, 234
感染…4
完全型ベーチェット病…257
感染経路…9
感染症…4, 142
感染症法…108
感染症法に基づく医師の届出…110
感染性アレルゲン…128
感染性角膜炎…72
感染性心内膜炎…24, 61
感染性髄膜炎…73
感染性大動脈瘤…61

感染性腸炎…23
感染の成立…4
感染の発症…4
感染予防対策…5
乾燥症状…210
乾燥性角結膜炎…210
環椎軸椎亜脱臼…208
眼内炎…72
眼粘膜反応…146
肝膿瘍…58
肝病変…210
眼病変…210
カンピロバクター…57

き

起因菌…5
記憶B細胞…121
記憶T細胞…121
気管支拡張症…207
気管支拡張薬…150
気管支喘息…152
寄生虫…7
寄生虫感染症…86
季節性アレルギー…141
季節性アレルギー性鼻炎…158
気道病変…207
気道閉塞…23
揮発性有機化合物…141
逆流性食道炎…209
球菌…5, 32
急性咽頭炎…23, 50
急性HIV感染症…96
急性灰白髄炎…115
急性感染…4
急性喉頭蓋炎…23, 51
急性呼吸窮迫症候群…20
急性出血性結膜炎…71
急性腎盂腎炎…23
急性胆管炎…59
急性胆嚢炎…59
急性副鼻腔炎…50
吸入性アレルゲン…128
吸入副腎皮質ステロイド…149, 156
吸入誘発試験…146
狂犬病…82, 116
胸水…222
蟯虫症…86
胸痛…23

強皮症…184, 249
強皮症腎…206
強皮症腎クリーゼ…206
胸膜炎…53, 207
強膜炎…210
局所用ステロイド…162
巨細胞性動脈炎…248
キラーT細胞…121, 125
近位指節間関節…198
菌血症…20, 80
菌交代現象…11
筋症状…198
筋肉痛…199
筋力低下…199

く

空気感染…10
クームス試験…134, 221
クオンティフェロン…33
クラミジア感染症…67
クラミジア結膜炎…71
グラム陰性…32
グラム陰性桿菌…32, 39
グラム陰性球菌…32
グラム陰性菌…6
グラム染色…5, 32
グラム陽性…32
グラム陽性桿菌…32
グラム陽性球菌…32, 39
グラム陽性菌…6
グリコペプチド系…41
クリプトコッカス症…93
クリプトコッカス髄膜炎…74, 94, 99
クリプトスポリジウム症…91
クレスト症候群…250
クロイツフェルト・ヤコブ病…79
訓練療法…150

け

経験的治療…36
経口感染…10
憩室炎…58
形質細胞…189
経胎盤感染…10
外科的治療…36, 230
下痢…65
下血…209
血液感染…10
血液検査…219

血液生化学検査…219
血液培養…32
結核…114, 115
結核性胸膜炎…54
結核性髄膜炎…74
結核予防法…108
血管炎症候群…245
血管拡張薬…229
血管病変…209
結合組織…184
結合組織病…184
結節性多発動脈炎…184
結節性紅斑…202
結節性多発動脈炎…247
血栓…209
血栓性静脈炎…70
結膜炎…70
ケミカルメディエーター…126, 132
ケモカイン…126
下痢原性大腸菌…56
検疫感染症…111
検疫感染症の種類…111
検疫法…111
減感作療法…147, 148, 163
限局型強皮症…249
健康評価質問票による機能障害指数…237
腱鞘炎…199
顕性感染…4
原虫…7
原虫・寄生虫検査…35
原虫性角膜炎…72
原虫類による感染症…90
原発性SjS…255
顕微鏡的多発血管炎…245

こ

抗CCP抗体…220, 234
抗CD20抗体…229
抗ds-DNA抗体…240, 241
抗IL-6受容体抗体…229
抗Sm抗体…240, 241
高圧酸素療法…47
抗アレルギー薬…149, 167
抗インフルエンザ薬…46
抗ウイルス薬…46
抗ウイルス療法…97
好塩基球…124, 128
抗核抗体…220, 221, 241

高額療養費制度 … 231
高活性抗レトロウイルス療法 … 97
後期潜伏性梅毒 … 66
抗凝固療法 … 230
抗菌薬 … 37
口腔アレルギー症候群 … 174
口腔咽頭カンジダ症 … 92
口腔粘膜の病変 … 205
抗結核薬 … 44
抗血小板療法 … 230
抗原 … 120, 189
抗原抗体反応 … 189
抗原受容体 … 126
膠原線維 … 184
抗原提示 … 189
抗原特異的IgE抗体の検査 … 144
膠原病 … 184
膠原病類縁疾患 … 185, 186
抗好中球細胞質抗体 … 221, 245
抗細胞質抗体 … 221
好酸球 … 124
好酸球性多発血管炎性肉芽腫症 … 246
好酸球性肺炎 … 86
抗酸菌検査 … 33
抗受容体型アレルギー … 135
抗真菌薬 … 45
硬性下疳 … 65
梗塞 … 203, 204, 208
抗体 … 13, 121, 123, 128, 188, 189
抗体検査 … 34
好中球 … 12, 121, 124
好中球遊走因子 … 136
後天性免疫不全症候群 … 95
後天性免疫不全症候群の予防に関する法律 … 108
後天梅毒 … 65
抗毒素血清 … 47
抗毒素療法 … 47
紅斑 … 200
抗ヒスタミン薬 … 149
抗微生物薬 … 36
後部ぶどう膜炎 … 210
抗ヘルペスウイルス薬 … 46
酵母様菌 … 7
絞扼性神経障害 … 209
抗リウマチ薬 … 226, 238
抗リン脂質抗体症候群 … 243

小型血管炎 … 245
呼吸器系感染症 … 50
呼吸器病変 … 207
骨髄系細胞 … 124
骨髄抑制 … 76
骨痛 … 200
ゴットロン徴候 … 196, 202, 252
骨盤内炎症性疾患 … 64
古典的膠原病 … 186
コプリック斑 … 84
コリン性蕁麻疹 … 168
五類感染症 … 109
コレラ … 104
混合性結合組織病 … 254
コントローラー … 153
根本的療法 … 147

さ

サーベイランス … 101
サーモンピンク疹 … 196, 202, 259
細気管支炎 … 207
再帰感染 … 85
細菌 … 5
細菌感染症 … 28
細菌性角膜炎 … 72
細菌性肝膿瘍 … 59
細菌性結膜炎 … 71
細菌性食中毒 … 57
細菌性髄膜炎 … 74
再興感染症 … 100
サイトカイン … 126, 189, 190
サイトカインストーム … 20
サイトメガロウイルス網膜炎 … 100
細胞傷害性T細胞 … 14, 121, 125, 190, 193
細胞性免疫 … 14, 121, 126, 190
細胞性免疫型 … 137
殺菌作用 … 37
サルファメトキサゾール・トリメトプリム … 43
サルマラリア … 90
サルモネラ菌 … 57
産道感染 … 11
三類感染症 … 109

し

ジアルジア症 … 91
シェーグレン症候群 … 255
自家移植 … 77

ジカウイルス感染症 … 101
ジカ熱 … 105
糸球体病変 … 206
シクロスポリンA … 228
シクロホスファミド … 228
刺激性接触皮膚炎 … 169
自己抗原 … 191
自己抗体 … 187, 221
自己反応性リンパ球 … 191
自己免疫異常 … 186
自己免疫寛容 … 191
自己免疫性肝炎 … 210
自己免疫性疾患 … 184, 185, 186, 187
四肢痛 … 200
四肢の潰瘍・壊死 … 209
糸状菌 … 7
自然免疫 … 4, 12, 121
市中肺炎 … 52
シックハウス症候群 … 141
失明 … 211
指定感染症 … 109
紫斑 … 203
耳鼻咽喉科病変 … 211
しびれ … 209
ジフテリア … 115
しぶり腹 … 90
社会的支援 … 231
尺側偏位 … 198, 217, 235
弱毒化 … 112
若年性特発性関節炎 … 259
シャルコーの3徴 … 59
住血吸虫症 … 88
重症急性呼吸器症候群 … 100
重症熱性血小板減少症候群 … 83
樹状細胞 … 121, 124, 125, 189
術後眼内炎 … 72
受動免疫 … 121
腫瘍組織適合抗原 … 190
主要組織適合抗原 … 125
循環器病変 … 209
障害者総合支援法 … 231
障害年金 … 231
消化管病変 … 209
消化器病変 … 209
上強膜炎 … 210
小児用肺炎球菌ワクチン … 115
静脈炎 … 209
静脈血栓症 … 70

初感染 … 55
初期硬結 … 65
除去試験 … 145, 147
食細胞 … 12
食中毒 … 56
食道カンジダ症 … 92
食品衛生法 … 111
食品媒介感染症 … 56
食物アレルギー … 141, 173
食物アレルゲン … 128
食物依存型運動誘発アナフィラキシー … 173
食物経口負荷試験 … 147
食物由来感染症 … 56
腎・尿路病変 … 206
腎アミロイドーシス … 206
腎盂腎炎 … 62
侵害受容体性疼痛 … 197
新型インフルエンザ … 100
新型インフルエンザ等感染症 … 109
新感染症 … 109
真菌 … 7
真菌感染症 … 92
伸筋腱断裂 … 235
真菌抗原検査 … 34
心筋梗塞 … 209
真菌性角膜炎 … 72
真菌性髄膜炎 … 74
神経症状 … 208
神経病変 … 208
新興感染症 … 100
深在性カンジダ症 … 92
深在性真菌症 … 92
侵襲性肺アスペルギルス症 … 93
滲出性胸水 … 53
尋常性痤瘡 … 69
新生児結膜炎 … 72
迅速抗原検査 … 34
身体障害者福祉法 … 231
身体所見 … 31
心嚢水貯留 … 209
心病変 … 209
心膜炎 … 207
蕁麻疹 … 167
心理療法 … 150

す

髄液 … 222
水腎症 … 206

垂直感染 … 10
水痘 … 85, 114, 115
水痘・帯状疱疹ウイルス … 85
水痘・帯状疱疹ウイルス性角膜炎 … 72
水平感染 … 10
髄膜炎 … 22, 73
髄膜炎菌 … 116
スキンケア … 165
スキンテスト … 144
スクラッチテスト … 145
スティーブンス-ジョンソン症候群 … 172
ステロイドパルス療法 … 226, 243
ステロイド離脱症候群 … 226
ステロイド療法 … 46
スパイク熱 … 196, 259
スペクトラム … 39
スワンネック変形 … 198, 217, 235

せ

性感染症 … 63
性器ヘルペス … 67
制御性T細胞 … 125
静菌作用 … 37
性行為感染症 … 10
精神症状 … 208
成人スティル病 … 259
成人用ジフテリアトキソイド … 116
生体防御機構 … 12
生着 … 78
性病予防法 … 108
生物学的製剤 … 229
赤色皮膚描記症 … 168
赤痢アメーバ … 58
赤痢アメーバ症 … 58, 90
癤 … 68
舌下免疫療法 … 148
赤血球沈降速度 … 220
接触感染 … 10
接触蕁麻疹 … 170
接触性アレルゲン … 128
接触皮膚炎 … 169
接触皮膚炎症候群 … 170
腺外症状 … 206, 256
尖圭コンジローマ … 66
線形動物 … 86
潜在性結核感染症 … 55
穿刺検査 … 221

腺症状 … 255
全身症状 … 196
全身性エリテマトーデス … 184, 239
全身性硬化症 … 249
全身性接触皮膚炎 … 170
センタースコア … 50
線虫 … 86
蠕虫 … 8
蠕虫類による感染症 … 86
先天性風疹症候群 … 85
先天梅毒 … 66
潜伏感染 … 4
潜伏期間 … 4
前部ぶどう膜炎 … 210
旋毛虫症 … 92
線溶 … 20

そ

総IgE値の検査 … 143
爪郭部毛細血管拡張 … 205
早期先天梅毒 … 66
早期潜伏性梅毒 … 65
造血幹細胞移植 … 77
総合的疾患活動性指標 … 237
爪上皮出血点 … 205
増殖 … 8
搔破反応 … 145
即時型アレルギー … 127, 133
即時相 … 133
側頭動脈炎 … 248
続発性SjS … 255

た

ターニケットテスト … 105
第2世代抗ヒスタミン薬 … 162
第1期梅毒 … 65
第3期梅毒 … 66
対症救急薬 … 153
帯状疱疹 … 85
大動脈炎症候群 … 248
大動脈弁閉鎖不全 … 209
第2期梅毒 … 65
高安動脈炎 … 248
タクロリムス … 228
タクロリムス軟膏 … 167
多剤耐性緑膿菌 … 104
多剤免疫抑制療法 … 253
脱臼 … 198
ダニ咬傷 … 83

多発関節炎…259
多発性血管炎性肉芽腫症…246
多発性筋炎…252
多発性単神経炎…208
単球…124
単刺反応…145
単純性肺アスペルギローマ…93
単純ヘルペスウイルス性角膜炎…72
丹毒…25, 69

ち

チール・ニールセン染色…33
遅延型アレルギー…137
遅発アレルギー反応…133
遅発性感染…4
遅発相…133
中型血管炎…247
中耳炎…211
中手指節関節…198
中心性亜脱臼…235
中心分布性斑状皮疹…21
虫垂炎…57
中枢神経障害…208
中枢神経病変…208
中東呼吸器症候群…101
中毒性表皮壊死症…172
腸炎ビブリオ菌…57
超音波…35
腸管凝集付着性大腸菌…56
腸管出血性大腸菌…56
腸管出血性大腸菌感染症…56
腸管侵入性大腸菌…56
腸管病原性大腸菌…56
長期管理薬…153
蝶形紅斑…196, 201, 240
重複症候群…196
貼付試験…146

つ

通性嫌気性菌…5
通年性アレルギー…141
通年性アレルギー性鼻炎…158
痛風結節…204
槌趾変形…198, 235
ツツガムシ病…83
ツベルクリン型…137
ツベルクリン反応…138

て

ディ・エスカレーション…37
定期接種…115
低酸素血症…207
ディスコイド疹…201, 241
適応免疫…13
テトラサイクリン系…42
テネスムス…90
デング熱…105
伝染病予防法…108

と

同種造血幹細胞移植…77
痘瘡…115
凍瘡様皮疹…202
動脈内腔の狭窄…209
トキソプラズマ症…31
トキソプラズマ脳症…99
特異的療法…147
毒素検査…35
毒素原性大腸菌…56
塗抹検査…32, 33
ドライアイ…210, 255
ドライマウス…255
鳥インフルエンザ…100
トリヒナ症…92
トレランス…190
トロンボキサンA2合成阻害薬…149
トロンボキサンA2受容体拮抗薬…149
貪食細胞…121, 124, 189

な

内科的治療…36
内耳炎…211
内臓病変…196, 206
ナチュラルキラー細胞…121, 124
生ワクチン…112
難聴…211
難病法…231

に

二形性真菌…7
2次止血…20
二次性SjS…255
23価肺炎球菌莢膜ポリサッカライドワクチン…115
日本紅斑熱…83
日本住血吸虫…88
日本脳炎…115
ニューモシスチス肺炎…94, 99
尿細管病変…206
尿中肺炎球菌抗原検査…34
尿定性・沈渣検査…218
尿道炎…63
尿路系障害…206
二類感染症…109
任意接種…116

ね

熱帯熱マラリア…90
ネフローゼ症候群…206

の

脳炎…75
膿胸…54
脳出血…208
能動免疫…121
脳膿瘍…75
ノロウイルス…57

は

肺炎…52
肺炎球菌…115
肺炎随伴性胸水…54
媒介物感染…10
肺吸虫症…87
肺クリプトコッカス症…93
肺結核…55
敗血症…20, 80
敗血症性ショック…80
敗血症性ショックの定義と診断基準…81
肺血栓・塞栓症…208
肺高血圧症…208
梅毒…65
梅毒トレポネーマ…65
肺の結節影…208
肺胞出血…208
培養検査…5, 32
ハウスダスト…141
白色皮膚描記症…168
はしか…84
播種性MAC感染症…98
播種性帯状疱疹…85
破傷風…115

破傷風トキソイド…116
パスツレラ症…31
発症…4
パッチテスト…146
ハッチンソンの3徴候…66
発熱…18, 196
発熱性好中球減少症…76
バリア…13
晩期先天梅毒…66
晩期梅毒…66
バンコマイシン耐性腸球菌…103
パンデミックインフルエンザ…100

ひ

皮下結節…204
皮下の石灰沈着…204
光アレルギー性接触皮膚炎…170
光接触皮膚炎…170
光毒性接触皮膚炎…170
非感染性髄膜炎…73
非季節性アレルギー…141
非結核性抗酸菌…98
皮疹…21
皮疹の観察項目…21
皮疹の分類…21
ヒスタミン…127, 132
ヒスタミンＨ１拮抗薬…149
ヒスタミン遊離試験…144
非ステロイド性抗炎症薬…223, 224, 238, 243
微生物…5
ヒト・動物咬傷…82
人白血球抗原…190
ヒトパピローマウイルス感染症…116
ヒト免疫不全ウイルス…95
ヒドロキシクロロキン…230
皮内反応…144
鼻粘膜誘発試験…146
ヒブ…115
皮膚・粘膜症状…196, 200
皮膚潰瘍…203, 204
皮膚筋炎…184, 252
皮膚硬化…204
皮膚反応試験…144
飛沫核感染…10
飛沫感染…10
び漫型強皮症…249
肥満細胞…124, 128

百日咳…115
病原性大腸菌O157…56
病原微生物…5
表在性カンジダ症…92
表在性血栓性静脈炎…70
表在性真菌症…92
標的治療…37
病理組織学的検査…222
日和見感染…11
日和見感染症…98, 196, 208
日和見感染症発症…96
非淋菌性尿道炎…63
ビルハルツ住血吸虫…88

ふ

フィッツ・ヒュー・カーティス症候群…67
風疹…84, 114, 115
プール熱…71
不活化ワクチン…114
不全型ベーチェット病…257
副腎皮質ステロイド…149, 167, 223, 224, 238, 243
副腎皮質ステロイド外用薬…149, 165
副腎皮質ステロイド大量療法…253
腹水…222
腹痛…209
副鼻腔…211
副鼻腔炎…23
不顕性感染…4
不整脈…209
物理性蕁麻疹…168
ぶどう膜炎…210
プリオン病…79
プリックテスト…145
フルオロキノロン系…43
フルシトシン…46
プロスタグランジン…133, 196, 197
糞口感染…91
分子生物学的検査…35
分子標的薬…226

へ

βラクタム系…39
ベーチェット病…257
ヘノッホ・シェーンライン紫斑病…203
蛇咬傷…83

ヘリオトロープ疹…196, 201, 252
ヘルパーＴ細胞…14, 121, 125, 190
ヘルペス後神経痛…85
ベロ毒素産出性大腸菌…56
扁形動物…87
偏性嫌気性菌…5
偏性好気性菌…5
扁桃腺炎…50
扁平足…235

ほ

蜂窩織炎…25, 69
膀胱炎…62
蜂巣炎…25, 69
包虫症…89
保菌者…4
母子感染…10
保湿性外用薬…167
ホスホマイシン…41
補体…13, 123, 134, 136, 192, 221
ボタン穴変形…198, 217, 235
母乳感染…11
ポリエンマクロライド系…45
ポリオ…115
ポリメラーゼ連鎖反応…71
ホルムアルデヒド…141

ま

マーフィー徴候…59
マイコプラズマ検査…34
マクロファージ…12, 121, 125, 189
マクロライド系…41
麻疹…84, 114, 115
麻疹・風疹混合ワクチン…114
マスト細胞…124
末梢神経病変…208
末梢性皮疹…21
マラリア…90, 104
慢性感染…4
慢性進行性肺アスペルギルス症…93

み

ミコフェノール酸モフェチル…229
みずぼうそう…85
三日熱マラリア…90, 104
3日はしか…84

宮崎肺吸虫…87
ミラー＆ジョーンズ分類…32

む
無鉤条虫症…89
ムコール症…94
無症候期…96
無症候性細菌尿…62
無症状病原体保有者…4
無性生殖…8

め
メチシリン耐性黄色ブドウ球菌…102
メトトレキサート…226, 238
メトロニダゾール…43
免疫…12, 120, 188
免疫応答…189
免疫学的記憶…121
免疫学的検査…220
免疫学的特異性…121
免疫寛容…190
免疫記憶…188
免疫グロブリン…13, 121, 123, 128, 188, 220
免疫グロブリン療法…47
免疫細胞…188
免疫能…114
免疫反応…120
免疫複合体型…136
免疫複合体…136, 192
免疫不全…76
免疫抑制薬…223, 228, 243
免疫療法…147, 148

も
網状皮斑…202
網内系防御機構…14
毛包炎…69
モノバクタム系…40
問診…28

や
薬剤性過敏症症候群…172
薬剤耐性菌感染症…102
薬疹…171
薬物アレルギー…171
薬物アレルゲン…128
薬物療法…149, 223

ゆ
有鉤条虫症…88
有鉤嚢虫症…88
疣腫…61
有性生殖…8
誘発試験…145
輸入感染症…104

よ
癰…68
溶血性尿毒素症症候群…56
幼虫移行症…91
四日熱マラリア…90, 104
予防接種…112
予防接種法…111
四類感染症…109

ら
ライム病…83
ラジオアレルゴソルベント法…144
ラテックス・フルーツ症候群…142
ラテックスアレルギー…142
ラムゼイ-ハント症候群…85
卵形マラリア…90, 104
ランブル鞭毛虫症…91

り
リウマチ…184
リウマチ症状…185, 186, 196, 197
リウマチ性疾患…184, 185, 186, 187
リウマチ性多発筋痛症…260
リウマチ熱…184
リウマトイド因子…220, 234
リウマトイド結節…204
リケッチア感染症…83
リハビリテーション…230
リブマン・サックス心内膜炎…209
リベドー…202
リポペプチド系…41
流行性角結膜炎…71
流行性耳下腺炎…114
旅行者下痢症…91
リリーバー…153
淋菌性尿道炎…63
リンパ管炎…70
リンパ球…13, 189
リンパ系細胞…124

淋病…68

る
ループス腎炎…206
ループス腸炎…210
ループス膀胱炎…206

れ
レイノー現象…203, 241
裂頭条虫症…89
レッドパーソン症候群…41
レッドマン症候群…41
レプトスピラ症…30
レフラー症候群…86

ろ
ロイコトリエン…133
ロイコトリエン受容体拮抗薬…149
漏出性胸水…53
ロタウイルス…114, 116

わ
ワクチン…5, 112
鷲爪変形…198, 235

新体系看護学全書
疾病の成り立ちと回復の促進⑩　疾病と治療7
感染症／アレルギー・免疫／膠原病

2018年11月30日　　第1版第1刷発行　　　　　　　　　　定価（本体2,200円＋税）

編　集｜代表　岡崎　仁昭 ©　　　　　　　　　　　　　　　〈検印省略〉
発行者｜小倉　啓史
発行所｜株式会社 メヂカルフレンド社

http://www.medical-friend.co.jp
〒102-0073 東京都千代田区九段北3丁目2番4号　麹町郵便局私書箱48号
電話｜（03）3264-6611　振替｜00100-0-114708

Printed in Japan　落丁・乱丁本はお取り替えいたします
ブックデザイン｜松田行正＋日向麻梨子
印刷｜港北出版印刷（株）　製本｜（有）穴口製本所
ISBN 978-4-8392-3335-8　C3347　　　　　　　　　　　　　000696-078

本書の無断複写は，著作権法上での例外を除き，禁じられています。
本書の複写に関する許諾権は，（株）メヂカルフレンド社が保有していますので，
複写される場合はそのつど事前に小社（編集部直通 TEL 03-3264-6615）の許諾を得てください。

新体系看護学全書

専門基礎分野

- 人体の構造と機能❶ 解剖生理学
- 人体の構造と機能❷ 栄養生化学
- 疾病の成り立ちと回復の促進❶ 病理学
- 疾病の成り立ちと回復の促進❷ 微生物学・感染制御学
- 疾病の成り立ちと回復の促進❸ 薬理学
- 疾病の成り立ちと回復の促進❹ 疾病と治療1 呼吸器
- 疾病の成り立ちと回復の促進❺ 疾病と治療2 循環器
- 疾病の成り立ちと回復の促進❻ 疾病と治療3 消化器
- 疾病の成り立ちと回復の促進❼ 疾病と治療4 脳・神経
- 疾病の成り立ちと回復の促進❽ 疾病と治療5 血液・造血器
- 疾病の成り立ちと回復の促進❾ 疾病と治療6 内分泌／栄養・代謝
- 疾病の成り立ちと回復の促進❿ 疾病と治療7 感染症／アレルギー・免疫／膠原病
- 疾病の成り立ちと回復の促進⓫ 疾病と治療8 運動器
- 疾病の成り立ちと回復の促進⓬ 疾病と治療9 腎・泌尿器／女性生殖器
- 疾病の成り立ちと回復の促進⓭ 疾病と治療10 皮膚／眼／耳鼻咽喉／歯・口腔
- 健康支援と社会保障制度❶ 現代医療論
- 健康支援と社会保障制度❷ 公衆衛生学
- 健康支援と社会保障制度❸ 社会福祉
- 健康支援と社会保障制度❹ 関係法規

専門分野Ⅰ

- 基礎看護学❶ 看護学概論
- 基礎看護学❷ 基礎看護技術Ⅰ
- 基礎看護学❸ 基礎看護技術Ⅱ
- 基礎看護学❹ 臨床看護総論

専門分野Ⅱ

- 成人看護学❶ 成人看護学概論／成人保健
- 成人看護学❷ 呼吸器
- 成人看護学❸ 循環器
- 成人看護学❹ 血液・造血器
- 成人看護学❺ 消化器
- 成人看護学❻ 脳・神経
- 成人看護学❼ 腎・泌尿器
- 成人看護学❽ 内分泌／栄養・代謝
- 成人看護学❾ 感染症／アレルギー・免疫／膠原病
- 成人看護学❿ 女性生殖器
- 成人看護学⓫ 運動器
- 成人看護学⓬ 皮膚／眼
- 成人看護学⓭ 耳鼻咽喉／歯・口腔
- 経過別成人看護学❶ 急性期看護：クリティカルケア
- 経過別成人看護学❷ 周術期看護
- 経過別成人看護学❸ 慢性期看護
- 経過別成人看護学❹ 終末期看護：エンド・オブ・ライフ・ケア
- 老年看護学❶ 老年看護学概論／老年保健
- 老年看護学❷ 健康障害をもつ高齢者の看護
- 小児看護学❶ 小児看護学概論／小児保健
- 小児看護学❷ 健康障害をもつ小児の看護
- 母性看護学❶ 母性看護学概論／ウィメンズヘルスと看護
- 母性看護学❷ マタニティサイクルにおける母子の健康と看護
- 精神看護学❶ 精神看護学概論／精神保健
- 精神看護学❷ 精神障害をもつ人の看護

統合分野

- 在宅看護論
- 看護の統合と実践❶ 看護実践マネジメント／医療安全
- 看護の統合と実践❷ 災害看護学
- 看護の統合と実践❸ 国際看護学

別巻

- 臨床外科看護学Ⅰ
- 臨床外科看護学Ⅱ
- 放射線診療と看護
- 臨床検査
- リハビリテーション看護
- 生と死の看護論
- 病態と診療の基礎
- 治療法概説
- 看護管理／看護研究／看護制度
- 看護技術の患者への適用
- ヘルスプロモーション
- 機能障害からみた成人看護学❶ 呼吸機能障害／循環機能障害
- 機能障害からみた成人看護学❷ 消化・吸収機能障害／栄養代謝機能障害
- 機能障害からみた成人看護学❸ 内部環境調節機能障害／身体防御機能障害
- 機能障害からみた成人看護学❹ 脳・神経機能障害／感覚機能障害
- 機能障害からみた成人看護学❺ 運動機能障害／性・生殖機能障害

基礎分野

- 基礎科目 物理学
- 基礎科目 生物学
- 基礎科目 心理学
- 基礎科目 社会学
- 基礎科目 教育学